卢祥之——著

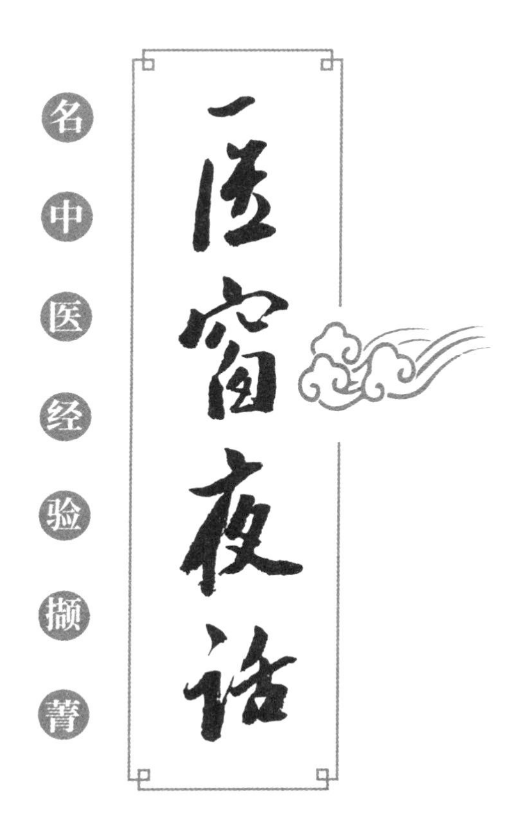

中国科学技术出版社
·北京·

图书在版编目（CIP）数据

医窗夜话：名中医经验撷菁 / 卢祥之著. — 北京：中国科学技术出版社，2019.8（2024.6重印）

ISBN 978-7-5046-8248-2

Ⅰ. ①医… Ⅱ. ①卢… Ⅲ. ①中医临床—经验—中国—现代 Ⅳ. ①R249.7

中国版本图书馆CIP数据核字(2019)第052926号

策划编辑 焦健姿 王久红
责任编辑 焦健姿
装帧设计 长天印艺
责任校对 刘 健
责任印制 徐 飞

出　　版 中国科学技术出版社
发　　行 中国科学技术出版社有限公司发行部
地　　址 北京市海淀区中关村南大街16号
邮　　编 100081
发行电话 010-62173865
传　　真 010-62179148
网　　址 http://www.cspbooks.com.cn

开　　本 710mm×1000mm 1/16
字　　数 355千字
印　　张 20.5
版　　次 2019年8月第1版
印　　次 2024年6月第2次印刷
印　　刷 河北环京美印刷有限公司
书　　号 ISBN 978-7-5046-8248-2 / R・2381
定　　价 58.00元

内容提要

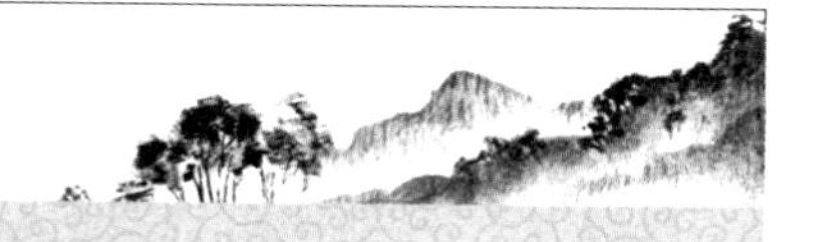

本书系统梳理了蒲辅周、刘渡舟、裘沛然等近现代百余名著名中医学家确有疗效的专病专方以及治病经验、治病绝招等珍贵独到的临证经验。书中内容均为作者多年教学、学习、笔记、收集的资料摘编。本书内容非富，语言生动，可读性强，既可提高中医临床医师的诊疗能力，又可帮助读者广开思路、触类旁通。适合临床中医师、中医院校师生及广大中医爱好者参考阅读。

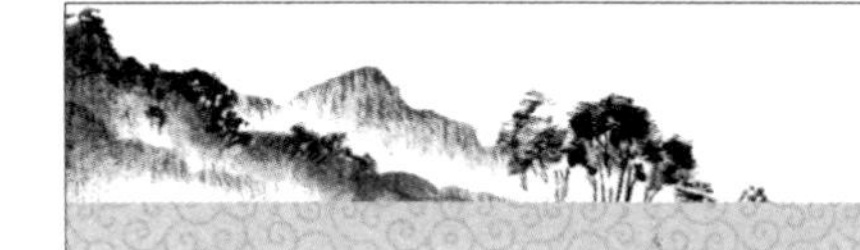

前　言

笔者自上小学时起，即受先父其昌公督导，研习中医。最早是自学祖父大德公留下的温病类、本草类和陈修园医书72种等抄本，因少年无知，读也未读下去，学也未学懂、学通。而先父忙于生计，无暇顾及我学习，“学医”只是敷衍而已。青年时期，赴云南西双版纳边陲支边，一边识药、采药，一边学医、行医。后就读于云南中医学院，数年后又求学于上海中医学院。20世纪80年代初在山西太原创办了山西第一份中医学术期刊——《中医药研究杂志》，名誉主编是北京中医学院的刘渡舟老师，笔者任主编，该刊一办便是10年。因办刊接触了众多医家、前辈，从他们的投稿中，得到很多珍贵的教益，加上多年来一直有记笔记的习惯，久而久之，便积累了不少中医学者临床工作中的“零金碎玉”，更将这些经验精华进行了整理和编撰。

这些年来，笔者先后受聘于山西中医学院、山西医学院、南京中医学院、河南中医学院、中国中医研究院、中国社会科学院作为客座教授，一边教学，一边学习，时间久了，又记载、收集了不少新的资料。今以《医窗夜话》结集出版，目的是给青年中医师提供一点儿学习的线索。另外还有《医林散叶》《医坛百影》《医溪絮语》也将陆续出版。

本书既是“夜话”，无非是灯下笔记摘编及前人口传和师友交流，聊供读者各取所需。若有不当，其责在我，还望读者指正，以便再版时予以厘正。

卢祥之

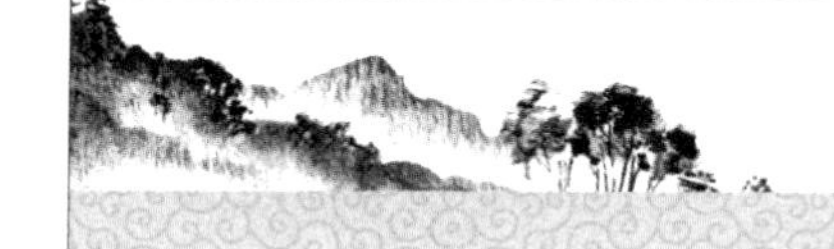

目录

第一部分　证治经验

第二部分 方药运用

第三部分 辨证思路

第一部分

证治经验

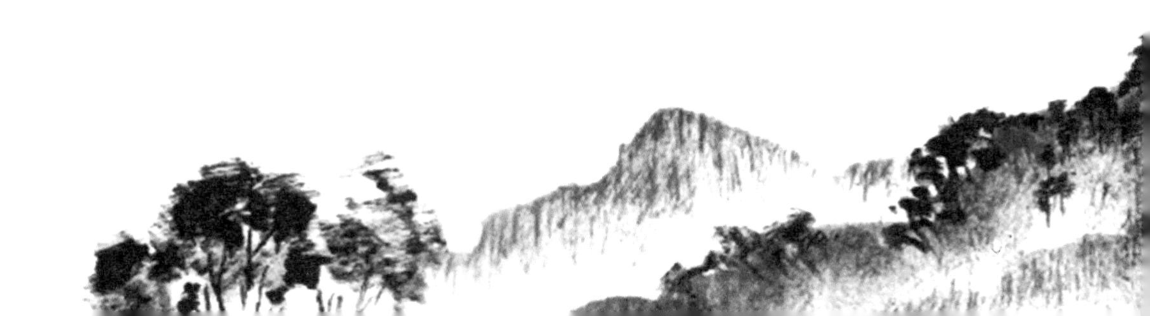

蒲辅周：病毒性心肌炎，辨从外邪，内舍于心

蒲氏，号启宇，四川梓潼人，生于1888年，卒于1975年，是当代最著名的中医学家。先生的治学特点可概括为八个字，即勤、酷、专、恒、严、思、用、活。勤，指勤奋学习，勤学好问，躬身实践。酷指蒲氏酷爱学习。蒲氏平生嗜于医而专于医。恒，指蒲氏学习中医理论、专心治医的恒心。严，蒲氏治学严谨。思，蒲氏读书精思、善思。用，蒲氏提介理论与实践并重。活，蒲氏辨证论治十分灵活，处方用药轻灵纯正。蒲氏注重辨证求本，保护胃气。对于久病正衰患者，主张衰其大半则止。在疾病调理上尤重食疗，认为药物多系草木金石，其性本偏，使用稍有不当，不伤阳即伤阴，而胃气首当其冲，胃气一绝，危殆立致。

病毒性心肌炎是指由各种病毒所引起的心肌急性或慢性炎症。自19世纪中叶Fiediei首先发现此类病例以来，随着病毒学说研究的深入和诊断方法的改进，人们对本病的认识不断提高，但对病毒如何引起心肌损害的机制尚未完全明了，因而现代医学迄今仍缺乏控制本病的有效疗法。近20年来本病的发病率似有上升的趋势，成为中、青年常见的心脏病之一，严重者可引起心力衰竭而死亡。随着本病在心脏疾病中日趋突出，已广泛地引起重视。

中医学无“心肌炎”之病名，结合本病病位、病性及主症，主要归属于“心悸”“怔忡”之范畴。早在《黄帝内经》中，就有类似本病的某些证候的描述，如“心中儋儋大动”“心惕惕如人将捕之”，并提出此病与天时不正、感受六淫病邪密切相关。东汉张仲景提出应用炙甘草汤、真武汤等有效方剂进行辨治，为后世辨证治疗本病奠定了基础。从此以后，历代医家多遵《内经》《伤寒论》的临床思路治疗本病，并有所充实。如元代朱丹溪提出了血虚致病的理论，清代王清任对瘀血导致的心悸作了补充，明代张景岳还提出了“患此者速宜节欲房劳，切戒酒色”等护养措施。蒲氏治本病，主要是辨从外邪，内舍于心。

病毒性心肌炎所引起的心悸症，即是由于外邪、内舍于心、伤气耗阴所致，临床辨证多见于气阴两虚证候。炙甘草方主要功效为益气补血、通阳复脉，适用于气虚血少、心阳不振、虚烦不眠、脉结代等症。本病选用此方，正合“治病求

本”之意。病态窦房结综合征，多由冠心病、高心病、风湿性心脏病及各种心肌疾病导致窦房结及其周围组织病变，从而引起窦房传导功能障碍，出现以窦性心动过缓、窦房阻滞、窦性停搏为主的心律失常，甚则出现晕厥和猝死。由于本病起病隐匿，进展缓慢，发病原因尚未完全明确，早期诊断及治疗，现代医学、中医学都有一定困难。蒲氏之治，辨则与方药，俱有重要临床价值。

赵锡武：“治水三法”治充血性心力衰竭

赵氏，生于1902年，卒于1980年，原名赵钟录，河南省夏邑县人。著名中医学家。强调辨病与辨证相结合，强调整体观念，并积极主张中西医结合。对冠心病、糖尿病、肾病、小儿中风等病的治疗有独特的疗效。如对治疗冠心病主张以补为主，以补为通，补通兼施，并提出六种治法。擅用经方，抓主证，疗效十分卓著。

充血性心力衰竭是各种心脏病所引起的严重心功能代偿不全的共同表现。赵氏根据多年主治过多例各种心力衰竭获得的体会，并逐渐摸索其方法，提出以真武汤为主方，适当配用“治水三法”的治疗原则。《素问·汤液醪醴论》所提出的治水三法乃指“开鬼门”“洁净府”“去宛陈莝”，对控制心力衰竭有一定意义。心藏神而舍脉，脉为血之府而诸血皆属于心，心欲动而神欲静，一动一静则心脏一张一缩，不疾不迟有一定之节律，一息四至谓之无过。血液之流行有恒一之方向，逆流则为病，故曰“神转不回，回而不转乃失其机”。其所以能如此者，由于心阳旺盛，心血充盈，否则血运失常，回流障碍，血流瘀积，造成肿胀及腹水。《金匮要略·水气病脉证并治》有“先病血，后病水，名曰血分；先病水，后病血，名曰水分”之说。故水去其经自下，血去其水自消，可以证明水与血之关系。《内经》所谓“去宛陈莝”，是指疏通血脉中之陈腐瘀积使血流畅通；“开鬼门”是指宣肺发汗以开上窍；“洁净府”是指泄膀胱排尿以利下窍。去宛陈莝、开鬼门、洁净府三管齐下，本当水去而肿消，岂知消而复肿其故何在？盖因水肿之为病，虽然在水，而根本矛盾是由于心功能不全所造成。开鬼门、洁净府、去宛陈莝只是治水之标，故水消而复肿。所以必须以强心温肾利水之真武汤为主，辅以上述利水三法，心肾同治，方能水消而不复肿，以符合治病必求其本之意。

心力衰竭在临床上所表现的脉和证，多见心肾两虚，选用强心扶阳、宣痹利水之真武汤为主方，主要取其壮火制水之意。但根据临床实践，体会到本方主要有于温阳强心之功效，虽属强心扶阳、利水导湿之剂，但单用本方治疗心力衰竭，不如佐以利水三法为宜。由于心力衰竭时出现的肺瘀血、肝大、水肿等皆提示心阳虚衰、肺气壅滞、升降失调、血瘀不畅、水不化气，为扭转这些病机，还必须以真武汤为主方，再适当配合治水三法随证施治。

开鬼门法乃宣肺、透表，使肺气得宣，营卫因和，以求“上焦得通，濈然汗出”，作用部位在肺。故以真武汤为主，配合越婢汤。肺热者配麻杏石甘汤等。曾有两个病例很能说明问题：病例一为高血压性心脏病心力衰竭，中医辨证为心阳衰弱，阳虚水逆，上凌心肺，肺气不宣，故选用真武汤为主，佐以开鬼门法（未用洋地黄）而控制了心力衰竭；病例二为慢性肺源性心脏病心力衰竭，中医辨证属心肾阳虚，肺气不宣，采用真武汤合越婢汤施治（即真武汤加用开鬼门法），亦未用西药洋地黄而控制了心力衰竭。

洁净府法，用意在于行水利尿，使水行消肿，其作用在肾。若右侧心力衰竭，腹水，严重小便不利，五苓散加车前子（包）15g，沉香和肉桂（后下）各9g。此为真武汤加洁净府法。此法的变通方是消水圣愈汤（桂枝汤去芍药加麻黄附子细辛汤加知母，亦可酌情加用防己等）。曾有一肺源性心脏病心力衰竭患者，中医辨证属心肾阳虚、痰湿阻滞，采用温阳利水法，主要选用消水圣愈汤（未用洋地黄），于发病后第13天控制了心力衰竭。

去宛陈莝法，由《黄帝内经》最早提出，其意大致为日久为陈、瘀积为宛、腐浊为莝，去宛陈莝应指散瘕通络，活血化瘀之意，作用部位在脉。鉴于心力衰竭的发绀证、肝大、静脉压增高等皆有瘀血情形，心力衰竭、瘀血多伴有水肿，正是“血不利则为水”的现象。尤其《金匮要略·水气病脉证治》所提出血分、气分概念，令人颇有启发。《金匮要略》所述血分一症，可以有两种情况：其一为血气虚少，其二为阴浊壅塞。临床观察到充血性心力衰竭表现的症状，可用阴浊壅塞去理解和认识，如胸闷气憋、喘咳有余之象，以及肝、脾大、心下痞满等。充血性心力衰竭的治疗，必须在真武汤强心扶阳基础上佐以去宛陈莝，宜用桃红四物汤去生地黄加藕节、苏木等药。

心力衰竭者并见心律失常者颇多，此亦是治疗中之难题，在临床中多推崇炙甘草汤、桂枝甘草龙骨牡蛎汤、茯苓甘草汤诸方；阴虚者配用炙甘草汤加生脉散；阳虚者重用真武汤；其水气凌心、烦躁不安、心动悸者，用桂枝龙骨牡蛎汤。

潘文奎：化痰行气治多发性大动脉炎

多发性大动脉炎是一种较为少见的疾病，首先由Savary和Kussmal于1856年描述。本病为主动脉及其分支的慢性、进行性、闭塞性的炎症，故又称为“主动脉弓综合征”“缩窄性大动脉炎”“无脉症”。多发性大动脉炎为目前我国的统称。本病病因尚不明确，多数病例发病前有风湿、结核、红斑狼疮或外伤史等。近年来有认为本病属于自身免疫性结缔组织病，病理报告也证实了这一点。

多发性大动脉炎在中医学中无类似病名，有人认为与“伏脉”“血痹”相似。汉代《金匮要略》中指出“血痹病……寸口关上小紧”“外证身体不仁”，和本病血管缩窄、血流不畅及肢体麻木等症相类，伏脉则更接近无脉症的特征。清代名医陈修园进一步指出：“血痹者，血闭而不行。”本病好发于女性，有资料统计表明，女性患者占65%以上，30岁以上的女性患者占85%以上。近年来，本病已成为常见的周围血管疾病。

现代医学认为本病可能与自身免疫性疾病、遗传因素及其他因素有关，其病理改变主要是受累动脉的炎症性改变，从动脉外膜开始向内扩展，使动脉壁各层均有中度的淋巴细胞和浆细胞浸润和结缔组织增也，并可引起血栓形成而闭塞。现代中医最早报道的是针灸治疗（1959年）治疗本病的文章。潘氏治本病，采用化痰行气养血、化瘀诸法，其疗效甚佳。

王永炎：化痰通腑饮治疗卒中

王氏多年来致力于卒中病的研究，颇有成就。近年来以化痰通腑法治疗158例卒中急症患者，疗效甚著。在158例患者中，治疗半个月以内，基本痊愈者39例，占24.7%；显效者42例，占26.6%；有效者49例，占31%；总有效率达到

82.3%。

化痰通腑饮是由《伤寒论》中大承气汤化裁而来，其方剂组成是：全瓜蒌30～40g，胆南星6～10g，生大黄（后下）10～15g，芒硝（分冲）10～15g。芒硝、大黄用量一般掌握在10～15g，以大便通泻、痰热积滞涤除为度，不宜过量；等腑气通后，再予清化痰热活络之剂瓜蒌、胆南星、丹参、赤芍、鸡血藤、威灵仙等；针对中脏腑而见痰热腑实证的重症患者，还可加用竹沥、清开灵等。

治疗体会有以下几点。

1. 掌握通腑的指征　急症患者急性期虽有本虚，然侧重标实。标实以瘀血、痰湿为主，具有可通下指征。临床资料统计表明，急性期除具有诊断中风的五大主症外，兼证中便干便秘者84例，占53.2%；舌苔黄腻者143例，占90.5%；脉弦滑者97例，占61.4%。便干便秘、舌苔黄腻、脉弦滑为本病突出的三大特征。

(1) 便干便秘：患者发病后即有便干便秘，常是3～5天甚至10天不大便。初期脘堵腹满，矢气臭；继而腹胀坚实，腹部可触及燥屎包块，或发病后虽能大便，但大便干硬如球状。便秘便干乃由中焦蕴热消灼津液所致，因腑气不通，浊邪上扰心神，进而发生意识障碍，致病情加重。

(2) 舌苔黄腻：舌苔初始可见薄黄，舌质多黯红，此乃内有热邪。若舌苔转为黄厚腻，是中焦蕴蓄痰热。又常见舌中后部黄厚而腻，此是痰热郁阻中下焦。

(3) 脉弦滑：脉弦滑是内有痰热。脉弦滑尤以瘫侧弦滑而大者，则是痰热实邪猖獗之征，脉大为病进。总之，急性期中焦为痰热实邪阻滞，失于升清降浊，影响气血运行布达，这对半身不遂和神志障碍的恢复不利。因此，当务之急应化痰通腑。另外，掌握泻下的时机，也很重要。对此，有人提出早用，其适应证也应扩充，不仅腑实可用，腑气不顺不降也可适当应用本法施治。《伤寒论》传统主张认为，用通下剂以知为度，不必尽剂。但在临床观察中，见到部分患者一次通下后，在几天之内又可形成腑实，因此，大便得以通泻能否作为腑气通畅的唯一佐证，值得商榷。

2. 正确运用化痰通腑法　对痰热腑实证予以化痰通腑以治疗，可使腑气通畅，气血得以敷布，以通痹达络，促进半身不遂等症的好转；可使阻于胃肠的痰热积滞得以降除，浊邪不得上扰心神，克服气血逆乱以防内闭；可急下存阴，以防阴劫于内，阳脱于外，发生抽搐、戴阳等变证。故正确适时地应用化痰通腑法是抢救卒中急症的重要环节。

3. *化痰通腑饮方义辨析*　大承气汤本为阳明里实燥热而设。凡由痰热壅盛导致痞满燥实等临床见症，或虽未成腑实，但因腑气不降、浊邪上犯、气血循行受阻而出现神志不清、半身不遂、口斜言謇者应遵从“异病同治”“有是证，用是方”的原则。卒中急症患者只要符合大承气汤的适应证，即可选用本方加减进行治疗。

4. *通腑与通便具有不同的临床意义*　在中医辨证论治基础上产生的化痰通腑饮，对半身不遂的恢复和神志状况的改善确有较好疗效。从表象上虽是在大便得以通泻之后病情即获得好转，但采用其他通便方法是否也能收到同等的疗效则需进行对照观察。如用肥皂水灌肠或肛内使用开塞露或口服10%泻盐等虽可通便，但对临床症状舌苔、脉象却无明显改善。可见通腑与通便具有不同的临床意义，这个问题虽已引起重视，但仍需继续观察，进一步探讨化痰通腑法的疗效机制。

刘树农：早期肝硬化证治经验

刘氏根据病毒性肝炎引起的早期肝硬化的临床表现，以邪正相争为统纲，拟分成两大类：一类以正虚为主，一类以邪实为主。其中正虚为主型，主要是阴虚或气阴两虚兼有湿热血瘀者，其临床表现为舌红少苔，脉弦细或弦劲，夜寐不佳，性情急躁，时有头晕、腰酸、衄血、口干等症，主方为沙参、麦冬、生地黄、鳖甲、丹参、平地木、生牡蛎、碧玉散。兼气虚者，舌胖有齿痕，乏力，便溏，腹胀有下坠感，下肢水肿，可加党参、黄芪。邪实为主者，多见湿热偏盛，或血瘀偏重。湿热偏盛者症见口干、口苦、口臭，大便溏而不爽，小便短赤频数，黄疸，血清谷丙转氨酶升高，舌边尖红，苔黄腻，脉弦数，方用茵陈、碧玉散、金银花、菊花、红花、制大黄、贯众、羚羊角粉；血瘀偏重者症见唇黯，舌边紫斑，舌下青筋增粗，胁痛，肝、脾大，紫癜、衄血，甚者水臌腹胀，方用丹参、生蒲黄、三七、制没药、赤芍、泽兰、泽泻、制大黄、水牛角片，有腹水者酌加腹水草、陈葫芦等利水药。

刘氏认为在早期肝硬化的治疗中以祛邪为急，其所祛之邪，主要是瘀血、湿热和热毒，而重点在于活血化瘀，瘀化则血活而气通，气通血活则代谢正常而邪气自解，正虚自复。扶正不仅在于养阴，更重要的是修复肝本体的损坏。方中常用黄芪，《本经》谓其“主治痈疽久败疮，排脓止痛”，《别录》谓其“逐五脏间恶血，补丈夫虚损”，《日华诸家本草》谓其“长肉生肌”，因此本品治疗本病极为适合。另外，羚羊角、水牛角、鳖甲、玳瑁等，具有清热、养阴、解毒的作用，又为血肉之品，有利于肝的修复，故亦多分别而用。

乔仰先：急性胆汁瘀滞性肝炎，大黄为主，巧用生晒参、西洋参

急性肝内胆汁瘀滞性肝炎，乔氏主张通下，以大黄为主，兼用二参。

病例：颜某，男，31岁。初诊1988年3月31日。主诉：黄疸持续不退已10周，肝区疼痛，食欲尚可，食喜冷，但食后觉腹胀甚，口干苦，寐差，皮肤瘙痒，汗出不畅；大便量少不爽，质薄色黄，表面如油；小便深黄。诊查：精神不振，愁苦面容，两目深黄，皮肤黄紫而且干燥；肝大肋下二指，按之作痛，脾肋下未及，心肺无殊；舌苔糙厚，脉弦数。辨证：肝胆湿热，瘀阻血脉。治法：清肝利胆，解毒祛瘀。处方：茵陈15g，川大黄（后下）5g，炒栀子、炒黄芩各6g，龙胆15g，当归15g，红藤20g，败酱草30g，甘草6g，柴胡5g，赤芍15g，白芍15g，枳实5g，凌霄花15g，车前子（包）15g。4月7日二诊：药后腹胀减轻，肝区痛好转，皮肤仍瘙痒，舌苔厚腻，脉弦数。处方：上方川大黄增至8g，凌霄花增至18g，再服14剂。4月23日三诊：复查肝功能提示正常，肝区胀痛及皮肤瘙痒已不明显，舌苔薄腻，脉细数。前方获效，依法加调补气阴治之。处方：茵陈15g，川大黄（后下）9g，炒栀子6g，炒黄芩6g，柴胡5g，赤芍15g，白芍15g，生地黄12g，枳实5g，甘草6g，生薏苡仁30g，龙胆15g，当归15g。生晒参2g，西洋参2g，另煎代茶，每日2次。服用7剂。药后黄疸渐退，睡眠转佳，肝肋下刚及，皮肤瘙痒消失，两便亦调。复查：总胆红素又降，要求出院治疗。出院后门诊随访，以三方增损续进，其中川大黄用至12g。7月21日复查，黄疸尽退，肝功能全部正常。半年后即恢复全天工作。

瘀胆型肝炎是一种急性肝内胆汁瘀滞性肝炎，其症状类似急性黄疸型肝炎。经三诊治疗后，患者谷丙转氨酶虽已正常，但胆红素逐渐加重。会诊时要求解决的主要问题在于黄疸持续不退，实验室检查总胆红素显著高。表现为一派肝胆湿热之象，如黄疸，肝大且痛，口干苦，食喜冷，腹胀，皮肤瘙痒且干燥；大便不爽，量少质薄，色黄，表面如油；小便深黄；舌苔糙厚，脉弦数等。其病机是湿热相搏，郁于肝胆，肝失疏泄，胆液不循常道，渗入血液，溢于肌肤。故方取龙胆泻肝汤合茵陈蒿汤加减，以疏肝利胆、清热利湿、凉血退黄为法。今患者的大便稀薄，是否能用之？实际上大黄具有攻积导滞，行瘀凉血、利胆泻黄、泻火解毒之功，对湿重热重的病例用之皆宜。在实际治疗中运用大黄，就是取其行瘀凉血、利胆通腑之功，既生用又后下，用量逐渐增大。使用生大黄必须注意到排便不爽、量少色黄、表面发油的特点，加之腹胀、舌苔糙厚、脉弦数，此湿热壅肠、腑气不畅之故，但用大黄而无妨，不仅无腹泻之弊，反而使大便由不爽而爽，由质薄而成形，同时其他临床症状渐消，实验室检查总胆红素及1分钟胆红素逐次下降。虽非大黄一味之功，但其重要性可见矣。同时，大黄还具有另外两方面的作用：一则与赤芍、当归等活血之品相伍以活血祛瘀；二则与凌霄花相配以凉血祛风止痒。使用该药不但能利胆退黄，还能祛瘀活血改善肝郁血。

总之，一味大黄，功兼利胆通腑、祛瘀活血、凉血止痒之效，配伍于处方中，实有“画龙点睛”之妙。生晒参、西洋参煎汤代茶饮服，两参合用，有较强的益气、养阴之力，其合煎的剂量比例，皆视病情之需要而定。口干心烦，睡眠不佳，疲乏异常，是为气阴两亏，治当扶正补益，急用生晒参、西洋参合煎，以益气，养阴，加强体质，促进自身的免疫抗病能力。

陈继明：养正消积法治疗肝硬化

肝硬化是以肝脏损害为主要表现的一种慢性全身性疾病，临床主要表现有肝功能减退和由门静脉高压所引起的一系列症状和体征。肝硬化腹水常见腹部隆起，腹壁皮肤绷紧发亮，腹壁静脉怒张，大量腹水时可少尿或无尿、呼吸困难、心悸、气喘，严重者可并发上消化道出血或出现兴奋、嗜睡、呆木等精神症状或并发肝性昏迷。因此，本病治疗颇为困难。陈氏在肝硬化腹水的不同阶段，分别以治肝、治脾、治肾为重点，采用补肝和血、补脾运中、补肾化气等方法进行治疗，很有效验。

肝硬化的病因是多方面的，如湿热黄疸、水毒、蛊毒、长期饮酒、饮饱失时、营养不良等，但一旦出现腹水，则提示病入晚期，其主要原因乃脏气大虚之后果。其病位虽在肝，而治疗应重脾、肾。从气、血、水的关系来说，虽然气滞和气虚均可导致血瘀，但气滞常是暂时现象，气虚才是疾病的本质，往往是始则病气，继则病血，再则病水。气病则血病，血病亦可伤气；血病水亦病，水病则气塞不通。气、血、水之诸病，既各有侧重，又相因为患，以气虚为本，血瘀为标，水乃标中之标。对臌胀的治疗，主攻主补，自金元四大家始，历代医家各有见解。陈氏治疗此证，凡形体壮实，病程未久，无出血倾向者，暂用逐水之剂以治其标；若体素虚弱，或病已晚期，即使腹大胀急，亦不强攻，否则极易导致肝性脑病或大出血而发生突变，只有抓住虚中夹实之病机，治疗方不致本末倒置。朱丹溪曾经指出："倘或气怯，不用补法，气何由行？"在这一思想指导下，以养正消积作为治疗大法，根据臌胀病情发展的不同阶段，突出治肝、治脾、治肾的重点，可分别采用补肝和血、补脾运中、补肾化气等法，佐以分消、化瘀、行气之药。

1. 补肝消积法　一般来说，肝硬化腹水在侧重治肝的阶段其腹水并不过多，治疗则侧重补肝化瘀、消其癥结。补肝有补肝气和补肝血的不同，在临床上以肝气虚较为多见。

(1) 肝之虚：肝气虚表示疏泄功能减弱，肝失条达，出现周身倦怠，精神萎靡，胸胁不舒，气短食少，腹部胀大，腑行稀溏，四末不温，脉沉弦细，舌苔腻，舌质黯红或黯紫。治须补肝气、畅肝用、散肝瘀，兼以扶脾。可选用当归补血汤合四逆散为主方。方中黄芪为补肝气之要药，用量宜大（30～60g）；当归有养肝血之功，配合柴胡疏肝以升清阳、枳实行气以降浊阴、白芍用以柔肝敛阴、甘草缓中补虚，共奏补肝气、助肝用、调升降、解郁通阳之功。肝气虚常为肝阳虚之先导，若阳虚寒凝则加附子、干姜之类温阳散寒；精血不足则加紫河车、鹿角胶等峻补精血；食少便溏，则加炒白术、鸡内金以补脾助运。由于肝生理病理复杂，每多寒热错杂之候，兼夹郁热，则又须适当参用清泄之品，务使正气来复、郁滞得开而瘀血徐为消融。肝气疏泄有权，不治水而腹水自消。亦有肝气极虚，不任疏泄，柴、枳当摒弃不用，可迳予补气化瘀，常以黄芪、太子参、山茱萸、枸杞子、丹参、石见穿、生鸡内金、莪术、当归、生山楂肉、泽兰、红花、红参须、糯稻根等。

(2) 肝血虚：肝血虚的患者可见眩晕、偏头痛、两目干涩、周身乏力、手足麻木、胁痛腹胀，易于牙龈出血或鼻衄，脉象弦细或虚弦，舌质偏红，苔薄黄。妇女还可见月经不调或闭经、崩漏。特征是血虚血瘀，邪水不化。治疗重在养血化瘀、滋阴利水，可选用一贯煎合牡蛎泽泻散加减。药用生地黄、北沙参、天冬、麦冬、枸杞子、楮实子、鳖甲、牡蛎、泽泻、海藻等。其中牡蛎、海藻既有软坚散结之功，又能祛水气，诚一举而两得。若牙龈出血或鼻衄频作，午后低热，舌质红绛，苔薄黄而干，系湿热伤明、肝脏郁热较甚，宜用犀角地黄汤合三石汤加减。药用犀角（价昂而不易得，可以水牛角代之，每用30～60g），生地黄、牡丹皮、白芍、生石膏、寒水石、滑石、金银花、玄参、仙鹤草、大小蓟等，对症用之多能控制出血、减轻腹水。

2. 补脾消积法　肝病传脾，腹水增重，可见面黄虚浮、倦怠乏力、腹胀如鼓、食欲缺乏、食后腹胀尤甚、尿少、大便不实、苔薄或腻、舌边有齿印、脉濡缓或沉迟等证，治当补脾运中为主。但脾虚有积，土虚木贼，补脾应毋忘和肝，选方用药颇费周章。陈老常以《金匮》当归芍药散（当归、芍药、川芎、白术、泽泻、茯苓）为主方，着眼肝、脾，兼顾血、水，以达扶脾利水、养血和肝之功。方中重用白术（30g）增强补脾作用，再加大剂泽兰（30g），益母草（120g）煎汤化水，共奏化瘀滞、行水气、运脾和肝之效。如腹水不多，则选用香砂六君子补脾运中，重加黄芪（30g）以补脾气之虚，复入木瓜之酸以柔肝，更增花椒、防己、姜汁以通阳化水、分消利导，往往获效。若在上述脾虚臌胀的见症之外，见舌光无苔、舌上少津、形体枯瘦、大便干燥者，则属脾明亏虚之候，斯时濡养脾明，不仅阻遏气机，增其一胀，抑且有碍胃阳之旋运，使水湿更难泄化，阴阳乖违，殊属棘手。陈氏认为景岳理阴煎（熟地黄、当归、甘草、干姜）为此证的对症良方。此方乃理中汤之变方，以地、归易参、术，变温补脾阳为温理脾阴。熟地黄配当归，意在甘润和阴；干姜配甘草，旨在辛甘和阳；地得归则滋阴功著，姜得草则无燥之弊，地得姜又无泥膈之虞。总之，本方药虽四味，配伍精当，以养阴为主，和阳为佐，滋脾阴之亏，助中宫之运，通阳气，布津液，散水邪，面面俱到，值得引用。

3. 补肾消积法　病由肝、脾而传肾，病情进一步恶化，但肾阳虚每与脾阳虚同时兼见，故当辨其以脾阳虚为主抑以肾阳虚为主，用药方能击中要害。

(1) 脾阳虚：一般而论，脾阳虚者，在腹水的同时，多可伴见阴黄之候，其时周身色泽黄而晦黯，形寒怯冷，腹胀如鼓，朝宽暮急，纳呆便溏，小便黄而少，舌质淡，脉沉弦而小滑。其发病机制为脾运失职，肾失开阖，水湿留著，土虚木郁，胆汁浸淫，外溢为黄，以脾、肾阳虚为本，瘀浊交阻为标，呈现本虚标实之候。可以《医学心悟》中茵陈术附汤（茵陈、白术、附子、干姜、甘草）为主，增入生鸡内金、海金沙等化瘀泄浊之药。方中附子需重用至10～15g始能增强温阳泄浊作用。

(2) 肾阳虚：若以肾阳虚为主者，其面色苍白或灰黯，怯冷殊甚，腹部胀大，周身水肿（尤以下肢为甚），腰膝酸软，大便溏硬不调，小便淡黄而短少不利，舌体胖大，舌质淡，苔紫，脉沉细。由于肾阳失于温煦，三焦气化无权，故肿胀之势日增。治疗以温肾化气为主，肾气来复，则中气有所恃，脾气散精，肺气通调，三焦壅塞自解。择其对症方药，以济生肾气丸最佳，此方妙在牛膝、车前子二味。牛膝除益肝肾、补精气以外，还有活血利尿之功，实为瘀血内结、小便不利者首选之佳品；肝硬化腹水的瘀阻表现不仅局限于肝，其他脏器亦有瘀滞，方中牛膝配牡丹皮，能化下焦瘀滞以利水邪；车前子甘寒滑利，滑可去着而无耗气伤阴之弊。

临床实践证明，此方治肾阳虚之臌胀其疗效较金匮肾气丸为优。腹水消退以后，常用“复肝丸”（红参须、紫河车、炮穿山甲片、土鳖虫各60g，生鸡内金、广郁金、片姜黄、三七各45g。共研细末，水泛为丸。每服3g，1日2次）以善其事。复肝丸方针对肝硬化虚中夹积的病机而设，红参须补气通络；紫河车峻补精血；炮山甲、土鳖虫破宿血积瘀；姜黄、郁金疏肝解郁、理气活血；生鸡内金磨积化瘀、健脾助运。全方寓消于补，养正祛邪，对改善肝功能、纠正球蛋白倒置有一定疗效。

肝硬化腹水在标实明显时，亦有治标之权宜，如有肝胆湿热壅聚、瘀热互阻之际，当泄湿热、化瘀滞并进，可用龙胆泻肝汤为主，随证参以半边莲、漏芦、龙葵、生鸡内金、海金沙等，使邪热不致胶结，利于控制病情发展。

4. 补下启中法　臌胀发展至肾气大伤、真阴涸竭的阶段，气化无权，腹水特别严重，症见腹大如瓮、脐突尿少、腰痛如折、气短不得卧、下肢水肿。此时肾气大伤，不得再破其气，肾水将竭，不可复行其水，攻之则危亡立见，消之亦无济于事，唯有峻补其下以疏启其中，俾能开肾关、泄水邪，减缓胀势，适续生机。补下启中法的用药，有壮阳和填阴的侧重。补肾阳行肾气可借鉴《张氏医通》启竣汤，临床常用附子、肉桂、黄芪、党参、淫羊藿、肉苁蓉、熟地黄、山茱萸、山药、茯苓等，务使气得峻补，则上行而启其中，中焦运行，壅滞疏通，中满自消，下虚自实。若真阴涸竭，呈现舌色不泽而无苔，二便艰涩不通，生命垂危，多难挽回，用大剂熟地黄（120g）配合枸杞子、山茱萸、肉苁蓉、何首乌、山药、龟甲等厚味滋填、育阴化气，也时有意外之效。总之，温补肾阳，有补火生土之意，而峻补真阴亦有濡养脾明之功。因火衰不能生土，温肾即所以补脾。因阴伤而脾土运迟者，滋肾亦可以赞化。全在审时度势，灵活运用耳。

5. 通补奇经法　臌胀一证，其来也渐，其退也迟，而久病则肝肾精血交损，未有不累及奇经者。病及奇经，往往可见形寒乍热、腰脊酸痛、腿膝无力，妇女则经闭不行或崩漏带下。通补奇经必须掌握标本虚实，其本质是精血互损，故通补的要义在于栽培精血、燮理明阳，而水阻、血瘀、气滞、寒凝等均属标病，可适当参用治标之药。

对于奇经实证用药，以疏通经气为主，再辨其水阻、血瘀之异随证佐药。例如湿热壅阻中焦，胀连及带脉，腰围紧束，乃带脉经气不疏，宜在补脾化湿方中随证加以当归须、天仙藤、香附、乌药、泽兰、白蔹、马鞭草等，颇有助益。

6. 治络法　初病在经，久病入络，乃慢性病病情发展的一般规律，肝硬化腹水亦不例外。由于腹水久羁，常可导致湿邪入络、肝脾络痹。这一证型最多见于肝脾损伤阶段。治络法用药轻灵，不伤正气，使用得当，有“轻可去实”之妙。薛瘦吟《医赘》云：“臌胀症湿邪入络居多，消滞利水，徒伤气分，焉能奏效？”立“开郁通络饮”，药用香橼皮、广郁金、炒延胡索、远志、真新绛、陈木瓜、九香虫、通草、佛手、丝瓜络、路路通、生薏苡仁（转引自《重订广温热论》），选药恰当，用意良深。陈氏在临床上对肝、脾络痹、胁痛腹胀、腹壁青筋显露、二便不爽之症，多效其法，选用炙九香虫（研磨）3g，加入养肝和脾、化湿通络方中往往收效甚佳。

肝硬化腹水从肝、脾、肾三脏论治为多，但若水出高源，腹水兼见胸腔积液，三焦不利，则当温运大气，疏通三焦，可参用《金匮要略》中桂枝去芍药加麻黄附子细辛汤以破阴气之凝结。

于尔辛：治肝癌，辨证为先，宜补兼攻

1. 辨证为先　肝癌为常见的肿瘤疾患，与中医学中“肥气”“息贲”“胁痛”“痞满”“臌胀”“黄疸”等相近，不过多数现代医家还是辨其为“癥瘕积聚”范畴。肝癌的病因复杂，临床表现多端，临证须辨明其虚实寒热、标本缓急，因为其决定着选方遣药。治疗时应遵循“虚者补之”“实者泻之”“寒者热之”“热者寒之”“急者治其标”“缓者治其本”“治病必求其本”的原则。辨证还要辨清局部与整体关系，辨证与辨病合参，融合八纲辨证、脏腑辨证、气血津液辨证的中医基础理论，谨慎处之，灵活应用。辨证的正确与否，不仅关系到患者症状的减轻、生存质量的提高，也影响到其预后。于氏在对肝癌辨证时多辨“脾胃”，缘于肝癌的常见症状以消化系统的症状为多，如腹胀、食欲减退、恶心、呕吐、腹泻、便秘等，并不类似于中医的“肝”的症状，而多属于“脾胃”的证候，故改善“脾胃”症状往往会改善肝癌的具体症状。

2. 宜补兼攻　肝癌须综合治疗，即“扶正”与“祛邪”相结合。中西医结合治疗是综合治疗的一部分，也是治疗肝癌的最大特色。中医注重整体观，多为扶正手段；西医着重局部，多为祛邪手段，故在治疗时两者应取长补短，发挥各自的优势，做到祛邪不伤正，扶正以达邪。

朱丹溪曾谓：“正气与邪气，势不两立，若低昂然，一胜则一负，邪气日昌，正气日削，不攻去之，丧亡从及矣。然攻之太急，正气转伤，初、中、末之法不可不讲也。初者，病邪初起，正气尚强，邪气尚浅，则任受攻；中者，受病渐久，邪之所深，正气较弱，任受且攻且补；末者，病魔经久，邪气侵凌，正气消伐，则任受补，盖积之为义，日积月累，非伊朝夕，所以去之亦当有渐，太亟则伤正气，正气伤则不能运化而邪反固矣。”临床常有疏肝健脾、益气养阴、清热解毒、化痰软坚、理气活血等治则，然中医还以扶正为主。前人谓：“夫众病积聚，皆起于虚，虚生百病。”我国的肝癌患者，每每由于长期肝炎，肝硬化发展而来，体质薄弱，肝功能差，不能耐受攻伐，况西医已用祛邪手段，所以“扶正”才是治本的关键。

3. 肝癌的分型与治疗　于氏根据经验将临床最常见的肝癌分为肝郁脾虚型、

肝肾阴虚型、肝热血瘀型。

(1) 肝郁脾虚型：常见胸腹胀满食后益甚，胃纳差，恶心，乏力，舌苔黄腻，脉弦细。可用枳实消痞汤或柴胡疏肝散加减疏肝解郁、健脾理气。若偏重于脾虚，则用香砂六君子汤；若偏重于肝郁气滞，则用逍遥散，甚至四磨饮子加减。各类药宜酌情加用消导法，如三仙汤、保和丸等。

(2) 肝肾阴虚型：常有低热不退，精神倦怠，四肢乏力，动则汗出，胃纳差，口干津少，舌苔少，脉细无力。手术、放疗、化疗后均有此类类型。可用一贯煎、六味地黄汤或青蒿鳖甲汤加减益气生津、滋补肝肾。若气伤、明伤甚者，可用三才汤，生脉散加减；对于阴虚不甚，而有血虚者，采用当归六黄汤。

(3) 肝热血瘀型：常见发热烦渴，胁下刺痛，黄疸加深，转氨酶增高，有出血倾向，舌苔黄腻，脉弦数。可用龙胆泻肝汤、黄连解毒汤等清热解毒、活血化瘀。若单见湿阻者，可用平胃散、二陈汤；若湿热汗出、阳明有热，可用苍术白虎汤；仅黄疸湿阻者，用茵陈蒿汤；血热甚者，用犀角地黄汤；有血瘀者，用人参鳖甲煎丸。临证抗癌治疗中，可适量加用清热解毒药如白花蛇舌草、半枝莲、土茯苓、平地木，软坚散结药如石燕、瓦楞子、海浮石等。至于兼证，则可随证加减。如肝区疼痛加川楝子、枳壳、延胡索、广郁金等，恶心、呕吐加陈皮、竹茹、半夏、生姜、旋覆花等，黄疸加茵陈、栀子、郁金等，腹水加茯苓皮、大腹子、大腹皮、车前子、地枯萝、虫笋、薏苡仁等，有出血倾向加仙鹤草、茜草、花蕊石等，有骨转移者加骨碎补、补骨脂、威灵仙等，肝性脑病者可用安宫牛黄丸、紫雪丹等。

钱伯文：解毒利湿治肝癌

原发性肝癌的发病原因和临床表现比较复杂，其症状、体征在中医文献记载中概属“癥瘕积聚”“肝积”“臌胀”“黄疸”等范畴。肝癌大多属正虚邪实。邪实表现为胁痛、纳呆、腹胀、便秘，甚至出现发热、黄疸、腹水等；正虚多为耗气伤阴，表现为乏力、消瘦、贫血、低热、舌红少津等气虚阴亏之象。

钱氏将肝癌分为肝气抑郁、气血瘀滞、热毒内蕴、气阴两虚四型分别治之。

①疏肝解郁：用柴胡、当归、白术、茯苓、郁金、香附、预知子、青皮、沙苑子、甘草等，以柴胡、郁金、香附、青皮疏肝理气、解郁止痛，当归、杭白芍、沙苑子柔肝养血，预知子理气活血，白术、茯苓、甘草健脾和中；②活血化瘀，理气散结：用当归、赤芍、白芍、延胡索、莪术、三棱、土鳖虫、炮穿山甲、郁金、预知子、绛香、牡蛎等，以莪术、三棱、赤芍、土鳖虫活血破瘀，绛香、延胡索、郁金、预知子理气行气止痛，炮穿山甲、生牡蛎软坚消积；③清热解毒利湿：用蒲公英、田基黄、白花蛇舌草、白英、龙葵、蛇莓、牡丹皮、栀子、金钱草、茵陈、虎杖等，以牡丹皮、栀子清热解毒凉血，金钱草、茵陈、苦参片、田基黄清利湿热退黄，厚朴、大腹皮、莱菔子行气导滞而消胀；④益气养阴：用生地黄、女贞子、墨旱莲、山茱萸、鳖甲、北沙参、半边莲、牡丹皮、赤芍、青蒿等。

治疗肝癌方药并非一成不变，而是根据癌症早、中、晚期的不同以及患者的全身情况进行辨证治疗。如患者无特殊体征，仅上腹部饱胀，食欲减退，此时在辨证的基础上用疏肝解郁、健运宽中等法治之；若病情发展，出现热毒壅盛，大便秘结，小便短赤，则治以清热解毒利湿为主；如属晚期，黄疸加深，出现腹水和恶液质等情况，则以扶正为主，治以益气健运利水，而不用苦寒或温燥等克伐正气的药物。

疏肝理气时应力避温燥劫阴，宜选用药性柔润、理气不伤阴的预知子、合欢皮、郁金、香附、枸橘李、梅花；选用清热利湿药时主张避用伤阴败胃、克伐正气的苦寒之药，而用性味甘淡平或微苦微寒、清热利湿不易伤阴之药，如土茯苓、白花蛇舌草、金钱草、半边莲、田基黄、垂盆草、石上柏等；至于扶正，则根据“知肝之病当先实脾”的经旨，以益气健脾、养阴生津的药物为主，如黄芪、白术、白扁豆、天花粉、女贞子、墨旱莲、炙鳖甲等。尽管肝癌恶性程度高，但只要辨证得当，仍能使甲胎蛋白与癌胚抗原等指标下降，症状改善而延长生命。

曾对32例中、晚期原发性肝癌患者做过治疗观察，结果是绝大多数患者的腹胀、纳呆、乏力、肝区隐痛、发热等症状在服药2～3周开始好转，个别病例症状基本消失。其中生存6年以上者1例（生存率3.12%），2年以上者4例（生存率12.5%），1年以上者9例（生存率28.12%），半年以上者18例（生存率56.25%），3个月以上者29例（生存率90.26%）。

病例：张某，男，72岁。感乏力、纳呆，继而肝区疼痛。B超提示肝内占位，经CT证实肝右叶后段占位病灶3cm×0.8cm。因年高未行手术，用中药治疗。症见肝区疼痛、乏力、腹胀、烦热、失眠，苔黄腻质偏红，脉弦细。证属肝失疏泄、湿热阻滞。治以疏肝理气、清热利湿兼顾。处方：香附12g，郁金12g，预知子12g，梅花6g，枸橘12g，田基黄15g，平地木24g，白花蛇舌草30g，土茯苓30g，猪苓15g，白扁豆15g，杭白芍24g。加减服用1个月后，胁痛缓和，乏力等症状减轻，腻苔化解，AFP与CEA开始下降。然后治以益气养阴、疏肝解郁为主，佐以清热利湿之品。连续治疗1年半，病灶稳定。

王灵台：慢性肝炎，扶正祛邪同进，补益清化并举

慢性病毒性肝炎，中医常诊断为“胁痛”“黄疸”等，主要为肝炎病毒感染后引起的慢性病理反应，既有病毒持续感染的病理机制存在，又多有湿热未尽的临床表现，因此一些意见认为乙型肝炎病毒相当于祖国医学所指的“湿热之邪”“湿邪”或“热毒”。清化湿热、解毒祛邪的治疗方法并不能对所有慢性乙型肝炎患者有效，一些并不是以清化湿热为主的方药反可获得比较显著的疗效。因此，清化湿热方法虽然是一种有效的治疗方法，但绝不是肝炎唯一的治疗方法。在正常情况下，机体脏腑气血阴阳保持着协调统一，如果乙型肝炎病毒侵入机体并在宿主体内复制，必然会在不同程度上导致脏腑气血失调、虚实错杂而呈现出各种病理证候，此时根据具体情况调理脏腑气血功能，泻实补虚，努力恢复其生理功能，将有助于消除病毒。采用中医方法进行治疗，因人而异，对症下药，灵活多变，不仅能取得如垂盆草颗粒或联苯双酯等降酶制剂的降酶效果，而且有一定的促使患者乙型肝炎病毒感染指标转阴的效果，并有一定的抗病毒作用。

尽管迁延型乙型肝炎的临床表现多种多样，病机比较复杂，但一般可以“正虚邪恋”来概括。现代医学认为病毒的持续感染与机体免疫功能低下有关，提高患者免疫功能有利于清除病毒。这与中医学“正复邪自去”的观点有些相似。据此，以邪正观点来看，中医中药治疗慢性乙型肝炎、抑制乙型肝炎病毒，不能单从祛邪的角度去考虑。同样，如果因为乙型肝炎有病毒增殖的机制存在，而担心

运用扶正的补药进行治疗有恋邪助寇之弊的想法，也应作具体分析。机体是一个复杂的有机整体，邪正之间是可以互相影响和联系的，邪恋则正虚，正虚则邪恋。在治疗上，应该扶正祛邪同进，补益清化并举。如此则祛邪有利于扶正，扶正有利于祛邪。因此采用以扶正为主、清化为辅的治疗方法，比较符合迁延型乙型肝炎的病机特点，往往能取得较理想的临床效果，且有比较明显的抗病毒作用。

慢性肝病患者久病必虚，应该扶正，顺理成章。但若邪毒亦盛又当祛邪为先。对于虚实夹杂或虚实并重的患者，处方用药更需谨慎，以免造成“虚其虚”或“实其实”的后果。王氏认为，如果肝病邪毒较盛时则应以祛邪（清热解毒、化湿）为主，至少在一段时间内不用或少用如党参、黄芪之类扶正药，免得病情波动或延滞，即或要加用扶正药也以太子参、北沙参等平和清淡者为宜。如肝炎症状明显，胆红素、转氨酶明显升高者，待邪毒消退时再酌加补益之药，反之，即使邪毒之象已尽，肝功能恢复正常，处方中也应适加祛邪药以防病情反复。总之，要做到“正邪兼顾，主次分清”。

又，肝病日久必伤及阴，患者多见口干舌燥、舌质红之象，然而湿邪未清，常有苔腻、胃胀之证。若据传统之法，养阴滞湿、化湿伤阴，造成治疗之矛盾，处理颇感棘手。根据王氏多年的经验认为，“养阴”“化湿”可采用“双通道”的治法。即如有湿邪仍可用化湿之药，如有阴虚的同时应用养阴之药，可以收到殊途同归之效。但要注意掌握药味和比重，少用燥湿、滋腻的药物，并根据病情掌握分寸，避免过与不及，适得其反。

慢性病毒性肝炎虽已有统一的辨证标准，分为湿热中阻、肝郁脾虚、肝肾阴虚、瘀血阻络、脾肾阳虚五个证型，然本病临床表现复杂，单一证型极少，多为数证互见，故冀一种治法愈疾实不可能。必须以一法为主，多法联用。临床上慢性肝病的治法繁多，有清热解毒、益气养阴、活血化瘀、健脾化湿、疏肝理气、益肝补肾等，均有一定的疗效。但由于慢性肝病病机复杂，矛盾交错，因此当用多法施治，如疏肝健脾、清热化湿多用于慢性肝炎之轻度患者，健脾益肾、疏肝理气多用于慢性肝炎之中度患者，而益肾柔肝、活血化瘀较多用于慢性肝炎之重度患者，清热解毒化湿多用于急性肝炎及慢性肝炎活动期。大凡按此治法，多可取得预期疗效。除特殊情况外，一法独用或“重用”某药应该慎重，防止产生偏差，复习古今治疗慢性肝病（慢性肝炎、肝硬化）的方药可以印证上面的观点。多法联用也要体现疾病的特点和处方原则，要分清君臣佐使，才能真正体现治则的要旨。

刘渡舟：治疗肝炎的经验

根据辨证论治原则治疗各种肝炎是刘氏临床经验的一个重要组成部分。他认为，现今临床所见之肝炎，大多为湿热之邪所伤，由于多食膏粱厚味，积久化湿成热，而使肝之疏泄不利。刘氏将肝炎辨证分为气分与血分两大类。

肝炎气分证的特点是右胁疼痛，小便黄赤，身体乏力，不欲饮食，舌苔白腻，脉弦或沉。肝功能化验以转氨酶升高为主。根据气分湿热的轻重，刘氏研制出“柴胡解毒汤”（小柴胡汤去人参、半夏、生姜，加茵陈、凤尾草）、“三石柴胡解毒汤”（柴胡解毒汤加滑石、石膏、寒水石）及“三草柴胡解毒汤”（柴胡解毒汤加垂盆草、大金钱草、龙胆草）加以治疗。肝炎血分证的特点是左右两胁疼痛，日轻夜重，或胁痛连背，面色黧黑，舌质紫黯，舌苔白腻，脉沉弦等。实验室化验多呈澳抗阳性，血小板减少，白、球蛋白比例倒置等。查体多有肝、脾大。针对血分湿热证特点，刘氏创制了“柴胡活络汤”（小柴胡汤去人参、大枣、甘草，加皂角刺、当归、白芍、泽兰、红花）、“柴胡鳖甲汤”（小柴胡汤加鳖甲）、“柴胡止痛汤”等系列治疗方剂。

在血分阶段，如果进一步发展形成肝硬化腹水时，一定要问大、小便的情况。如果小便少而大便溏，腹胀多在夜间出现，胁痛、背痛而手麻者，则用柴胡桂枝干姜汤治疗；如果腹胀气痞而在心下部位出现者，大便溏软，小便不利，脉弦紧，则用桂枝去芍药加麻黄附子细辛汤治疗；如果腹泻严重，肢寒恶冷，脉沉迟，则用附子理中汤、实脾饮等方治疗。用温补药乃是治疗臌胀的根本之法，但要知方善任，加减变化而不要操之过急。

综上所述，一为实热，一为虚寒，病势吃紧时，运用补泻之法要有真知灼见，一锤定音而不能游移不定。如果发现早期肝硬化，但病势不急，则必须抓紧治疗，不可贻误病情。如病人出现阴证机转而大便溏薄者，则用柴胡桂枝干姜汤；如果其人血瘀有热，脉弦细而舌绛紫黯者，则用活血凉血之双丹汤（丹参、牡丹皮）；如果见其腹胀而水气微结，三焦决渎失畅，小便不利者，可用白玉消胀汤（白茅根、玉米须、冬瓜皮、茯苓皮、薏苡仁、枳壳、紫菀、郁金、桔梗、佛手、香橼）或五苓散加味治疗，每每获效。

治疗肝炎在澳抗阳性期间，用药物阻止其向肝硬化发展实为良策，可不使腹水出现。刘氏所研制的“柴胡活络汤”就具有这一防治结合的特点。况且柴胡活络汤还能够使澳抗由阳转明。根据临床观察，服药七八个月，其转明率约为70%。大便溏薄者，加白术、炮姜；肝区疼痛，加川楝子、延胡索；脐腹疼痛，加白芍、枳实；小腹痛胀而少尿者，加桂枝、茯苓；失眠少寐者，加酸枣仁、合欢皮；恶心呕吐者，加半夏、竹茹；尿黄便秘，加水红花子、大黄；心烦懊侬者，加栀子、豆豉；口渴欲饮者，加石膏、天花粉；两腿无力者，加党参、麦冬、五味子；腰痛者加桑寄生、杜仲等。

叶橘泉：胆囊炎、胆石症的辨证论治

胆囊炎、胆石症是现代医学的病名，大体属于中医的“胁痛”“胃脘痛”之范畴，主要临床症状是胃脘部或右上腹部胀痛、恶心呕吐，有时出现黄疸，乃至寒热往来，胸胁苦满，大便秘结，疾病发作时往往呈现少阳、阳明病类型的症候群，其中湿热型占多数。按照“六腑以通为用”的原则，叶氏常用的基本方有大柴胡汤、茵陈蒿汤、大承气汤、郁金姜黄猪胆丸等，其他常用药物有四川大金钱草、郁金、蒲公英、熊胆、猪胆等。

胆囊炎、胆石症在治法上要着眼于“通”，但患者并非都是实证。由于本病缠绵不愈，以致正气虚弱，在这种情况下也要注意“调补”。特别是要以保护脾胃、健脾和胃为基础，在适当时候佐以疏肝利胆。脾胃运化得力，气机调畅，湿热得以清化，则肝胆得以通利，便于结石排出。鉴于这个中医理论，临证时叶氏也多加用六君子汤、丹栀逍遥散、保和丸等方。

另外，精神因素所造成的心脾两虚，饮食限制造成的肝血不足等证型，在临床也经常可以遇到，因此不能过于拘泥“六腑以通为用”，而应该灵活运用辨证论治，该“攻”的时候攻，该“调补”的时候调补，方可事半功倍，取得治疗效果。

易患胆囊炎、胆结石的患者，女性相对多见，特别是40岁以上体型偏肥胖水湿型体质者，平时看上去很健康，精神很振作，有慢性便秘的习惯。

一般来说，对于泥沙样结石或直径<1cm的结石，服用中药后比较容易排出。结石的直径>2cm，无论有无临床症状，均建议用手术切除，因为长期放置下去有演变成胆囊癌的可能。从结石的分布位置看，胆管和胆总管处的结石以中药排石为最佳，肝管的结石特别是毛细肝管的结石治疗比较复杂，患者的体质不加以改变治疗也不易彻底。改良饮食习惯，减少动物性脂肪的摄取量，增加植物性纤维食品，如尽可能多食蔬菜等，这样可逐渐减少肝内结石的形成。即使胆囊内的结石直径<1cm，对于久病或高龄患者、胆囊的功能低下者，中药排石有时也不易成功。

如有条件，在中医治疗以前，先经现代医学明确诊断结石的大小及所在部位等。胆囊炎、胆石症在急性发作时属于急腹症，特别是对重症患者、危重患者一定要采用中西医结合治疗。

治疗胆囊炎、胆石症也和其他疾病一样，是否使用道地中药关系到疗效的好坏。大柴胡汤的主药柴胡，应该指定用北柴胡的根，效果最好，其茎叶也有类似功效。如应用柴胡茎叶时，须比根的剂量增加2倍。作药用的柴胡有20多种，其中有一种分布在东北三省、内蒙古、甘肃等地的大柴胡的根不能直接作丸、散剂，否则有中毒致命的危险，但如作水煎剂则其挥发性毒性成分在加热的情况下挥发而去，故应用本品必须特别注意有关剂型问题。

裘沛然：补气摄精，祛毒利湿，治慢性肾炎、肾功能不全

慢性肾炎的病机多与水肿病相联系，并有“其本在肾，其制在脾，其标在肺”之说，但从本病的临床表现分析，绝非水肿一证所能概括。裘氏认为，本病多有表里夹杂、寒热错综、虚实并存等情况。

1. 病机　慢性肾炎的病机可概括为风邪、水湿、热毒、瘀血相夹杂和脾肾气血亏虚，多表现为表里夹杂、寒热错综、虚实并存。

(1) 表里夹杂：慢性肾炎除表现为面色白、水肿、腰酸、神疲、眩晕等里证外，常由于感冒或呼吸道感染所致急性发作使病情加重，此与“外感引动伏邪”

之说相符，故临床常见表里夹杂之证。

(2) 寒热错杂：慢性肾炎病邪久羁，阳气被戕，阳虚而生内寒，故临床有面白、肢冷、神倦、苔白、脉迟等寒象，另外尚有余邪热毒蕴结未清、盘踞下焦的情况，故可见咽痛、小便浑浊、血尿、鼻衄、血压偏高等火热内蕴之症。近代临床对慢性肾功能不全的氮质血症，用大黄附子汤治疗而获效，也是斯证其寒热错综的病机。

(3) 虚实并存：慢性肾炎病邪久恋，正气被伐；肾不藏精，长期蛋白流失，血清白蛋白下降；脾不统血，血尿频频，严重贫血。因此，精气血皆匮乏，此属本虚。由于脾肾亏虚，气化失司，导致水饮痰浊稽留，严重的出现氮质血症，此属邪实。《内经》原有"邪之所凑，其气必虚"之说，裘氏则认为"邪之所蕴，其气更虚""虚之所在，受邪之地"。如果正气不能驱邪，也可反从邪化，故津液酿成湿浊，血滞导致瘀血，出现正气愈虚则邪气愈实的情况。

2. 治疗　可通过表里合治、寒热兼施、利涩同用、补泻并投4个方面进行。

(1) 表里合治：选用羌活、独活、白芷、紫背浮萍、苍耳草、蝉蜕、黄芪、黄柏、漏芦、半枝莲、生白术、生甘草、淫羊藿、土茯苓、黄芩等药物，对慢性肾炎因感冒而急性发作者有一定疗效。方中既有辛散祛邪之品，又集解毒、泄浊、健脾、利水诸药。其中羌活一味，入太阳、少阴二经，与黄芪相伍，对预防感冒效胜玉屏风散。现代研究证明，辛散祛风药如蝉蜕、苍耳草、白芷等，不仅可疏解表邪，且能调整机体的免疫功能，有抗过敏的作用，对减轻或抑制感染后变态反应性损害、消除蛋白尿等有一定作用，故即使表邪已解而蛋白尿未除者，仍可沿用一段时间，其与解毒泄浊、健脾利水药相合，可表里双解，标本兼顾，相得益彰。

(2) 寒热兼施：实践证明，选用生地黄、熟地黄、巴戟天、肉苁蓉、茯苓、麦冬、龙胆草、炮附子、肉桂、生姜、大枣、黄柏、知母、仙茅、淫羊藿、当归等药物，寒热兼施，治疗慢性肾炎高血压型呈明阳两亏、上盛下虚之证者不仅可改善临床症状，而且对改善肾功能有一定帮助。

(3) 利涩同用：选用生薏苡仁、茯苓、猪苓、防己、大黄、玉米须、生白术、半枝莲、白花蛇舌草等，与覆盆子、芡实、金樱子、五味子、乌梅肉、补骨脂、肉苁蓉、楮实子、牡蛎等相配伍，适用于慢性肾炎混合型者。水湿不除则肾气不能化精，精气流失也就难以控制，因此通利水湿与固摄肾精，两者不可偏废。另外，此方中固肾涩精药对控制蛋白尿有效，这可能是邪去则正安之故。

(4) 补泻并投：慢性肾炎经过较长时期的病理演变，正气衰惫，邪气留恋，水湿痰浊滞留更甚，出现氮质血症，临床出现正气不支、浊邪弥漫之势，严重的还可出现动风之证。故治疗时必须融补益脾肾气血明阳和攻泻湿浊、水气、瘀血于一炉。裘氏常选用黄芪、党参、巴戟天、淫羊藿、黑大豆、炮附子、干姜、黄柏、土茯苓、泽泻、牡蛎、生大黄、白花蛇舌草、半枝莲、漏芦、白蔹、益母草、丹参、桃仁、红花等，一般用量偏重，中病减其制。本病至此，已入险途，应引起高度注意。

马骥：益肾法治疗肾病型肾炎

肾病型肾炎，临床以大量蛋白尿、低蛋白血症以及水肿为其主要表现。本病往往病程迁延、病情深重、多脏受累、病情复杂。据其临床特点，属于中医学“水肿”病和“虚劳”病范畴。马氏临证以益肾法为主，兼施他法治疗此病，甚有效验。

肾病型肾炎从中医理论分析，以肺、脾、肾功能失调为主，其病本在肾。肺的宣发肃降和通调水道有赖于肾的蒸腾气化，脾的健运和输布津液须借助于肾阳的温煦，若肾气虚衰则失开阖之职，从而导致肺脾功能失调而使水湿泛滥。肾气虚衰，既不能固摄精微，又不得温养脾土，脾气不升，精微不注，脏腑失养，元气愈虚。元气亏虚，肾气愈不得恢复，如此循环往复，则病程迁延，经久不愈。因此治疗本病必须以益肾为主，抓住根本，方可打破恶性循环，扭转病机，控制病势，使之逐渐痊愈，此乃治病求本之意。

肾气丸方出自《金匮要略》，其特点为补肾气而不滞、利湿浊而不伤正。但治疗脾肾阳虚之水肿症，尚嫌补阳之力不足，故马氏增入炒白术、巴戟天、生黄芪、车前子，并增加桂、附之用量（桂枝、附子各15g），名为离明肾气汤，用于治疗本病属脾肾阳虚型患者症见面白肢冷、腰酸乏力、全身水肿下肢尤重、食少腹胀、便溏、舌体胖淡或有齿痕、苔白滑、脉沉迟或微弱者。对于肾病型肾炎患者经激素治疗后而反复者，临床表现有轻、中度水肿，腰酸乏力，头晕耳鸣，手足心热，夜热盗汗等肝肾阴虚之证，治疗应滋补肝肾、淡渗利水。用五子地黄汤（即肾气丸减桂附，增枸杞子、女贞子、桑葚子、地肤子、车前子），疗效满意。

在疾病的恢复期，患者常出现气阴两虚的证候，此时治疗宜气阴双补，马氏制复元固本汤（人参、黄芪、山药、菟丝子、枸杞子、女贞子、墨旱莲、五味子、地黄、山茱萸、茯苓、牡丹皮）调治，常能改善患者的虚惫状态，而且亦可纠正低蛋白血症。对于肿势较重的患者，若全身水肿，尤以下肢为甚者，以离明肾气汤减山茱萸、地黄之滋腻，加地肤子、郁李仁、大腹皮以增逐水湿之力。用地肤子配车前子治疗肾病水肿，其利水效果好而又不伤正。若肿势波及阴虚者，合牡蛎泽泻散以滋阴利水；若有胸腔积液者，多为水邪犯肺，当合葶苈大枣泻肺汤治之，以泻肺行水；若出现腹水者，须并服利水胶囊（自制方：醋制商陆、牵牛子、车前子），以通利二便，化气逐水。利水胶囊方中商陆一定要醋制以缓其毒性，配牵牛子、车前子，逐水之力可倍增。但服用此药时，当“衰其大半乃止”，以防过用伤正。

蛋白尿往往贯穿于肾病型肾炎的整个过程，尤其是水肿减轻或减退后患者仍有蛋白尿，长期不消，是一个比较棘手的问题。对脾肾亏虚、精微失固者，治疗常在复元固本汤中增芡实50g，生龙骨、生牡蛎各50g；偏于肾虚者，加覆盆子、金樱子、山茱萸、五味子，补肾固摄；偏于脾虚者，合补中益气汤加减以升阳固摄；对于湿热内蕴、逼精下注者，由于患者素体阳盛或过服温热药或久服激素等因素，可用防己利湿汤（防己、萆薢、滑石、赤苓、泽泻、车前子、石韦、黄柏）。应该指出的是，由于使用激素而带来的不良反应，临证常见患者既有阴虚的证候又有湿热的证候，其症如油裹面，胶结难分，尿蛋白常在（++）之间，治疗颇为困难。若利其湿热，则易伤其阴分；若滋其阴液，又恐碍其湿热。以六子地黄汤合防己利湿汤化裁，取滋阴不碍湿、利湿不伤阴的两全之法，用于临床，收效显著。

胡建华：灵通升降治胃痛

胃为五脏六腑之大源，以通为用，以降为顺。胡氏认为，胃脘痛的病因在于胃气郁滞，升降失常，而胃气郁滞可由肝郁、血瘀、寒凝、气虚、阴亏等引起。各种原因单一出现者有之，合并出现者也有之。总之，“不通则痛”是其共同的发病机制。

胃脘痛的治疗，一需注意“灵通”；二需注意“升降；三要辨证与辨病相结合；四要注意兼证的治疗。

1. 灵通　本病常见食后饱胀、嗳气、泛酸泛恶等兼证，如果用药不注意轻灵流通，则可使症状加剧。因此，虽见脾胃气虚而用党参、黄芪、白术、炙甘草之类以益气健脾，也需配以陈皮、苏梗、木香之属以理气和胃；虽见胃阴亏虚而用石斛、麦冬、沙参等药以清养胃阴，亦当佐以川楝子、梅花、佛手等药以疏肝醒胃。胃病的补法应补中有通，静中有动，使补而不滞，润而不腻，能升能运，以顺其脾胃升降或通降之性。活血化瘀也属于灵通之类，“胃脘痛者，初病在气，久病在血，在其辨证过程中，各症不必悉俱，但见一症即可按血瘀论治”（黄文东语），故在胃脘痛的治疗中要善于应用活血化瘀药物。莪术、丹参、赤芍、红花均有很好的化瘀止痛作用，尤以莪术最为常用。一般认为，莪术破血祛瘀作用较峻，其实药性平和。莪术含有芳香挥发油，能直接兴奋胃肠道，具有很好的健胃作用，化瘀消痞、止痛作用颇佳。

2. 升降　由于脾气宜升，胃气宜降，故需注意升降。只有保持舒畅通降之性，才能奏其纳食之功。如果脾之清气不升，则见中满腹胀、泄泻；胃之浊气不降，则见呕吐、泛酸、嗳气。故胃脘痛者有上述症状时，常用升提或和降药物。升提药物常与益气药同用，如升麻、柴胡、枳实与党参、黄芪同用。枳实具有苦降破气作用，此为共识，然根据《神农本草经》记载，枳实能“长肌肉，利五脏，益气、轻身”，可见其确有补气升清作用，只是用于补气升清应与党参、黄芪、升麻、柴胡等同用；用于破气降气，与青皮、降香、厚朴、川楝子相配。和降药与泄肝药同用，如旋覆花、代赭石、川黄连、左金丸等；偏寒者加生姜、紫苏，甚而肉桂、荜茇；偏热者加竹茹、枇杷叶，有清泄苦降作用。在用升提或和降药中，均可配伍白芍，柔养以制肝木之旺，有很好的缓急止痛作用。

3. 辨证与辨病相结合　在辨证用药的同时，还需注意辨证与辨病相结合。如诊断为胃、十二指肠球部溃疡者，胃酸过多，可选用煅瓦楞子、煅海螵蛸等以制酸；如为萎缩性胃炎，胃酸减少或缺如，可选用生山楂、乌梅、木瓜等以助酸；如为胆汁反流性胃炎，常因肝失疏泄使胆汁的正常排泄受到障碍导致胆汁郁遏而反流所致，常选用柴胡以升少阳清气，并配合黄芩之苦降而泄胆热；慢性萎缩性胃炎，如经病理检查示肠上皮化生者，常选用预知子、生薏苡仁、莪术等以防恶变。经现代药理研究，上述几味药均具有抗肿瘤作用。如为胃下垂或胃黏膜脱垂者，则在补气药中加入柴胡、升麻等升提药物，以助其复位。西医学认为，胃肠疾病，包括胃炎、消化性溃疡，甚至胃部肿瘤，多与幽门螺旋杆菌感染有关，故在治疗胃脘痛时常配合一些清热解毒药物，以蒲公英最为常用，因其清热而不甚苦寒，且有健胃作用；芙蓉叶亦有杀灭幽门螺旋杆菌作用。

4. 兼证的治疗　在胃脘痛的治疗中，一定要注意兼证的治疗。胸脘痞闷者，当行气宽中，常用肉豆蔻仁、砂仁之类；腹中胀满，当行气泄满，常用川厚朴花、大腹皮、厚朴之类（因大腹皮尚具有利下作用，故有腹泻者不宜选用）；少腹作胀，则宜疏泄厥阴之气，可用柴胡、乌药之类；吞酸总由肝木偏旺曲直作酸也，治宜和胃制酸，常用煅瓦楞子、白螺蛳壳、煅海螵蛸之类；嘈杂大多偏热，治宜辛开苦泄，常用左金丸或陈香橼皮之类；嗳气频频，多因肝气犯胃，常用绿萼梅、佛手以解郁，合旋覆花以降逆，甚则用代赭石以平上逆之气；呕吐乃胃失和降所致，治宜泄肝和胃，常以黄连、半夏为主辛开苦降，有热加竹茹，阴伤加沙参、麦冬；便溏多属脾虚，加用焦神曲、怀山药、炒白扁豆之属多有效；便秘属肠中燥热者用瓜蒌、枳实、大黄，属阴虚者用当归、何首乌、肉苁蓉等；纳呆者，或虚或实，加用陈皮、佛手多可获效。同时尚需注意局部与整体的关系，若见患者思虑重重，情绪不安者，除善加劝慰外，常加用炙甘草、淮小麦、大枣以调畅其情志，有画龙点睛之效；合并上消化道出血者，多为脾虚肝热，藏统失职所致，临床常重用黄芪、党参以健脾摄血，当归、阿胶以养血止血，煅海螵蛸制酸止血，黄芩清解肝热。另外常用生蒲黄、生地榆、生茜草、生藕节等止血药物。根据中医传统用药习惯，认为止血药烧炭存性比较合适，如十灰散就是一个明显的例子；多数止血药物生用比用炭止血效果更好，如生地榆、生茜草、生藕节的止血作用就比地榆炭、茜草炭、藕节炭作用好。再如蒲黄一味，一般认为“生用行血，炒用止血”，以临床实践来看，生蒲黄的止血化瘀效果极好，而蒲黄炭的止血化瘀作用便大大削弱了。其实古人用止血药也并非全用炭，四生丸即皆用生药止血。且止血药生用，不仅止血作用好，并且能化瘀，起到止血而不留瘀的作用。因此胡氏在治疗各类出血性疾病时，皆生用止血药，效果颇佳。此外，在上消化道出血的治疗中，胡氏常嘱患者坚持服用藕粉。因藕粉乃生老藕捣汁沉淀晒干而成，也是一味生药，具有清肺和胃，养阴止血作用，故长期服用，其效彰明。胡氏始终强调，胃病患者是“三分治，七分养”，嘱患者应保持心情舒畅，注意饮食卫生，少食多餐，禁烟酒，忌食辛辣，注意调摄，这样才能防病于未然。

颜正华：两相结合治胃痛

颜氏善治内科杂病，注重实效，主张辨证、辨病两相结合。

胃脘痛多伴有胃脘胀满、嘈杂、嗳气、纳呆等，包括现代医学消化性溃疡、慢性胃炎等病。颜氏认为，胃脘痛的发病原因多与饮食不节、情志失调、感受风寒暑湿之邪及脾胃虚弱有关。脏腑中与胃关系最为密切者当首推肝、脾两脏。因脾胃同居中焦，两者互为表里，升降相依，润燥相济；而肝在五行属木，胃属土，木旺则乘土而致脾胃失调。至于胃痛的病变机制，则不外虚实两端。虚如脾胃虚弱，甚或中焦阳衰，胃阴不足亦常可见；实如寒邪内伤、湿邪内侵、饮食所伤、肝失疏泄、气机郁滞、瘀血内停以及寒热错杂等。但究其基本病机，当责胃气失于和降。

关于胃痛的辨证，主张应着重于虚实、寒热、气血三方面。一般而言，病程较长，经年不愈，痛而隐隐，痛处不定，空腹疼痛加重，按则痛减者，证多属虚；而病程较短，猝然发作，来势较猛，痛剧难忍，固定不移，食后或按则痛剧者，证多属实。若胃脘冷痛，遇寒凉加重，得温暖痛减，多为寒证；而胃脘灼痛，痛势急迫，喜凉恶热，口干口渴，多为热证。若以胀痛为主，痛处攻窜不定，且嗳气后痛减，多属气滞；而痛如针刺，痛处固定不移，多属血瘀。对胃痛的辨证，除从疼痛的本身性质、部位来确定外，还常参考其他伴见症状，如饮食、口味、大小便的变化及舌象等。因为这些症状体征均能从不同角度反映病情的寒热虚实、病势的进退、病程的长短及预后的好坏。

胃痛的基本病机是胃失和降，和胃理当成为治胃痛之大法。引起胃失和降的病因有多种，和胃治胃痛的具体方法亦随之变化多端。临证治胃痛总是从和胃入手，并结合病因、体质及兼证将其分型进行论治。

1. 食滞伤胃型　常发生于暴饮暴食或过食生冷之后。证见脘腹胀满，头痛，呕吐酸腐，嗳气厌食，大便秽臭，溏泄不畅或秘结，舌苔厚腻，脉滑实。治当消食化滞、和胃降逆。可用保和丸加减。若积滞较多又兼便秘者，可加大黄、枳实、炒槟榔等。

2. 湿浊中阻型　或因外感，或因内伤，致水湿内停，困阻中焦，脾失运化，胃失和降。患者多见脘腹痞满闷痛，食欲缺乏，口中黏腻，四肢困重，大便黏滞不爽，舌苔厚腻，脉濡滑，治当芳香化湿、醒脾健胃。可用藿香正气散加减。药有藿香、陈皮、茯苓、紫苏梗、生薏苡仁等。若湿蕴生热致湿热中阻，则又当清化中焦湿热，可用佩兰、茵陈、黄芩、泽泻、生薏苡仁及荷叶等药为治。

3. 肝胃不和型　患者多有情志致病史，如忧思、恼怒等情志不畅致肝气郁结、木旺乘土。证见脘腹胀痛，痛处走窜不定，伴胁肋胀痛、嗳气，喜叹息，大便时干时稀，脉弦，并随情绪波动而加重。法当疏肝和胃。药用蒺藜、佛手、香附、枳壳、柴胡、白芍等。若肝郁日久化火，肝火犯胃，致胃失和降者，可见胃脘灼热疼痛，嘈杂反酸，口干口苦，恶心欲吐，胁肋疼痛，大便干，小便黄；法宜清肝泄火、和胃降逆，治用柴胡疏肝散合左金丸加减。

4. 瘀血停滞型　胃脘痛初起多在气分，久则入血分，导致瘀血内停，血脉瘀滞。证见脘痛如锥刺，固定不移，食后或按之痛甚，或见吐血、便黑，舌质有瘀斑、瘀点或紫黯。治宜活血化瘀。待瘀血去，新血生，血脉畅，其痛可愈。可用失笑散或血府逐瘀汤加减。临证又有属寒、属热之别，属热者当配寒凉性活血化瘀止痛药，属寒者当配温性活血化瘀止痛药。

5. 寒热错杂型　此型患者临床表现较为复杂，既有胃热的表现如胃脘疼痛、口干口苦、胃中嘈杂、呕恶反酸、舌红脉数等，又有寒证的表现如腹中痛、喜温喜按、大便稀溏不爽等。治当寒热并用。可用半夏泻心汤加减。临证又有寒热多少之别，治疗时又当酌情调整药味与用量。

6. 脾胃虚弱型　患者一般病程较长，胃脘部隐痛，按之痛减，食欲缺乏，脾胃运化能力低下，形体多消瘦。此型又可进一步分作脾胃气虚、脾胃阳虚、脾虚湿停及脾虚气滞四个亚型。气虚多伴短气乏力、四肢倦怠；阳虚多伴四肢不温，脘腹冷痛，喜温喜按；湿停多见大溏泄，舌苔薄腻；气滞多见脘腹胀满、肠鸣或虚恭少作。当分别以健脾益胃、温中散寒、健脾化湿、健脾理气治疗。可选用四君子汤、理中汤、参苓白术散、枳术丸等加减为治。

7. 胃阴不足型　常见胃脘不适，或隐痛，食欲缺乏，口燥咽干或口渴，便秘，舌红少苔或少津盛无苔，脉细数。法当滋阴益胃。治用益胃汤加乌梅、炒谷芽、木瓜、白芍、甘草等药。

由于胃脘痛还常伴有呃逆、恶心、反酸等，颜氏临证之时多在辨证治疗的基础上，酌情加入一些对症治疗的药物，每能取得较好疗效。呃逆、恶心、呕吐为胃气上逆，常于主方中加入和胃降逆之药，一般选用生姜、旋覆花；若舌苔白腻，则说明寒湿中阻，常选用能降逆止呕、燥湿健脾的半夏、藿香；若舌苔黄腻，说明内有湿热或痰热，常选既能清热止呕，又能清化痰热的竹茹、芦根；若呕恶呃逆，由于中焦虚寒，则于主方中加入砂仁、丁香、荜澄茄；反酸则多为胃酸分泌过多，须于方中加入制酸止痛之药；若证属气滞血瘀者，则用煅瓦楞子，因其既制酸止痛，又活血化瘀；兼溏泻者，则选海螵蛸，因其既能制酸止痛，又能收涩；兼虚汗不止或失眠多梦者，则选煅牡蛎，因其既能制酸止痛，又能收敛止汗、镇惊安神。

董建华：通降论治脾胃病

董氏临床治疗脾胃病，尤其是慢性胃病，无论痛胀嗳气，还是烧心泛酸，总是辨证准确，治法灵通，屡获良效。究其个中缘由，乃应归结于董氏业医半个多世纪以来形成的风格独具的通降论学术思想。其学术思想归纳起来，有3大特点：① 胃病认识上的三要素，即以降为顺、因滞而病、以通祛疾；② 胃病治则上的二点论，既“脾胃分治”又“脾胃合治；③ 胃病治法上的一轴线，即治胃病必调气血，以此贯穿其他治法。

生理上以降为顺。胃的生理功能概而为三：① 主容纳，为“水谷之海”；② 腐熟水谷，为后天之本；③ 胃和脾相互配合，共同完成饮食物的消化吸收。胃属六腑之一，以降为顺，以通为用。通是降的结果和表现，通降是胃的生理特点的集中体现。降则胃气和，生化有源，出入有序；不降则胃气滞，传化无由，甚则反升为逆。《温热经纬》云：“盖用以通降为用。”《临证指南医案》谓：“脾宜升则健，胃宜降则和。”《医经溯洄集》载：“夫胃受水谷，故清阳升，而浊明降，以传化出入，滋荣一身也。”

胃为水谷之腑，“传化物而不藏”，只有保持舒畅通降之性，方能奏其纳食传道之功。其病理特点在一个“滞”字。因此，对胃病机制的认识，应从胃的生理功能异常着手，由胃及脾，层层分析。胃的通降异常主要有胃气不降和不降反升两种情况。胃气不降，则糟粕不得往下传递，其在上者则为噎嗝，其在中者则脘腹胀痛，其在下者则致便秘；不降反升则发生呕吐、嗳气、呃逆、反胃等。

脾胃互为表里，生理上紧密相关，病理上相互影响。胃病可以及脾，脾病亦可传胃。胃气郁滞，通降失常，日久必致脾功能异常，出现脾气不升或不升反降两种情况。不升则不能运化精微和化生气血，从而出现脘闷，食后思睡，腹胀腹泻，肌肉疲弱无力，精神倦怠等；不升反降则出现中气下陷而发生内脏下垂，脱肛，大便滑脱小禁及崩漏等。

脾胃为市，无物不受，易为邪气侵犯而淫居其中。无论是六淫入侵，还是饮食不节，以及情志不遂，均致胃气郁滞而通降失常，日久不仅出现诸多病理表现，还会因水反为湿、谷反为滞，气病及血而导致“湿阻”“食积”“痰结”“血瘀”等，从而加重病情，使病机复杂化。治疗上以通祛疾，强调一个“通”字。董氏擅用通降之法。认为胃主纳，喜通利而恶壅滞，一旦患病，机枢不运，只入不出或少出，就无法再纳。胃病产生的疼痛、胀满、嗳气、恶心呕吐、纳呆等症状均由胃气郁滞失于通降所致，因而临床治疗胃病应以通降为主，通降方能使气滞、湿阻、食滞、胃火等通畅下降，使上下通畅无阻，血络流畅，从而恢复正常的脾胃功能。以通降为大法，并非一味地单纯通降攻泄，而是审因对症，因势利导。病位单纯在胃，则重点治胃，复其通降；若胃病及脾，升降反作，则降胃理脾，二者兼顾；病情属实，则通降为主，专祛其邪，不可误补；虚实夹杂，则通补并用，补虚行滞，标本兼顾。董氏临床治疗胃病的通降方法可概括为十法：理气通降、化瘀通络、通腑泄热、降胃导滞、滋明通降、辛甘通阳、升清降浊、辛开苦降、平肝降逆、散寒通阳。

胃病有寒热虚实之别，治疗用药亦有温清补泻之分，但总以开其郁滞、调其升降为目的。重在一个“通”字。通，可以调畅气血，疏其壅塞，消其郁滞，并承胃腑不降之性推陈出新，导行食浊瘀滞下降，给邪以出路。对于既有胃腑郁滞失于通降，又脾失开运，中气虚损之证，董氏既反对误补、漫补、壅补，又不随意、过用通降。

在胃病治疗原则的认识上，主张既“脾胃分治”又“脾胃合治”。胃与脾唇齿相依，密不可分。《素问·太阴阳明论》中说：“脾与胃与膜相连。”《脾脏说》中说：“胃与脾合为胃腑。”虽然两者也有阴阳、气血、动静、纳运、燥湿、刚柔、升降、互为体用等不同的特性和作用，但它们的特点是相反相成的，是动的平衡，矛盾的统一体。

所谓纳运相协，升降相因，燥湿相济，阴阳表里，共司水谷的受纳、运化及化生营卫气血，充养五脏六腑四肢百骸。胃病抑或脾病，无论先病后病，每多互传，最后形成脾胃同病的转归。李东垣在《脾胃论》中也指出：“形体劳倦则脾病，脾病则怠惰嗜卧，四肢无力，大便泄泻。脾既病，则胃不能独行其津液，故亦从而病焉。”既然脾胃之间有密切的联系，那么在临床治疗胃病、脾病、脾胃合病时，理应根据脾胃纳化、升降、燥湿、阴阳等不同特点，综合考虑脾胃病机而制定治法方药。通过“脾胃分治”而使治法方药更切合胃宜降，以通为补，脾宜升，以运为健的生理特性，利于祛邪愈疾。在临床中，对于脾胃病证总是“脾胃合治”的，尤其是虚实挟杂之际，更显得非常重要。董氏临床用药，每于补脾之剂中伍以开胃之药、通降之方中佐以升清之味，用意即在于此。

沈自尹：温肾图本治老年慢性支气管炎

在防治老年性慢性支气管炎过程中，沈氏以温肾为主、以治本为主、以防为主三个环节，正确处理“标”与“本”的关系，合理调节肾阴肾阳。

1. *治疗原则，以温肾为主*　对于各型老年慢性支气管炎患者以温肾为主，常用右归丸加减或补肾防喘片。如在治疗过程中出现口干、大便干结或其他热性症状者则改用左归丸或大补阴丸。

2. *标本兼顾，以治本为主*　整个治疗过程中只要处于缓解期即连续服用温阳片（附子、生地黄、熟地黄、山药、补骨脂、淫羊藿、菟丝子、陈皮）。但逢急性感染或迁延期痰量增多时暂停补肾药，服急支糖浆（麻黄、前胡、紫菀、甘草、鱼腥草、四季青、野荞麦根等）及抗生素等药，待感染控制、痰量减少，继续补肾扶本。如病情复杂，本虚标实，采用标本兼顾。

3. *防治结合，以防为主*　在发病前1～2个月即开始服温肾阳药或服温阳片进行预防，每年从9月底开始至次年4月初结束，半年为一期防治。对激素依赖型顽固性支气管哮喘患者常配三拗汤或定喘汤，对激素依赖性肾病综合征患者常配玉屏风散，激素依赖性亚急性甲状腺炎配清热解毒、软坚化痰药。疾病发作期间暂停补肾法，若疾病发作较轻仍可采用补肾为主，标本同治。

在激素应用或撤减激素过程中根据临床所出现证候规律以及体内隐潜性变化，用药性之偏纠正人体之偏盛偏衰，分两个阶段论治：第一阶段，大剂量激素治病期，以中药滋阴泻火纠偏，善用大补阴丸或阴中求阳的左归丸随证加减，常用滋补肾阴又有清热效应的生地黄、养阴泻火的知母、能解毒又有清火的生甘草等为主；第二阶段，病证缓解期，此期开始递减激素，在减到接近生理的维持剂量（剂量因人而异，一般在泼尼松5～10mg范围）患者外象可能仍有“热”或“火”，而其体内隐伏的实质已是明阳两虚，这时要改用或加用温补肾阳药以阳中求阴。

郭士魁：苦寒直折治愈真性红细胞增多

郭氏师从名医赵树屏。赵氏原名维翰，江苏省武进人，生于1891年，卒于1957年，为清太医院医官赵云卿之长子。宣统元年（1908年），年仅18岁即获得贡生。1914年毕业于顺天高等师范（即今北京师范大学前身）英文系。课业之余，随父侍诊，精研医理，秉承家学，后又师从萧龙友先生。1950年任北京中医学会主任委员，并创办《中医杂志》。1952年参加政府工作，任卫生部医政处技正兼中医科科长。1954年成立中医司，任副司长，同时兼任北京市人民委员会委员、北京市卫协副主任委员等。著有《中国医学史纲要》《中医系统学概要》《肝病论》等。

赵树屏不仅精通中医经典，尤其重视医史的研究。治疗用药主张性味平和，剂量轻微，中病即止。对于肝病的辨治强调辨证求因，旁及六经。认为肝为风木之脏，赖血以养，血足则盈而木气盛，血亏则热而木气亢。对于肝经经脉循行所过之处的病候，认为包括胁腹疼痛、手足拘急等。赵树屏的传人有祝伯权、阎润茗、宗修英、郭士魁等，诸弟子中以郭士魁医名最著。

郭士魁（1915—1981年），北京人。早年曾为北京药店学徒。郭氏毕生致力于中医中药防治冠心病的研究，在中医研究院临床实践数十年，发展了活血化瘀、芳香温通的理论，创制了冠心Ⅰ号方、宽胸丸和宽胸气雾剂等名方，获得1978年全国医药卫生科学大会奖，《人民日报》赞其是“为冠心病人造福”的人。郭氏20世纪50年代中期又跟随冉雪峰老师临证。冉雪峰（1879—1963年），著名医学家、医学教育家，名敬典，字剑虹，重庆市巫山县人，1955年11月奉调入京任中医研究院学术委员会副主任委员兼高干、外宾治疗室主任，1958年曾以扶正解毒法治疗爱国华侨陈嘉庚头风症，医名在国家政要中颇噪，1959年1月写成《八法效方举隅》传世。郭氏从学两位名师，除心血管病创见屡屡以外，治真性红细胞增多症，亦颇具特色。

病例：宋某，男，47岁。主诉：一年来头痛眩晕，口干内热，齿鼻时出血，面色红赤，血压逐渐增高，由60～80mmHg（8.00～10.7kPa）升至100～130mmHg（13.3～17.3kPa）。诊查：舌质紫黯，舌苔黄褐厚腻，脉沉弦而数；红细胞6.13×10^{12}/L，血红蛋白205g/L，骨髓相增生明显活跃。中医辨证为肝热上冲、瘀血内滞。治法：清肝凉血，化瘀消滞。处方：龙胆15g，黄芩15g，泽泻15g，川芎15g，藕节30g，白茅根30g，鸡血藤30g，栀子9g，桃仁9g，红花9g，三棱18g，莪术18g，银柴胡12g，金银花25g，牡丹皮5g，芦荟2g，青黛（冲）3g。连服23剂，头痛眩晕显减，出血已止，血压降为60～99mmHg（8.00～13.2kPa），红细胞降为4.9×10^{12}/L，血红蛋白降到179g/L，但出现便溏，乏力，脉转沉细。前方减龙胆、芦荟，续服3个月，症状消失，血常规及血压保持在正常范围。

真性红细胞增多症进展期一般多属肝热血瘀的实热证，宜寒凉直折，务使大便变稀通畅，实热外泄方可取效。如不泻，可加大黄。但如出现脾虚之象，则需减苦寒药之量，酌加党参。有人谓青黛凉血泄火效佳，但临床使用时应后下另煎（即先煎其他药，去渣后，加青黛再煎15min）效果可靠。出现血红蛋白下降而白细胞增高时，宜加清热解毒之剂，如地丁草、重楼、白花蛇舌草等。

本病慢性进行性骨髓活动普遍亢进，发病率不高，但具有一定的危害性，如不经治疗可于1～2年因血栓形成、出血、心力衰竭等严重并发症而致死亡，有些患者可转变为急性白血病。西医治疗不良反应较大，放射性核素对肝、肾有较严重的损害，造血抑制性药物可抑制骨髓的造血功能。细析其证，属中医“蓄血证”“瘀证”等范畴，《温疫论补注·蓄血》云“邪热久羁，无由以泄，血为热搏，留于经络，败为紫血”与临床所见症状相似。中医临床治疗本病的报道，始见于20世纪70年代初，80年代以后报道稍多，而且记录日详。中医辨证辨病治疗本病有一定疗效，而且没有明显的不良反应，更宜提倡。

严苍山：护脑、护津、护肠治温病

夫百病不离乎内伤与外感，而外感有伤寒与温病之异。南方多患温病，北方恒病伤寒。伤寒辛温之方，不能施于温邪热变之证，盖以温治温，易于化燥伤津也。治温病应有“三护”之法，即护脑、护津、护肠也。

夫温病之邪热亢盛者，每致热乱神识，而令神昏谵语，治之者便须预识病机，先事预防，不令邪入，否则鲜有不偾事者矣。当其夜有烦躁，睡则梦语，醒则清明，或高热而见舌质红绛者，即须于大剂清热方中，加入紫雪丹、牛黄清心丸等药。或谓早用此等药有引邪入脑犹如“开门揖盗”之说，但据经验，绝无此事，用后即获热退神清之效。若必待谵语、神昏、痉厥时始用之，已做焦头烂额之客矣。此护脑法也。

温病，阳邪也，易于伤津劫液。初见舌质干燥、乏津口渴者，即须用生津之剂如生地黄、石斛之类，毋使津劫而阴伤也，迨阴液既伤，再予甘寒、咸寒之药，则有杯水车薪之憾矣，此护津法也。

温病初用发汗，使邪从汗解。药后热不解，而大便不畅，或三四日未行者，即用下法，以温病下不厌早也。夫扬汤止沸，勿如釜底抽薪，邪无凭借，每得热退，用之于临床，每收良效。若必待腹满便闭如《伤寒论》所云而始下之，邪势鸱张，而见下血等危象矣，此护肠法也。

总之，治温病以“三护”为主，当如兵家之先发制人为法，不使病邪有内传之机。若邪势深入，愈病斯难矣。

王慰伯：攻导、清导治湿滞

王氏认为，湿温虽属外感时令之邪，但必先内蕴湿热，其发于夏者多夹暑热，发于秋者多由新凉引动。湿温的病机特点为湿热交蒸和邪滞互阻，临床辨证应分析湿热之偏胜、邪滞之深浅，其论治以分化湿热、消导肠滞为要。其认为，湿不化则温不解，滞不导则邪不撤，此外，更应分辨表里传变、邪正盛衰、宿恙兼病等。王氏在辨滞、导滞方面，尤有深入的研究。在湿温病治疗过程中，十分重视存阴保液。

1. 辨滞　主要是观察大便、察舌验齿。

(1) 观察大便：观察大便色泽形态，可知湿热邪滞蕴阻情况，推论病势趋向和转归。湿温轻症或暑湿内阻，大便色泽形态一般无变化或仅略有燥结或色泽始终较深者，治以芳香疏化，即能热解病退；湿温较重者，大便多见溏垢黏腻、色泽深褐，邪热越甚则色泽尤深、质更黏腻而胶着肠壁，中间稀薄者排出，状如便泄，实乃湿滞胶结，治以泻下导滞。前人云："热病便泄稀薄，肠滞不清，仍宜应下法。"若便泄纯属稀水，日夜频繁、色褐或黄者，系协热不利，为逆候。若下利不止，津液内夺，势必导致神昏内隔，须先止其利，以回津液，后导其滞。

(2) 察舌验齿：王氏认为，察舌验齿对辨滞的意义尤大。舌苔黄腻厚浊，口苦气臭，矢气频传，脘腹拒按，均为里滞内结之征；若舌干唇焦，必有里滞；唇焦，齿板互见，则热极滞甚，将次传营而昏厥；如药后肠滞逐渐下达，则唇红唇焦亦逐步消退，而且一般都从上唇开始消失，热势亦随之下降。

2. 导滞　王氏治湿温邪滞，主张趁早攻导肠滞，使湿热之邪无所凭藉，既可削弱病势，又可控制出血趋势。导滞之法则根据各阶段的不同表现采用不同方法。早期表邪未达，里滞已结，则用表里双解。一般先用枳实栀子豉汤加槟榔、山楂、神曲，滞甚加大黄、芒硝、玄明粉。若邪已传里，湿已化热，证属阳明腑实，则以急下存阴之法。若症已逾旬，粪便黏着肠壁，非攻导之剂所能下，则用坚肠清热、化滞缓导之法，常用之药有黄连、黄芩、枳实炭、山楂炭、金银花、白芍等，旨在使粪便逐渐干燥，脱离肠壁。兹后若见矢气频转，为肠滞逐步下行之兆；若药后仍无大便，可用猪胆汁或蜜煎导灌肠；若所下不多，切勿躁急，可稍增剂量；若大便稀泄，色褐如水，次数频多，则必须先止其泄。一般先用六一散、赤苓、扁豆衣、白芍炭、通草等以利小便实大便，甚则参用坚肠清热之剂加炙粟壳以止泄。王氏治疗协热下利，每用熟石膏、生甘草二味，其效甚著。盖熟石膏能清热敛肠，生甘草能解毒固液，二味协同，具有清热止泄之功，乃固液止泄以守为攻之法，旨在保津导滞。在病势鸱张复杂的情况下，能正确掌握，辨证应用，可转危为安。王氏总结导滞经验为："旬日前可用攻导，旬日后要坚肠清导。攻导宜早，迟则多变；消导宜缓，峻则不去。"

王 左：支气管哮喘从肺论治和他脏分治

支气管哮喘多属中医"哮证"范畴，由患者先天禀赋不足，外邪侵袭，饮食所伤或他病诱发发病。王氏治疗分从肺论治与他脏分治两方面。

1. 从肺论治　病机以痰气交阻、肺失宣降为主。病位在肺，与肝、心、脾、肾四脏皆相关。外感风寒或风热之邪，未能及时表散，邪蕴于肺，壅阻肺气，气不布津，聚液生痰，痰闭气道，发为呼吸急促、喉中有哮喘声等。此时肺、胆、肾诸脏或虚或实，痰壅于肺，标实甚急。急则治其标，故治肺为先，宜宣肺、肃肺、清肺、泻肺。常用二三汤加减治之，即二陈汤、三拗汤合三子养亲汤加减。三方合用，燥湿化痰，宣肺降气平喘。发作期患者有喘、咳、痰、热主次症之不同，喘为主症，可选用银杏、地龙、葶苈子泻肺利水平喘；喘促持续不解，出现"喘脱"危候，可加黑锡丹镇纳浮阳；痰涎多者，加川贝母、天竺黄化痰平喘；痰稠量多，难以咳出，壅塞气道，加礞石滚痰丸逐之；咳多者，加紫菀、款冬花、旋覆花、百部肃肺止咳平喘；有热者，加黄芩、石膏、鱼腥草、野荞麦根、四季青清热利湿解毒。哮喘日久，患者多寒，背冷，鼻头清冷，易受外寒侵袭，究其原因，肺吸入自然界清气不足，宗气化生亏乏，无以走心脉以行气血，致肺阳虚衰，卫阳不固而发病。故缓解期治肺宜润法。王氏擅长用参蛤散加减治之。寒者加桂枝、干姜温肺；燥者加沙参、麦冬润肺；虚者加补骨脂、胡桃肉补肺。

2. 他脏分治　宗"五脏六腑皆令人咳，非独肺也"之旨。在支气管哮喘治疗中，强调五脏的相互影响。肾为先天之本，肾阳虚损而不能固纳肺气，故治以温肾纳气为主，急者用黑锡、硫黄，缓者用蛤蚧一对合肉桂10g研末服之；亦有肾明亏虚无以滋肺者，用金水六君煎（当归、茯苓、半夏、熟地黄、牡丹皮、炙甘草）治之。脾为生痰之源，脾胃不健，运化无权，水湿内停，凝聚为痰，故以治痰为先。治痰当治湿，健脾燥湿，二陈汤治之；缓解期可用香砂六君丸调养。肝主升而肺主降，肝升太过则为火引动，心火亢，火旺则刑金，肺降无权，治在清肝降逆，常用《症因脉治》之柴胡清肝散（柴胡、黄芩、人参、栀子、连翘、桔梗、甘草）。哮喘日久，肺主气先伐，气机阻滞或肺气亏虚。气为血帅，血为气母，气滞则血瘀，气虚则运血无力亦可致瘀，故强调哮喘各期必调气活血。发作期用《圣济总录》双仁丸（桃仁、杏仁）活血平喘，缓解期用补阳还五汤（黄芪、当归、赤芍、地龙、川芎、红花、桃仁）补气活血。

谢海洲：中医治疗老年性痴呆

老年性痴呆是一种进行性精神衰退疾病，临床表现以痴呆症状最为突出，病理改变以大脑的萎缩和变形为主。根据本病的常见症状，谢氏认为，本病属中医学中的“癫狂”和“痴呆”范畴。“癫狂”病名首见于《内经》，明代张景岳则将“癫狂”与“痴呆”合为一篇，并首先提出了“痴呆”病名，指出：“痴呆症凡平素无痰而或以郁结，或以不遂，或心思虑，或以疑惑，或心以惊恐渐致痴呆，言辞颠倒，举动不经，或多汗，或善愁，其证则千奇百怪，无所不至”，“此其逆气在心，或肝胆二经”。清代陈士铎《辨证录》立有“呆病门”，不仅对呆病症状描绘甚详，并分析其成因是“起于肝气之郁”。王清任在《医林改错》中论述了老年痴呆的机制，认为“灵机记性在脑”，“高年无记性者，脑髓渐空所致”。很多学者也都十分强调髓海不足是引起本病的主要因素。

老年人随着年龄增长，长期受到七情的干扰，或以思虑不遂，或以喜悲交加，或以恼怒惊恐，皆能损伤心脾肝脑，导致脏腑功能失调和阴阳失衡，进而产生气血乖违。气血瘀滞，蒙蔽清窍，神志异常而发为痴呆。因此，谢氏认为“纯者灵，杂者钝”的观点，是对老年性痴呆病机制论研究及防治的主导思想。老年性痴呆症，现代医学分为老年性痴呆、早老性痴呆、脑血管痴呆，中医分为虚实两个方面。虚主要是肾虚和气血亏虚，实主要是瘀血、痰火。多年来的临床摸索，尤其是20世纪70年代以后，谢氏治疗的此类患者日益增多，习惯用4种方法来对症治疗。

1. 补肾填精法　补肾法可促使大脑发育。实验证明，补肾中药是通过调节“脑-垂体轴”而发挥作用，说明补肾可以健脑。因此运用补肾填精法可使老年人脑功能减退得到改善。方用龟龄集、六味地黄丸、右归丸。常用药物有熟地黄、山茱萸、怀山药、龟甲、鳖甲、何首乌、枸杞子、当归、仙茅、补骨脂等。经验方：桑女三甲汤（桑寄生、女贞子各20g，白芍、天冬、熟地黄各15g，龙骨、牡蛎、龟甲各30g）及养阴益肾汤（枸杞子、制何首乌、玉竹、女贞子、麦冬、灵芝、石菖蒲、赤芍、郁金各10g，川芎12g，丹参30g，菊花6g）对脑血管性痴呆早期有效。

2. 活血通窍法　按照王清任的理论认为老年痴呆症“乃气血凝滞脑气，与脏腑气不接，如同作梦一样”。故治疗时可用癫狂梦醒汤合通窍活血汤加减。常用药物有柴胡、香附、红花、桃仁、赤芍、川芎、郁金、半夏、陈皮、丹参等。若神志淡漠，加菖蒲、远志；或麝香0.1g吞服，以加强通窍活血之力；常于方中加水蛭一味，以其味咸，入肝经血分，其性与瘀血相感，破瘀而不伤气血，常用量为1.5～3g，加入同煎或研粉吞。

3. 益气养血法　沈金鳌认为，老年痴呆症乃“心血不足，神不守舍”，临床表现为终日沉默，不饮不食，说前忘后，生活不能自理，面色苍白，气短乏力，小便失禁，舌淡脉细。治疗可用益气聪明汤加减。常用药物有黄芪、党参、升麻、葛根、蔓荆子、赤芍、川芎、当归。夜寐不安加炒酸枣仁、远志、首乌藤；小便失禁加金樱子、补骨脂、芡实；“脑髓纯者灵，杂者钝”，常可加丹参、水蛭。

4. 清热涤痰法　老年人情怀不遂，生湿化痰，痰浊郁而化热，上扰清窍，常见心情烦躁，言语啰嗦或多疑善虑，头痛失眠，甚则哭笑无常，忿不欲生，喉中痰鸣，舌质黯红，舌苔黄腻或白腻，脉弦滑或弦涩。治当清热泻火，涤痰开窍。方用黄连温胆汤加减。常用药物有川黄连、姜半夏、淡竹茹、白茯苓、陈皮、白芥子、胆南星、菖蒲、远志。若头痛呕恶、口干便秘者，加礞石滚痰丸，或钩藤、生大黄以导痰热下行。

老年性痴呆病程较长，往往表现为虚实夹杂。治疗中必须邪正兼顾，益气化瘀、补肾健脑并用。常用方：川续断30g，党参30g，黄连6g，丹参20g，地龙、川芎、桃仁各10g，天竺黄、菖蒲、远志各6g，红花5g。脑位于颅内，由精髓汇聚而成，其性纯正无邪，人体十二经脉，三百六十五络，其血气皆上于面而走空窍，惟有气血不断滋养，精髓纯正充实，才能发挥“元神之府”的功能。人到老年，“形气虽衰，心亦自壮”。形衰则气虚，心壮则气郁，气虚、气郁均可引起血流不畅而致血瘀。若瘀血随经脉流入于脑，与精髓错杂，致使清窍受蒙，灵机呆钝，则出现表情痴呆，神识不清。故治疗老年性痴呆当忌蛮补，瘀血不去，盲目进补，必招其害。

宋孝志：治疗老年抑郁症四法

老年抑郁症是因老年人脑功能衰老造成的精神功能下降，情感障碍。临床表现以消极、呆滞、焦虑、紧张、恐惧、多疑、强迫观念，自罪自责，悲泣无常，甚至企图自杀等精神、情感变异为主的病证，多由对社会适应性的降低、人际关系的失谐、生活环境的变迁等因素而诱发。属于中医学“郁证”“心风”“失志”“卑惵”的范畴。对此类情感障碍病症的治疗，历代医家均倡以“疏”为法，唯老年者此患当以“柔”为纲，兼而疏之。

人过半百，任脉虚，肝气衰，故发病是以肝肾渐虚、阴精衰少、髓海不足为病理基础，以思虑过度、心气营血暗耗或忧郁恼怒、气郁痰迷、阳越于上为病因，以脏腑功能失调，阴阳不交、神志失守、思绪无轨、情志抑郁为病理改变。其病变脏腑及至肝、胆、心、脾、肾、脑，以肝为主。肝主情志，藏血养魂。肝为刚脏，体阴用阳，故治宜柔缓。而疏气之药多辛燥走窜，若滥用之，虽暂可宽畅气机，终必致气血津液复伤，肝之阴血更衰。柔缓之法，能缓其刚烈，调其气机，润其津血，和其脏腑，可协之降逆火、化顽痰、益气血、调阴阳、敛情悦郁解、安神定志。根据此理，宋氏总结出治疗老年抑郁症四法：清火泄胆，柔肝和志法；化痰醒神、健脾调肝法；补益心脾，养肝益志法；潜阳入阴，抑肝明志法。

1. 清火泄胆，柔肝和志法　适用于肝胆火郁证。多因性情刚戾，情遇不遂，屈无所伸，怒无所泄，气机怫郁，升发不及，郁而化热，刚柔不济，肝火鼓躁，火热扰胆，胆府不宁。本证病在肝、胆，病变特征为性情变异、情绪亢奋。临床以烦躁易怒、两胁窜痛，焦虑不安，坐卧不宁，失眠，不知饥，消瘦，舌红苔黄，脉弦滑为主要证候。多见于老年人情绪障碍及隐匿型抑郁症。基本方剂为栀子豉汤合酸枣仁汤。常用药物有栀子、酸枣仁、知母、当归、生地黄、茯神、白芍、远志、郁金、牡丹皮、枳实、淡豆豉、珍珠母、琥珀粉、龙胆等。其中栀子清热泄火，入少阳经，《本草纲目》中记载其可治“蓄热狂躁”；酸枣仁养肝安神；白芍柔肝养血益阴。

2. 化痰醒神，健脾调肝法 适用于痰浊内生、迷蒙清窍证。多发于性格内向，忧思气结，肝郁乘脾，脾失健运，湿聚为痰，痰气交阻，痰随气升，阻滞清阳，迷蒙清窍，痰郁化热，痰热扰心，神明不爽。本证病在肝、脾，伤及心、脑，病变特征为思维混乱、迟钝。临床以神思恍惚，间有短暂意识空白，精神抑郁，咽中有异物感，强迫观念，自罪自责，舌胖苔腻，脉弦滑为主要证候。多见于内因性抑郁症及抑郁性痴呆症。基本方剂为涤痰汤合防己地黄汤、半夏秫米汤。常用药物有菖蒲、胆南星、竹沏、半夏、茯苓、陈皮、枳壳、防风、防己、地黄、厚朴、郁金、远志、秫米、苏合香、桃仁等。《本草纲目》记载，胆南星清热化痰，可治“神不守舍，恍惚健忘，妄见妄闻”；菖蒲开窍醒神，通心气，宣气化痰；竹沥、半夏清热化痰宁神；防风为肝经之气药，调肝祛风。

3. 补益心脾，养肝益志法 适用于心脾两虚、清窍失荣证。多因思虑过度，劳役过极，心脾两伤，心神失养，心虚脾弱，脾气不振，清窍不充。病在心、脾、肝。病变特征为性格变异、思维呈偏执状态。临床以表情淡漠，情趣欲望减退，疑病妄想，心悸，恐惧，如人将捕之状，面色白，头晕乏力，舌淡苔薄，脉沉细或细弱为主要症状。多见老年抑郁症或隐匿型抑郁症。基本方剂为加味归脾丸合芍药甘草汤。常用药物有人参、茯神、白术、当归、黄芪、酸枣仁、远志、百合、五味子、龙眼肉、白芍、莲心、朱砂、龙齿、木香等。

4. 潜阳入阴，抑肝明志法 适用于阴阳失其平秘、精神错乱之证。素常阴虚火旺或阳盛之体，遇意外刺激，气机逆乱，致阴虚于下，阳越于上，阴阳失治，痰火随阳越于上，扰乱神明，精神不守。病在肝、肾。基本方剂为加味龙骨牡蛎汤。常用药物有生龙骨、生牡蛎、白薇、白芍、附子、浮小麦、生地黄、首乌藤、合欢皮、茯神、钩藤、五味子、磁石、炙甘草等。

姜春华：支气管哮喘证治之新见

1. 独到认识 姜氏治疗支气管哮喘，开始总用三拗汤、麻黄汤、小青龙汤等，总的来说离不开麻黄。因为现代医学认为麻黄碱有弛缓支气管痉挛的作用，可是在临床上并不理想，不能投之辄效。宋代文献用砒石为主的很多，许叔微

《普济本事方》载有紫金丹，说是治寒喘有奇效，方子的组成是砒石、白矾、豆豉按1：3：10的比例研粉糊丸，绿豆大小，但对热性哮喘无效，而且用后发作更重，后来只限于用以治寒喘患者，不过药量要掌握好，少则无效，多则中毒，服用时间不宜过长。对热喘，采用单方蛞蝓以大贝粉做赋形药，做成绿豆大丸子，每服10丸，每日3次，辅以牛黄解毒片，疗效不及紫金丹。若要预防发作，儿童可常服胎盘粉1.5g，每日2次；或服河车大造丸，每次6g，每日2次。中老年可常服左归丸、右归丸。如果10月发作，可于8月间开始服用；如果发无定时，则随时服用，有益无损。对正在发作的患者自组一方，采用古今民间及日本、朝鲜的单方，将其中治喘有效的药合在一起，名“截喘方”，随证加减，可以触类旁通。中医过去有一个规律，即发时治标（肺），平时治本（肾）。姜氏过去亦遵循这个规律，后来在临床上发现发作剧烈服治标药是无效的，但标本同治、止喘药与培补药同时并用却收到了较好的效果。

2. 经验方　包括截喘汤和新加玉涎丹。

(1) 截喘汤：连钱草（佛耳草）15g，碧桃干15g，老鹳草15g，旋覆花10g，全瓜蒌10g，姜半夏10g，防风10g，五味子6g。功能：降逆纳气，化痰截喘。主治：咳嗽痰多，气逆喘促（慢性支气管炎、肺气肿、支气管哮喘）。本方根据姜氏对支气管哮喘的截治方法进行长期的研究，结合临床实际疗效，筛选民间单、验方优化而成。方中佛耳草出自《本草拾遗》，功专化痰、止咳、平喘；老鹳草出《本草纲目拾遗》，功能祛风活血，清热解毒，民间有老鹳草平喘的单方，能祛痰扩张支气管，老鹳草煎剂在试管内对金黄色葡萄球菌、肺炎球菌、链球菌以及流感病毒均有抑制作用，能控制支气管哮喘发作期的呼吸道感染；碧桃干酸苦收敛，《饮片新参》有“除劳嗽”的记载，民间有治顽喘的经验。上3味除痰镇咳而平喘逆，且能调节自主神经功能，为主药。辅以旋覆花，开结化痰，降逆止咳；瓜蒌，清上焦之积热，化浊痰之胶结，开胸中痹阻；姜半夏，清痰下气，去胸中痰满，犹能治咳；佐以五味子，补肾纳气，镇咳敛肺；防风，《药法类象》谓“治风通用，泻肺实”，是一味抗过敏的有效药，能抑制支气管哮喘发作期的变态反应，清除过敏原的刺激。

上方共具清肺化痰，降逆纳气截喘之效。气虚者，加白参3g，黄芪30g；肾虚者，加肉苁蓉、巴戟天、补骨脂各15g，亦可加蛤蚧粉3～5g；阴虚有热者，加黄柏、知母、玄参、生地黄各9g；咳嗽引起喘促，无痰或痰不多者，可加南天竹子6g，马勃6g，天浆壳3只；热喘，加石膏15g，知母10g，黄芪10g；寒喘，加炮附子9g，肉桂3g，鹅管石9g，研粉服或加服紫金丹（须特制砒石5g，白矾10g，豆豉100g，糊丸绿豆大小，每服七八丸，每日服2次。有肝肾病者勿服。有效与否以1周为限，切勿多服常服）；痰多咳不爽者，加紫苏子、白芥子、莱菔子各10g；胃实便秘者，加服调胃承气汤1剂；喘止后常服河车大造丸、左归丸或右归丸3g，每日2次口服。

病例：陈某，男，46岁，干部。患者支气管哮喘30多年，每届秋冬必大发，曾用氨茶碱、皮质激素类药物治疗，但仅能当时缓解，药停又喘。近日因天冷受寒，哮喘大发已有4天，每晚看急诊，于1980年12月25日会诊。症见哮喘咳嗽，喉间痰多气塞，痰色白，恶寒，周身酸楚，胸闷，夜不平卧，苔薄腻，脉浮紧。西医诊断为支气管哮喘、肺部感染；中医诊断为哮病（风寒夹痰）。处方：炙麻黄9g，防风9g，连钱草（佛耳草）15g，老鹳草15g，碧桃干15g，旋覆花9g，半夏9g，金荞麦15g，合欢皮9g，细辛1.5g，皂角3g。此方服3剂后支气管哮喘即有明显缓解，服至7剂，哮喘平止，胸部X线片示“肺部感染消失”，其余症状也明显改善。又续服7剂巩固疗效。以后服用右归丸及人参蛤蚧散扶正固本，随访3年未曾复发。

(2) 新加玉涎丹：蛞蝓20条，浙贝母15g。功能：清热化痰定喘。主治：胸闷喘促，咳嗽痰多，体质表现为热性如见舌红口干、面颊俱红、时有目赤等。玉涎丹是一张民间单方，江南部分地区居民常用以治疗支气管性气喘。在历代医家方书里，并没有详细的记载，仅黎阳王氏秘方记载：“治哮喘方：蛞蝓（即蜒蚰）10条，浙贝母9g。共捣为丸，每服1.5g，早晚各1次。”方中蛞蝓味咸，气寒，无毒，功擅清热祛风、消肿解毒，《本草汇言》云其“善治一切风热火燥为眚，一切风热火痰为病”，适用于热性喘息痰多之症；浙贝母味苦性寒，然含有辛散之气，故能除热、泄降、散结，疗痰嗽，止咳喘。2药合用对支气管哮喘确有良效。制作及服用方法：将蛞蝓洗净晾干，与浙贝母研为粉末拌匀，捣糊为丸，制成绿豆大，每服1.5～3g，每日服2次，连服1～3个月。上海第一医学院附属第一医院（现华山医院）中医科1957年全以“玉涎丹”治疗64例经西医内科确诊为支气管气喘的患者，取得了较好疗效。方中贝母可由百合代替。

施今墨：低热不退，效方效药

1. 第一药方　专治外邪内陷不出，经年累月，热无定型，或早或晚，亦无定时；或大汗出，旋复反热；或始终无汗，干热绵绵；或发作时先觉寒热，或寒热同时。方内列举药味虽多，全系需要之药，配备周齐，有兼症或病轻者可取舍加减，不必泥用。又，各药味下注有分量，仅为配合药力大小，作比例差别，非按定量应用。

处方：左秦艽30g，淡豆豉30g，银柴胡30g，粉葛根30g，黑芥穗30g，防风15g，防己15g，细辛15g，鸡骨常山15g，紫浮萍15g，紫苏叶15g，川独活15g，苦桔梗30g，南薄荷15g，青蒿30g，连翘30g，地骨皮60g，桑白皮30g，紫雪丹（另兑）30g，赤芍30g，白芍30g，牡丹皮30g，板蓝根30g，穿山甲30g，鳖甲30g，胡黄连15g，羚羊角（另研，兑）15g，小生地60g，白茅根60g，栀子30g，知母30g，地龙30g，川石斛60g，西洋参（另研，兑）60g，何首乌60g，益元散（兑）60g，麦冬30g，黄芩60g，黄柏60g，杏仁30g，赤茯苓30g，赤小豆30g，车前子（炒）30g，紫油朴30g，山楂肉30g，佩兰叶30g，槟榔30g，枳实30g，枳壳30g，炒神曲30g，生白术30g，肥玉竹60g，淡吴茱萸15g，酒制川芎15g，青皮15g，广皮15g，甘草梢30g。共研细末，炼蜜为丸，每丸重6g，每日早、午、晚各服1丸。服1～2个月，低热方能退清。服药时间长短，按发病之年月远近而定。在制服丸药之前，若能先按病情微剧，暂试数剂作为预备，为丸剂铺平道路，尤佳。

常见低热患者持续恒永，检查从未发现细菌、病毒，亦无结核病灶，发病原因不明，用各种抗生、退热药未生效，或旋退复发，体力消耗，日殆一日。遇诊此类证候奇多。由不介意到过细探求，认为本症大抵由于轻重感冒而起，曾经发过寒热，或又重感，不自觉知，往往视为轻微小恙，拖拉不治，更甚者错误失治。误治者实居多数，如用中药寒凉过早，三黄、膏、知、龙胆等药，甘寒滋腻如生地黄、玄参、二冬等药；西医方面提前使用冰袋，一概不禁风冷，或过用降热针药，遏抑愈度；或中西医违时超量，误施泻下，引用纵深。这些均可使病邪内窜，关闭弗出，是以久久发热不绝。热虽不高而日夜纠缠，痛苦自倍也。盖病之初起，原因风寒外袭，燥火内含，或兼积滞，或郁气血，开始不过散寒、清火、疏结、调气，几剂汤、丸可也。譬之衣物包裹，如去外被之袱，乃能取之，甚有便也。今风寒束缚燥火，不谋开表而先泄里，恣用寒凉黏腻，是独取内衣，反而更添加一层外袱，或者遏抑太过，致邪出无途，俨同闭门揖盗，其横决莫可收拾。亦犹不启外袱而取衣物，纵生扯拉，衣物终不得出耳。然则治疗之法而何可？亟应解、清互举，和、调共图，就气就血，亦补亦通，持重轻急缓之间，次第损益之际，勿再稍涉紊乱，冀收辨证之功。用药更须灵活从事，宜既顾现在，还应补校以往矣。经络脏腑分头并进，以全体十分中之二分药力，提拔潜伏之邪，提之使出，发之使散，芃、豉、荆、防、柴、葛、辛、常之类属之；以四分药力搜剔热积，紫雪、羚羊、栀、芩、知、柏、生地黄、牡丹皮、赤芍、板蓝根、青蒿、地骨之众属之；其余四分药力以和气血，以通胃肠，以复体力，二甲、地龙、芍、枳、朴、橘、曲、车前、麦冬、石斛、何首乌、玉竹、参、苓、术、草等属之。

略事汤剂，坚持丸料，消息饵服，多方将养，需以岁月，渐壮渐强，痼疾祛而身安泰矣。多少年来曾用此药方剂，先后治愈数百人，以其屡见不鲜，故未随留病历。但低热患者此类占大多数，特为详述病源、治法，供备参考。此外在临床时，尚还遇有明虚久热之类型，说明于第二方内。

2. 第二药方　主治阴虚血少，下午微潮，体温不高而久热不退。并非由于慢性细菌感染所起，亦非由于误治引起，乃因先天不足，气血枯槁，不能抵抗天行气候，又有偏胜之体，丹溪所谓“阳常有余，阴常不足”。动辄发热，长久更如陈年旧病，亏损阴分，体工不能救济，旋热旋退，终不脱体。至于老迈衰残，营血不生，无以自养，时时微热，兼作轻寒，尤所习见。以上各类低热发热约可分为先天、偏胜、久病、年老四种，纯属内因，每多相似，治法亦大略相同。病程虽分久暂，热态各具浅深，总之皆为阴虚发热类型之症候群也。与前方外因造成之低热不同，故方药另列。此虽为第二方，实则应症伍药，供医采择，不尽用也。与第一方药味下注有分量之意义相同，可以去取加减，活用亦同。

处方：大生地、大熟地、天冬、麦冬、墨旱莲、女贞子、黄精、玄参、龟甲胶、黄明胶、地骨皮、白茅根、丹参、牡丹皮、栀子、赤茯苓、赤芍、白芍、鳖甲、黑芝麻、黑豆衣、紫河车、西洋参、青蒿、白薇、鸡血藤、环石斛、紫草、阿胶、冬虫夏草、五味子、山茱萸、川楝子、天花粉、芦根、鹿胎膏、黄鱼肚、川黄连、连翘、紫贝齿、珍珠母、楮实子、天烛子、淡菜、海参、柏子仁、车前子、金银花、滑石、莲子心、条黄芩、建泽泻、炙甘草、知母。方内育阴潜阳之药占一半以上，如二地、二冬、二至、河车、鹿胎、淡菜、虫草、黄精、山茱萸、楮实、天烛、龟甲、鳖甲、贝齿、珍珠母一类；养血生津之药，如诸胶、洋参、丹参、芝麻、黑豆、玄参、石斛、五味子、鸡血藤，兼合冬、地、芍等；清解三焦蕴热，引之下行排出者，即丹、栀、连、芩、知母、白薇、青蒿、地骨皮、茅根、芦根、金银花、连翘、紫草、莲心、赤苓、滑石、车前、泽泻、苦楝、甘草等。本方不独清解热毒，且能为驱逐余邪寻取一条捷径，不汗不利，仅由小便传导而去，绝不伤害身体，岂非事半功倍者耶！

周筱斋：四说温热顾阴

1. 温热顾阴的涵义　温热顾阴是中医治疗温热病的大法。温热致病因素是热邪，与伤寒致病因素迥然不同。温热顾阴与伤寒顾阳相对而言。喻嘉言说："寒病之伤人十之三，温病之伤人十之七……缘真阴为热邪久耗，无以制亢阳，而燎原不熄也。以故病温之人，邪退而阴气犹存一线者，方可得生……总当回护阴之根底……兹特提出手眼，以印证先人之法则。"以后叶天士更具体地说："救阴不在血，而在津与汗；通阳不在温，而在利小便。"朱武曹说："伤寒必当救阳，温病必当救阴。"吴锡璜说："冶温病宜刻刻顾其津液。"从这些学说中可以探知温热顾阴的论据。这里所指的阴，包括人体的津、液、营、血、精等。顾阴，主要是因热为阳邪（包括湿热相兼，伏寒化温），最易化燥伤阴。

前面已说过温热病的病因是热邪，不论感而即病，或伏而后发，其机转总以化燥伤阴为趋向，从整个病程的邪正交争来观察，主要视其阴液之存亡而决定其后果——痊愈或死亡。因此在病变过程中有"留得一分阴液，便存得一分生机"的经验。《素问·评热病论篇》中说："有病温者，汗出辄复热，而脉躁疾，不为汗衰，狂言不能食，病名为何……病名阴阳交，交者死也。"阴阳交的意思，是热邪深入阴分，精气消灼而热邪不退，所以是死证。不能食，一死；脉尚躁盛，二死；汗后反狂言失志，三死。汗出而热不为衰，脉搏又躁疾，是邪气胜于正气。一则是汗为心液，汗泄热盛，津液受伤，涉及心包，因而狂言失志；一则是不能食，精气缺乏后继，病热羁留，预后不良，尤其是脉象与出汗不相适应，是精气不胜病邪。这是从邪正盛衰来判断预后，由此可以体会到妄汗伤阴的危险性。后世温热书籍所说“化燥伤阴，液涸津竭，不可救治”亦为温热病常见，因此顾阴就显得特别重要。

2. 温热顾阴的内容和范围　伤寒与温病的界限，有清晰的区别，不容混淆。温病学说起源于《内经》《难经》《伤寒论》，随着时代的发展而逐渐臻于完善。如果从治法方面探讨，也可得其梗概。如《肘后方》的葱豉汤、《千金方》的葳蕤汤、《活人书》的白虎加苍术汤以及《伤寒六书》《溯洄集》等所载，直至喻嘉言指出“温病易伤真阴，以时时顾护为要”，吴鞠通复提出：“热之所过，其阴必伤”，都反映了顾阴是温病治疗中的重要环节。顾阴包括护阴与救阴两个方面。护，含有保护的意思；救，就是直接的挽救。两者有先后的区别。

前辈们在长期实践中认识到，温热病总以化燥伤阴为转归，从而得出阴复则痊愈，明竭则死亡的结论。因此在温热病治疗中，以未伤则护阴，已伤则救阴为主要法则。叶天士在治疗中提到当斑出热不解时，是“胃津亡也”，主以甘寒借救胃津，这就是救阴的法则。更考虑到“或其人肾水素亏，虽未及下焦，先自彷徨，在甘寒之中加入咸寒，务在先安未受邪之地，恐其陷入”，这是护阴的法则，是救中焦已伤之阴而护下焦未伤之阴。又如喻嘉言说：“夏天之热淫，必僭而犯上，伤其肺金，耗其津液，用白虎加人参汤，以救肺金，存津液也。”从他所著《寓意草》中载治钱仲昭例有云：“阳明胃经，表里不清，邪热在内，如火燎原，津液尽干，以故神昏谵妄，若斑转紫黑，即刻死矣。目前本是难救，但其面色不枯，声音尚朗，乃平日保养—肾水有余，如旱田之侧，有下泉未竭，故神虽昏乱，而小水仍通，乃阴气未绝之证，尚可治之。”从这些理论到具体措施，可以体会未伤护阴，以安未受邪之地；已伤救阴，以挽救病势危机。更从温热病三焦及卫气营血等各个不同阶段，可以看到护阴救阴的重要性。

3. 温热顾阴的临床运用　上焦以护阴为主，有直接间接之别。辛凉解达，或清气解热，为间接护阴，热退表解，阴即不伤；滋阴解表，或清营退热，是直接护阴。又如前面喻氏所说热淫僭上，伤肺耗津损液，则又当救阴为急。中焦可包括护阴、救阴两个方面：清气分热邪，下阳明实积，则为护明；清营分热邪，育阴以凉血，则为救阴。下焦以救阴为主，必须壮水滋阴。倘邪在上中二焦，以安未受邪之地，即为顾护下焦之阴。

以上是一般治法，但护阴、救阴不能绝对地以三焦划分其应用范围。须知上焦也有救阴的病证，下焦更须有护阴的预防。总之，邪在卫气时，以护阴为首要；邪入营血时，则以救阴为急治；气血两燔时，仍可用清法以护阴；气阴两伤时，则须用滋育以救阴。尤其是上中二焦治疗如法，对下焦来说即得预期的防护，不待直接救阴，这是上策。但是伏邪温病深入下焦，未发而明先伤，又当别论，必须全力救阴，方可挽逆。

4. 结语　温热顾阴的治疗大法，是从临证经验总结所得，这一法则是治疗温热病的关键。它的内容包括护阴、救阴，适用于病程先后的全过程——三焦、卫气营血。温热病的发病机制，包括新感和伏邪。其转归最易伤明，因此在整个病程中着以顾护明液为主。总而言之，温热病因热为阳邪，易于伤阴（包括湿热相兼、伏气化温），故以顾护阴液为原则，治宜疏表清热、清气解热、清营泄热、凉血清热、攻下逐热、滋明退热等。

庞泮池：痛经病的“其本”“其标”“其功”

痛经发病有情志所伤，起居不慎或六淫为害等原因，病机为“不通则痛”或“不荣则痛”，治疗按寒、热、虚、实论治。庞氏谓治疗痛经要分清标本，守常达变。

1. 讲究审证求因以固其本　痛经并非是一种单纯的症状，而是一个周期性发作的病证，治“痛”必须审证求因，标本兼顾。“痛”时治标，“不痛”时固本，贯序用药才能根除病痛。诚如《素问》所曰：“治病必求于本”，“必伏其所主，而先其所因”。原发性痛经常见于青年女性，大多伴有子宫或宫颈发育不良，子宫位置异常，此乃先天不足，肾气未充，肝血不旺，胞宫失于润养，临经易受寒邪侵扰；或胞宫发育欠佳，气血不循常道，脉络阻滞，不通则痛。故“大补肝肾，调养气血，促进胞宫胞脉的发育”为固本之要。临床常用淫羊藿、巴戟肉温宫助阳，温而不燥；菟丝子、肉苁蓉、黄精补肾填精，补而不腻；生地黄、熟地黄、白芍滋阴养血，柔肝益肾；或以“乌鸡白凤丸”“河车大造丸”等血肉有情之品，经后连服至下次月经前。胞宫虚寒者加桂心、吴茱萸以温通经脉，气血失常者加当归、川芎、制香附、小青皮以条达气机。

继发性痛经常见于育龄女性，大多由于器质性疾病所引起，如“内异症”“盆腔炎”等，此类病证较复杂，可由房事不慎、人工流产或情志不畅造成气滞血瘀、湿热下注、热瘀互结，日久癥聚下焦、冲任瘀阻。治本关键在“理气活血，清热化瘀，软坚散结，疏通冲任”，使癥化气顺血畅，痛经自愈。临床常用炙鳖甲滋阴潜阳、破癥消滞；石打穿、夏枯草、生牡蛎软坚散结；炙乳香、炙没药、薏苡仁、桃仁化瘀止痛；牡丹皮、丹参、败酱草、红藤清热化瘀消炎；尤其是血竭一味，能活血止血、行气止痛，主治癥瘕引起血崩腹痛作用颇佳。如肝气郁结可加柴胡、郁金疏肝通络止痛。只有先探病由，审因而治求其本，才能缩短疗程，提高疗效，并使之愈而不易复发。

2. 治则寓补于通求治其标　痛经辨证，痛甚拒按属实；喜温喜按属虚；经血夹块，下血痛减属血瘀；腹胀乳痛属气滞。临床症状虽分虚实，但实证所见无几，大多为虚实夹杂、寒热并见或本虚标实。正如《景岳全书·妇人规·经行腹痛》中所说“妇人月水来腹痛者，由劳伤气血，以致体虚，受风冷之气客于胞络，损伤冲任之脉”。如青年女性，本身禀赋不足，经前贪冷感寒，寒湿客于胞脉，气血凝滞，不通则痛，多见经前腹痛，得热或下血痛减，治疗应以“通”为大法，但如强攻猛进则欲速不达。庞教授强调，必须“寓补于通”，在滋补肝肾的基础上合用“温经汤”加减。方中当归、川芎补血活血，行气调经；芍药、甘草缓急止痛；吴茱萸、小茴香温经散寒；牡丹皮、牛膝活血散瘀；桂枝改桂心，桂枝走四肢，肉桂温脾肾，桂心能入下焦盆腔，为温经止痛的一味良药。下血不畅者加泽兰叶、茺蔚子，活血去瘀不伤正；乳房胀痛者加制香附、延胡索，疏肝理气兼调经；膜样痛经加花蕊石，促进子宫内膜脱落。

又如内有癥瘕宿疾之患，久病成瘢，症痼为害，使气血愈加不通，恶性循环，多见月经量多如冲、夹血块，腹痛随经量增多而加剧，血去气脱，久则气血必不足。治疗此症应遵循《内经》“大积大聚，衰其半而止，盖恐过于攻伐，伤其气血也”之意攻补兼施，特别是经期要注意扶正。用“四物汤”加炙鳖甲、炙乳香、炙没药、生茜草、艾叶、延胡索、徐长卿共奏补血滋阴、行气活血止痛之效。重用徐长卿30g，具有镇静作用。情志不畅加柴胡、郁金；下血块多，加桃仁、红花、牛膝、失笑散；便秘加瓜蒌仁、制大黄，制大黄泻热通腑、且有清热消炎之功。此类患者病程久矣，治疗要有耐心，只要辨证确切，就能坚持用药，攻补适时，缓图其功。

3. 善后守常达变以求其功　明代张介宾曰："用药处方，最宜通变，不当执滞也。"对于痛经的疑难病例或久治不愈者，庞教授常常会打破常规，灵活变通地治疗。如对内异症伴盆腔炎的顽固痛经，因腹中有块，兼有炎症，多用清热活血消炎之品屡治不效。临床见经行小腹疼痛抽紧，出冷汗，月经量多，下血有块，舌黯红，脉弦紧或细数。此症除瘀之外，另有寒邪作祟，若一味清热化瘀消炎，过用寒凉，使阳气受抑，导致气血愈加凝滞。此时应舍脉从症，活血化瘀佐以温通阳气，驱散阴霾。用吴茱萸、炮姜、桂心温阳散寒，艾叶、小茴香暖宫止痛，反获良效。又如腹痛喜温，口干舌红之下寒上热之症，应寒温并用，以吴茱萸、桂心、艾叶温下焦虚寒，牡丹皮、赤芍、生地黄清血分之热，寒热相济，相反相成，临床收效颇佳。

蔡小荪：系列方药治子宫内膜异位症

蔡小荪系上海蔡氏妇科七世传人，集多年临床经验以化瘀散结之法自拟专方治疗子宫内膜异位症，疗效显著。

1. 本症痛经，化瘀止痛　子宫内膜异位症的痛经和其他瘀血性痛经不同。瘀血性痛经多咎于各种原因引起的经血排出困难，但当瘀血畅行或块膜排出，腹痛即见减轻或消失。子宫内膜异位症之痛经则因子宫内膜异位于宫腔之外所致，即中医所谓"离经之血"，因而造成新血无以归经而瘀血不能排出之势。故本症痛经的特点是经下愈多愈痛，治疗当守"通则不痛"之原则，选方用药不能专事祛瘀通下，应采取促使瘀血溶化内消之法。

蔡氏惯用自拟之"内异"Ⅰ方，其基本方为：当归9g，丹参9g，牛膝12g，赤芍12g，香附9g，川芎6g，桂枝4.5g。若遇暴崩久漏之际，则宜急取治标止血治则。本症之崩漏，乃因瘀血停滞，阻于经脉，新血不得循经所致，故治疗当谨守病机，仿"通因通用"之法，以化瘀澄清为主，选方用药不能纯用炭剂止血。蔡氏疗此惯用自拟之"内异"Ⅱ方，其基本方为：当归9g，牛膝12g，赤芍12g，香附9g，熟大黄炭12g，生蒲黄9～60g，丹参12g，花蕊石15g，血竭3g，震灵丹（包）15g。于经前3～5天开始服。其中蒲黄一味，常需据崩漏症情，超量用之，多则可达30～60g。蒲黄专入血分，以清香之气兼行气血，故能导瘀结而治气血凝滞之痛，且善化瘀止血，对本症经量多而兼痛经者尤为适宜。方中还常佐山羊血、三七、茜草等，以加强化瘀止血之功。经净之后，遂取复旧之法，重在益气生血之品调理，以固其本。

2. 本症发热，祛瘀为要　子宫内膜异位症患者中经前发热占有相当比例。本症发热和经期发热有别。经期发热是由外感或内伤引起气血营卫失调所致。本症发热则系瘀血留滞胞中积瘀化热之故。治法理当活血化瘀，主用“内异”Ⅲ方，其基本方为：云茯苓12g，桂枝4.5g，桃仁10g，赤芍10g，牡丹皮10g，皂角刺20g，鬼箭羽20g，石见穿15g。往往服用在1～2周发热即见消失。

3. 本症不孕，攻补兼施　子宫内膜异位症之不孕率为22%～66%。对于此类患者，治疗分为3期：① 月经净后排卵期。治以育肾通络法，拟用“孕”Ⅰ方合“内异”Ⅱ、Ⅲ方。“孕”Ⅰ方组成为：云茯苓12g，石楠叶10g，熟地黄15g，桂枝2.4g，仙茅10g，淫羊藿12g，路路通10g，公丁香2.4g，川牛膝10g。② 排卵后至经前3～7天。治以育肾温煦法，拟用“孕”Ⅱ方合“内异”Ⅲ方。“孕”Ⅱ方组成为：生地黄、熟地黄各15g，云茯苓12g，石楠叶10g，鹿角霜10g，淫羊藿12g，巴戟天10g，肉苁蓉10g，墨旱莲12g，女贞子10g，怀牛膝12g。③ 经前数天至经净或痛止，治以化瘀调经止痛法，拟用“内异”Ⅰ方或“内异”Ⅱ方。对基础体温转为典型双相，并示相对高温者，则化瘀之品须在经来后使用，慎防坠胎。

刘奉五：妇科诊治心得及治肝八法

临床上经常有人提到“肝为五脏六腑之贼”（也有人说是五脏之贼），其意义何在？值得推敲。

1. 肝的生理功能　为了搞清楚这句话的含义，首先应了解一下肝的生理功能。肝藏血，为罢极之本（意即储藏血液，调节血量，故能耐受疲劳，抵御外邪），在体为筋，其华在爪，开窍于目，其液为泪，主疏泄条达。人的生命活动，靠脏腑间的密切联系构成生理功能的整体性。所谓“肝为五脏六腑之贼”，必然涉及肝与五脏六腑之间的关系，特别是与五脏之间的关系问题。

例如，肝与肾二者同源，相互滋养，肝之疏泄条达与调节血量的功能，依赖于肾阴的滋助，肾阴（精）物质又需通过肝的疏泄而藏于肾；脾的运化必须通过肝的疏泄，反之，脾失健运也会影响肝的疏泄；肺主治理调节全身之气，肝主调节全身之血，肝向周身各处输送血液依赖于肺的治节肃降，肝失条达，气壅郁滞，反过来也会影响肺之治节肃降；肝与心：主要是血液环流与血量调节的关系，心血不足则影响肝的调节，肝血不足也可影响心的功能，心主精神意识，肝主疏泄条达（情绪舒畅），精神与情绪也是相互影响的；另外，肝与冲任二脉从经络上就有连属关系，肝为藏血之脏，冲为血海，任主胞宫，肝的功能正常，肝血充足，则血海满盈，月经能以时下。肝与六腑、各器官、经络的关系，也都因与其相表里的五脏相关而直接或间接地相互影响。总之，肝为血脏，功能是储藏和调节全身的血量，五脏六腑、四肢百骸、各器官组织都赖血以养；肝又能疏调气机，使之气血流畅，经络疏浚，脏腑功能调和，四肢关节健利，诸窍开合正常，从而使整体功能健壮，精力充沛，情绪舒畅，耐受疲劳，能以抵御外邪。所以，肝能生养五脏六腑，这些都是肝对五脏六腑极其有利的一面。

2. 肝的病理　肝以阴血为主，以气为用，体阴而用阳，其性喜柔恶刚，所以肝气太过与不及均可致病，主要表现为肝气、肝火、肝风、肝寒等。

(1) 肝气：肝气以条达疏畅为顺，若遇太过与不及均可演变为病理性的肝气。不及，则气机不利，胆汁分泌不足，脾胃运化功能减退，脏腑经络的供血不足，筋骨肌肉失养，耳目不聪，手不能握，足不能步，全身趋于衰退，故有“罢极之本”之称；太过，则气机壅塞，郁滞不畅，经脉不通，轻者表现为游走性肢体、关节、肌肉疼痛，即所谓“肝气窜痛”，重者表现为烦急、胸闷、气憋、两胁胀痛、横逆而犯脾胃以致嗳气吞酸、胃气上逆、脾湿内生、湿热内蕴，甚至出现黄疸，即所谓“万病不离于郁，诸郁皆属于肝”。

(2) 肝火：外因所致者，多表现为肝火胆热升腾，目赤眵多，口干口苦，口渴，舌红苔黄或便干溲赤，皮肤起疱疹，局部红肿灼痛，肝胆火热下注则睾丸明部肿痛、步履艰难；内因所致者，多因气郁化火，郁火热势较缓，多见烦躁、胸闷，口干，咽燥或见低热。另外，尚有因为暴怒伤肝（怒则气上），肝气冲逆，血随气上，甚则热势郁结而欲动风，正如《素问·生气通气论》中所说“大怒则形气绝，而血菀于上”，出现吐血、衄血、中风、出血、倒经等证。

(3) 肝风：肝风有内、外、虚、实之分。《素问·至真要大论》中曾说：“诸风掉眩，皆属于肝。”外因所引起的肝风，多系肝胆热盛而动风，症见惊厥抽搐，即所谓热极生风（或热惊风）；内因所引起的肝风，可因暴怒伤肝，肝风内动，风火相煽，症见严重的眩晕，头痛如裂，颈项牵强，震颤，言语不利，惊厥等；如实火中风见有头剧痛、抽搐等；若因肝明不足，肝阳上亢，肝风上扰，则见头痛头晕，失眠，肢麻，属于虚风。至于热病后期明血大伤，也可以引起血虚风动，属于虚风。

(4) 肝寒：肝阳不足，虚寒循经下行，则见寒疝，妇女多表现为少腹两侧及腰骶部寒痛。

以上所说的是肝本身的病理。至于肝气、肝火、肝风、肝寒对于诸脏的影响以及夹杂为病，其范围就更加广泛了。例如，肝明不足，肝阳上亢，由于肝肾同源，肾阴不足肝阴也虚，也可以导致肝气、肝火、肝风的形成或加重其病情，肝肾阴虚两者也可同时兼见，肝火旺盛，疏泄太过，也可以导致肾不闭藏；肝火灼肺则可见咳嗽咯血，肝气郁滞也可以影响肺的肃降以致喉痒作咳、两胁掣痛或梅核气等；若脾运失职、湿滞中焦则影响肝之疏泄，脾湿肝郁日久也可以生风，肝气横逆侵犯脾胃又可以引起脾失升举、胃失和降；心血不足则肝血也不足，肝血不足也可以影响心的功能，肝火上炎也可以引动心火，肝风内动心神也必受扰。

综合以上所述，肝的生理功能正常，则气机条达，经络畅通，气血和调，五脏六腑的功能才能保持正常，所以说“肝能生养五脏六腑”；如果肝的功能失常，发生肝气、肝火、肝风或肝寒时，则五脏六腑必受其贼害，所以说“肝为五脏六腑之贼”。

3. 妇科常见病中的治肝八法　对于肝的具体治疗法则，《素问・脏气法时论》中说：“肝苦急，急食甘以缓之”，“肝欲散，急食辛以散之，用辛补之，酸泻之”。说明肝为血脏，血燥则苦急；其性喜条达，故欲散，且以散为补，以敛为泻，临床上也有“肝无补法”之说。这些都是根据肝的生理特性所拟定的基本法则。具体到妇科临床，内容就更加丰富。

(1) 舒肝调气（包括舒肝与疏肝）：舒肝调气是疏通和舒理肝气郁结的方法，使之肝气条达以调理全身之气机，主要用于治疗肝气病。舒肝与疏肝意义相近，但是同中有异。舒肝偏于上下舒理条达，重在气机之升降；疏肝偏于疏通横散，重在气机之开阖与经络气血之疏浚。舒肝常用柴胡、荆芥穗、香附；疏肝常用青皮、郁金、枳壳、砂仁、木香、瓜蒌，或穿山甲、王不留行、漏芦等。有时也可合用。常用的方剂如逍遥散、得生丹。

(2) 清肝泄火（包括清肝与泄肝）：清肝泄火是以苦寒泻火的药物，清肝热、泄肝火的方法，使肝热得清，肝火得泄，主要用于肝热冲逆、肝火上升诸址。肝热势缓，清之则热平；肝火势急，非泄不折。火与热也是程度上的差异，所以清肝、泄肝同中有异。清肝常用黄芩、黄连、栀子、夏枯草等药；泄肝常用龙胆、芦荟、大黄等药。有时也可同用。常用方剂如龙胆泻肝汤、当归芦荟丸。

(3) 清热平肝：是针对肝热上扰或肝阳上亢的治疗方法。常用的药物如桑叶、菊花等，而不是苦寒重剂。肝热重则可以配合一些清肝泄热的药物，如黄芩、栀子。若为肝阳上亢，因其有阴虚的一面，则常配合养阴平肝的药物，如女贞子、墨旱莲、枸杞子等。常用的方剂如清眩平肝汤（经验方）。

(4) 抑肝潜阳：抑肝潜阳是治疗阴虚肝阳上亢的方法。一方面养肝育阴；另一方面平抑肝阳。养肝阴常用的药物如女贞子、墨旱莲、生地黄、山茱萸、枸杞子、龟甲、阿胶等；平抑肝阳的药物如钩藤、菊花、僵蚕等。常用方剂如清眩平肝汤加味。

(5) 镇肝息风：镇肝息风是治疗肝风的方法。若为热惊风，则重用清热息风的药物，如羚羊角、菊花、钩藤、僵蚕；若为阴虚风动，则用养肝阴的药物或用镇肝的药物，如生龙齿、生牡蛎、珍珠母、生石决明、朱砂面。常用的方剂如羚角钩藤汤、镇肝熄风汤。

(6) 养血柔肝（包括养肝、柔肝）：养血柔肝，两者意义相同，是治疗肝血虚的方法。肝为刚脏，赖血以养，所谓养肝柔肝实际上就是养肝血。常用的药物如当归、白芍、熟地黄、川芎、何首乌等。常用的方剂如一贯煎、四物汤加味。

(7) 化阴缓肝：化阴缓肝是治疗肝阴虚的方法之一，用酸甘化阴的药物，间接养肝阴缓肝急。因为酸能敛肝阴、泻肝阳，甘能养肝阴、缓肝急，符合“甘以缓之，酸以泻之”的组方原则。常用的药物如甘草、白芍、酸枣仁、浮小麦、百合、生地黄、麦冬等。常用的方剂如甘麦大枣汤、芍药甘草汤。

(8) 暖肝温经：暖肝温经是治疗肝寒血滞、经脉受阻的方法。主要使用温经散寒暖肝的药物如吴茱萸、小茴香、荔枝核、橘核等，有时尚需配合一些活血化瘀通络的药物如红花、桃仁、泽兰、益母草、牛膝等。常用的方剂如暖宫定痛汤、橘核丸等。

肝是人体重要的脏器之一。虽然“肾为先天之本”“脾为后天之本”说明机体功能物质基础的来源为脾、肾，而对于功能的维持和调节，以及在生、老、病、死过程中，肝则是调节的枢纽，以期保证机体的气血调和，阴阳平衡。所以不但要看到“肝为五脏六腑之贼”的为害面，更要看到它能生养五脏六腑的有利面。而“肝为五脏六腑之贼”的说法，是说明肝在人体为害、致病的普遍意义，同时从妇科常见病中也验证了肝病的广泛性。

陆德铭：调摄冲任治乳腺增生

乳腺增生属中医“乳癖”范畴，早在宋代《圣济总录》中就认为“妇人以冲任为本，若失于将理，冲任不和，或风邪所客，则邪壅不散，结聚乳间，或硬或核，痛病有核”，指出本病的发生与冲任失调有关。明代陈实功在《外科正宗》中指出，本病多因“思虑伤脾，恼怒伤肝，郁结而成也”。可见，冲任失调和肝气郁结是乳腺增生的两个重要因素。乳腺增生患者若先天肾气不足或者后天劳损伤肾，肾气虚衰，不能充盈冲任二脉，则冲任无以上滋乳房，乳络凝滞闭阻，气血壅滞，结聚成核，而经络阻滞又影响肝气疏泄条达，导致肝气郁结。若忧思恼怒，抑郁寡欢，肝气不舒，疏泄失常，不仅可因气滞而致血瘀，瘀阻乳腺而成肿块。而且肝之疏泄失常也可影响冲任气血的调达。因此，冲任失调和肝气郁结在乳腺增生的发病过程中可认为是两个互为因果的方面。冲任失调、肝气郁结两者最终皆可影响以肾为中心的“肾-天癸-冲任性轴”的功能。根据调摄冲任的法则，选用仙茅10g，淫羊藿30g，肉苁蓉12g，巴戟天10g，鹿角片10g等温育肾阳，调补精血，充盈冲任；香附10g，郁金10g，延胡索12g，预知子10g等疏肝解郁；更配合三棱15g，莪术15g，桃仁15g，泽兰9g，丹参30g等活血化瘀，共奏疏肝活血之效。各药物配伍，可使冲任血海充盈，气血调顺，肝气疏畅条达，血行畅通，从而达到治疗的目的。

乳腺是诸多内分泌腺的靶器官，它的发育和生理功能受到众多激素的影响，主要是以性激素为中心环节的“下丘脑-垂体-卵巢轴”的综合调控。一般认为，乳腺增生系内分泌障碍性增生病，其发生可能与卵巢功能失调有关，尤其是与黄体素（孕激素）和雌激素的分泌紊乱造成雌激素分泌相对或绝对增加有关。

典型病例：某女，34岁。1996年7月12日初诊。两乳房胀痛8年，两乳房胀痛，经前尤甚，经后减轻，曾服逍遥丸、小金丹等无效。目前，乳房疼痛较剧，与月经无明显关系。月经前期检查，见两乳房各象限扪及结节状肿块百余个，质中，部分偏硬，推之活动，触痛明显，肿块与皮肤均无粘连，两腋下未及肿大淋巴结；舌黯红，边有瘀滞，苔薄白；脉濡。证属冲任失调、肝郁气滞。治以调摄冲任、疏肝活血、化痰软坚。处方：仙茅9g，淫羊藿30g，肉苁蓉12g，鹿角片（先下）12g，山慈菇15g，海藻30g，三棱15g，莪术30g，穿山甲片15g，制香附9g，益母草30g，当归12g，泽兰9g，延胡索12g。14剂。服药后乳房疼痛明显减轻，肿块变软，苔薄质偏红，脉濡。前方加预知子、柴胡、桃仁、红花、丹参，又服药3个月。服药后乳房疼痛消失，两乳肿块消之七八，惟两乳房外上象限尚可扪及颗粒状肿块，质软；月经正常，但口干；大便干结，3日一行；舌偏红，苔薄；脉濡。减辛热之仙茅，加生地黄、玄参、天冬、知母、火麻仁、郁李仁，再服药2个月，诸症俱消，乳房肿块消失。1年后随访，述停药后至今，经前乳房无胀痛，月经正常。

许帼光：补中益心，治儿童多动症

儿童多动症又称注意缺陷障碍，表现为儿童时期慢性行为改变，以动作过多、性格改变、注意力不集中、情绪波动为突出症状，是儿童学习困难的常见原因之一。以男孩多见。本病由多种原因引起，如遗传、脑内代谢障碍、脑内器质性病变及其他因素。小儿为纯阴纯阳之体、稚阴稚阳之躯，在不断地成长发育过程中，逐步完善气血阴阳的增长与协调平衡。许氏采用补中益气汤合淮麦甘草汤治疗儿童多动综合征，临床取得了较好的疗效。细究之下，亦有一定根据。方中黄芪有补气升阳固表、兴奋中枢神经、强心及激素样作用，可促进全身代谢；当归补血滋阴，可促进血液循环，促使抗体产生；柴胡、升麻可起升提作用，加强中枢神经的兴奋性；党参益气健脾，提高脑的兴奋性，促进消化吸收，与白术、黄芪同用可促进蛋白合成；淮小麦养心气、除虚烦，有镇静作用；陈皮、生姜健脾理气，促进胃液的分泌和胃的蠕动以及其他药物的吸收；甘草缓中、和百药，可提高全身功能状态，又可缓和其他药物之峻烈刺激；大枣益气滋脾生津，调和诸药，可增强消化功能。临床以此方加减治疗儿童多动症数例，均取得良好的效果，可资参考。

王正公：汗吐下法治青少年哮喘

1. 首重汗法　王氏强调风为百病之长，首创“寒乃六淫之首”之说，更重“肺喜温而恶寒”之论。他说：“哮喘患者体质多系过敏，气道呈高反应性，然在诸多致敏因子中，以对寒冷之过敏为最甚，故治疗哮喘首宜散寒解表，宣肺达邪，张子和所谓‘凡解表者，皆汗法也’。此即顺其生机，驱邪外达，切忌寒凉止遏。最反对一见咳嗽便用板蓝根、竹沥、猴枣、蛇胆、川贝母之类，认为使寒邪遏伏于里不能透达，是舍本逐末，损脏腑之功能、逆固有之生机。即使伤风咳嗽小恙，每致迁延日久，成为慢性咳喘。外感失治、误治易成为内伤痼疾之理即在此。”王氏并质疑喻嘉言轻改《内经》的“秋伤于湿，冬生咳嗽”为“秋伤于燥，冬生咳嗽”以致“肺喜润而恶燥”的观点盛行。王氏认为，这个观点在肺痨家尚可适用，而对咳喘患者则非其所宜。即使是“秋凉外感，亦宜从辛温宣透入手，切勿早用清燥润肺之品，以致留邪贻患”。其临床用药，常用三味辛散药（干姜、细辛、薄荷）、三拗汤、二虫止嗽散（王氏自拟方：僵蚕、蝉蜕、荆芥、防风、陈皮、紫菀、百部、白前、桔梗、甘草）及三子养亲汤（偏寒用白芥子、偏热用牛蒡子）。王氏说，麻黄乃发汗大将、平喘圣药，合二虫有解痉平喘抗过敏的作用。认为小儿之过敏乃“因病致虚，因虚致敏”，只要病邪祛除，生机恢复，过敏自可得愈。

2. 活用吐法　王氏认为，咳嗽排痰乃是机体固有的防御功能，应该顺其生机，因势利导，使用排痰透达之法。他认为张子和的吐法是祛痰达邪的好方法。张子和的吐法不是狭义的催吐，而且“引涎、漉涎、嚏气、追泪，凡上行者，皆吐法也”。王氏喜用生莱菔子、桔梗、白前等药，视作吐法祛痰药。引《本草纲目》李时珍语曰：“莱菔子之功，长于利气。生能升，熟能降；生则吐风痰，熟则消积食。”桔梗亦有排痰催吐的作用，只是力量较弱，桔梗芦头涌吐风痰之力则略强一些；白前多用则令人恶心。他曾在《鸡羽探吐法治小儿痰喘》一文中，介绍以鸡羽在患儿喉部卷动，促其呕恶，配合药物治疗，用于治疗急性痰壅喘急而体质较强之患儿，一般来说，能吐出白稠黏痰，气急即能平缓。

3. 善用下法　王氏认为，从生理上讲，肺为水之上源，能通调水道，又与大肠相表里，两者关系极为密切。大肠责司传导，需依赖肺气之下降而排泻通畅。从病理上讲，大肠积滞不通也能影响肺气之肃降。当肺部有疾患时，调节水液平衡的功能就会失控，咳喘患者出汗特别多，汗多则耗损大量体液；哮喘发作时，呼吸道内分泌的痰涎增多，呼吸加快，通过肺部蒸发消耗的水分要比平时大大增加；此外哮喘患者有不少服用氨茶碱，它的利尿作用，使小便增多，从而使肠中津液减少，而出现大便干结。且今独生子女大多偏食，蔬菜吃得少，由于纤维素的缺乏而影响肠管蠕动，也助长了大便的秘结。大便的秘结会影响肺气的清肃功能而导致哮喘症状的加剧。诚如《素问·五藏生成》所说："咳嗽上气，厥在胸中，过在手圈明太阴。"这是王氏善用下法的理论上的认识，也与王氏深受张子和"凡积聚留结寒热在内，都应逐去，宜用下法"的影响有关。小儿哮喘患者大便干结者约占60%。

王氏早年用桃仁、郁李仁、麻仁、生何首乌、生赤芍等润肠之品，而晚年则善用生大黄，并认为大黄本身就有治喘作用。如《金匮》之厚朴大黄汤治支饮胸满、己椒苈黄丸治痰饮水走肠间，皆为治喘之方；又如《千金要方·咳嗽》紫菀汤、五味子汤。这些治咳喘之方皆用大黄，故大黄治喘本是经典方法。王氏亦很赏识《寒温条辨》中之升降散（僵蚕、蝉蜕、姜黄、大黄四味研末吞服），认为这是一张有效而值得推广的好方。王氏认为，只要咳喘而痰稠之患者见有汗多、舌尖红、口干、脉数、大便干，即使每日有大便亦可用大黄，不必待便秘时才用。他说大黄有消炎消积、清肠豁痰、凉血祛风、祛瘀通络等功用，不能把大黄单纯看成泻药，张子和的下法必须从广义角度去理解。

刘树农：祛邪治久泻

刘氏治疗久泻，着重于祛邪，他十分赞同徐灵胎在《临证指南·泄泻门》中的评语："若滥加人参、五味，对正虽虚而尚有留邪者，则此症永无愈期。"因此主张在通法的基础上采用清利肠间湿热法，并结合现代医学检查所见肠间有充血、水肿、溃疡等诸种情况，兼用活血化瘀法，多选用丹参、红花之类。对于腹胀痛、里急后重较甚者则按“风能胜湿”法选用防风、羌活、独活等药，或按“陷者举之”法选用柴胡、葛根、桔梗之属。刘氏认为，在久病泄泻的部分患者中，还需审慎辨别脏寒的部位是脾抑或是肾还是脾肾同病，脏邪湿热、血瘀、食积等何者偏重，其处方可仿《金匮要略》黄土汤意，以附子、灶心土、炮姜合黄芩、黄连、蒲公英、鸡血藤等温脏寒、清腑热，温清并用。刘氏还曾用蜣螂虫、䗪虫、土鳖虫等虫类搜剔药磨粉吞服，治愈一慢性结肠炎大便溏而不爽达20年的患者。

董廷瑶：指压治吐乳

董氏儿科善用外治法，尤其采用指压法治疗婴儿吐乳症，临床疗效显著。董氏传人王霞芳继承并从诸方面对之加以研究、论证，使董氏儿科这一独特疗法得以发扬光大，更广泛地运用于临床。婴儿吐乳症是儿科临床的常见病，其特点为婴儿于哺乳后即刻或片刻出现呕吐乳食，量多如注，且频繁出现，甚者一日数次，但吐后如常，神情舒畅，可再喂哺。患儿多无器质性病变，属于功能性呕吐。药物治疗弊多利少，且难以配合奏效。患儿往往吐乳频作，日久难愈，终致营养摄入不足而影响生长发育。操作者宜先剪短指甲，洗净双手，常规消毒后伸出右手示指，指头蘸以少量冰硼散，令患儿张大嘴或用压舌板配合，操作者轻弯示指呈弓状伸入患儿舌根部，以指头按压在会厌软骨部位，稍用力加压，瞬间抽回，如此完成一次手法。为防患儿治疗中出现呕吐，治疗前应禁食2小时，治疗后1小时方可进食。5天或7天治疗1次，3次为1个疗程。

病例：孙某，男，53天，2003年12月29日初诊。主诉：呕吐乳汁1月余；用新生儿奶粉喂养，频频吐乳，常于哺乳后数分钟至60分钟呕吐乳食，量多或夹有奶块；曾患腹泻发热住院6天，经治疗热退泻止，唯呕吐加剧，进食即吐，甚则自口鼻涌出。时时哭吵；发稀羸瘦，大便1日2次，成形偏软；面红发藓，干皴；奶粉每次冲100ml，每日7～8次。诊查：舌质红，舌苔薄白，指纹紫红，未达风关。诊断为婴儿吐乳症，证属先天不足，喂养不当，胃气上逆。治法：以手法平按会厌软骨部位，和胃降逆。按压1次，嘱减少奶粉，适当加奶膏调稠。2004年1月2日复诊，呕吐向愈，偶有恶心微吐，近感新邪，咳嗽4天，鼻塞涕少，纳佳便调；舌红，苔薄白，指纹紫红，未达风关。续予指压1次。嘱给患儿服百咳静5ml，每日3次。2004年1月9日三诊，呕吐明显减少，咳嗽、鼻塞亦缓解，纳佳便调。原法继用。指压1次。随访，患儿病愈吐止，饮食正常，发育良好。

《素问·至真要大论》曰："诸呕吐酸，暴注下迫，皆属于热。"提纲挈领指出了呕吐的病机。《诸病源候论·呕吐逆候》详细地论述了婴儿吐乳与乳母的关系。《颅囟经》提出呕吐的治疗大法"当和胃气"。婴儿吐乳由患儿咽喉部高突，此处是咽喉处与腭垂相对的会厌软骨部，因秽浊之气循经而上，浊邪火热熏蒸而导致局部突起，甚至高而尖，状如火丁。每遇进食，如有物梗咽探吐，终致吐乳量多如喷。针对婴儿吐乳的特点，患儿已病呕吐，饮药亦吐，汤药甚难奏效，乃另辟蹊径，创用指压法，以按压手法平复突起之处，旨在振奋胃气，促使脾胃气机调畅，通降复常，而奏平逆絛浊止呕之功。《经云》："足太阴之脉属脾，络胃，上膈，挟咽，连舌本，散舌下"；"足阳明胃经……循咽喉，入缺盆，下膈，属胃，络脾"。指压处位于脾、胃两经循行所过之处，按压则能调达脾胃气机，使脾能升清，胃能降浊，秽浊邪热皆无以藏，滋病之源得除，故指压治疗用时虽短，疗效却持久。婴儿食管短，胃容量小，胃呈水平位，胃底肌肉发育不完善，贲门括约肌松弛，而幽门括约肌相对发育良好，且食管下端括约肌压力较低，加之吮乳吸进空气，胃内乳汁容易反流呕出，此现象与胃、食管反流征密切相关。

朱南荪：安胎尤须宁神志

历代医家对安胎之法各有所论，如汪石山有养血健脾、清热疏气为主之说，赵养葵有固肾安胎之论，叶天士有凉血顺气安胎之法，诸法当中以朱丹溪清热养血安胎对后世影响最大。据朱氏家传经验认为，先贤所论安胎诸法，悉从其亲身实践总结而来，正如景岳所说："胎气不安，证本非一，治亦不同……去其所病，便是安胎之法。"同时又指出："安胎之方不可执，当随证、随经、因其病而药之，乃为至善。"朱氏数代为医，故善体察妇人之情及致病之由，对安胎之术有其独到见解。依其长期临证观察，认为妇人受孕之后，常有"胎不安则寐亦不安，卧不安则胎愈不安"之情，故提出安胎还须使妊妇神志安宁。

盖女子以阴血为主，阴血易耗难成，受孕后阴血聚下以养胎，阴血偏虚，肝木失濡，致虚火旺盛。再者，妇人性善抑郁，受孕之时，生理状况发生突然变化，若精神上一时不能适应，情绪常易紧张不安。尤其曾有坠胎或多年艰嗣的历史，求子心切，一旦受孕而见腰酸、见红、小腹隐痛下坠等症，或犯妊娠恶阻，难免忧心忡忡，以致寝食难安、心绪不宁。《女科集略》云："受妊之后，宜令镇静，则血气安和……心为五脏六腑之大主。"悲哀忧愁则心动，心动则五脏六腑皆摇。七情所伤可致胎动不安，甚则胎坠。胎儿在母腹之中，全赖母之真气，情志安和，真气养胎；情志失调，脏腑不安，气血难以顺和，胎必失其所养。安胎须使妊妇神志安宁，亦称为安胎之要。在安胎方药中宜加入钩藤、首乌藤。钩藤能平肝清热安神，首乌藤则养血安神，两药相伍，共奏清热平肝、宁神定志安胎之效。同时，还十分注意用言语来安慰调理妊妇的情志。

病例：陈某，28岁，工人。1990年2月5日初诊。主诉：结婚年余，婚后孕1次不慎致胎坠，此乃第2次受孕。刻下已怀孕2个月，尿妊娠试验呈阳性，自觉神疲乏力、两目干涩、腰际酸楚、大便艰结，因第1胎流产，恐再蹈覆辙，以致烦躁不宁、夜寐不安、白昼头痛。诊查：脉细滑，舌质红，苔薄少津，辨为明血不足、虚火旺盛、肝火上逆。治法：拟清热养阴，平肝宁神以安胎元。处方：生地黄12g，淡黄芩6g，白芍9g，钩藤（后入）15g，首乌藤15g，合欢皮12g，女贞子12g，桑葚子12g，苎麻根12g，柏子仁12g，陈皮4.5g。7剂。药后寐安神宁，肝热得平，诸症亦除。

赵心波：脊髓灰质炎，清经络，利关节，强筋以养血

脊髓灰质炎又名小儿麻痹症，是由特异性嗜神经病毒引起的急性传染病，临床以先发热之后出现肢体痿软、肌肉弛缓、萎缩、畸形等为特征。本病为严重危害婴幼儿健康的常见病，其后遗症难以治愈，致残率很高。近年来，由于普遍应用脊髓灰质炎灭毒活疫苗，使本病的发病率大为降低。但据不完全统计，全国已有此类后遗症患者达300万人之多。现代西医对本病瘫痪的恢复尚缺乏理想的治疗方法。脊髓灰质炎在古代中医无此病名，但根据临床表现，初起类似"温

病”“疫疠”，后期出现肢体瘫痪等后遗症则属于“痿证”范畴。最早记载见于《素问·痿论》曰：“五脏有热，可使人病痿，盖炽热于内，形痿于外。”又云：“肺热叶焦，则皮毛虚弱急薄，著则生痿躄也。”后世医家在此基础上均有所发挥，《诸病源候论》及《千金要方》有石膏汤主治小儿手足不遂、《小儿药证直诀》有全蝎散治小儿手足偏废等记载。明代《瘟疫明辨》云：“时疫初起腿胫痛酸者，太阳经脉之郁也”，“兼软者，俗名软脚瘟，往往一二日死”。

清代王清任《医林改错》云：“小儿自周岁至童年皆有之，突然患此证者少，多半由伤寒、瘟疫、痘疹、吐泻等证后，元气渐亏，面色青白，渐渐手足不动。”近代中医对本病治疗的最早报道见于1954年。针灸创用了穴位刺激结扎疗法，对提高瘫痪肢体的肌力和纠正某种程度的畸形有较好效果。近30年来，除运用上述方法外，还增加了氦氖激光穴位照射、电排针、芒针透刺等法，提高了治疗效果。据报道，本病初起（急性期）治疗效果较佳，用中药内服、外敷治愈率在80%以上，总有效率达100%。如病初失治或治疗不当，导致肢体麻痹或瘫痪则治疗效果较差，迁延越久，疗效越差。早期治疗是防止瘫痪或肌肉萎缩性残废的关键。赵氏以中药为主，临床治疗有成功的经验。

病例：邱某，男，7岁。主诉：两年前患脊髓灰质炎，结果造成腰以下两髋、两膝及小腿均瘫痪，卧床不能翻身，不能坐立，腰肌无力，脊柱侧弯，小腿肌肉萎缩。经多方求治，两年余无好转，乃转诊来院。诊查：诊断为脊髓灰质炎后遗症。辨证：舌淡脉缓，乃风热注于经络，久痿失用。治法：住院后始用大补气血、舒筋活络之剂，调治半月余无好转，改由赵氏医治。脉舌合参，乃经络、关节之余毒未清。

处方：桑寄生12g，生地黄12g，忍冬藤12g，生石膏30g，伸筋草10g，川牛膝10g，当归6g，知母6g，生侧柏6g，木通6g，南红花3g，紫雪丹0.6g（另兑），水煎服，日服3次。服药3剂，腰肌较前有力，可以挺坐；7剂后可以翻身，爬行。原方化裁并配合针灸、封闭、按摩及加兰他敏等西药综合治疗2个月后，改投强筋健骨补益之剂。处方：炒杜仲12g，桑寄生12g，生侧柏9g，川牛膝9g，肉苁蓉10g，菟丝子6g，巴戟天6g，当归6g，秦艽6g，生地黄6g，熟地黄6g，独活5g，炮姜3g。半个月后双膝及小腿肌力增加，可以独立蹲于地上，可以上下床；继续内服强筋健骨之剂，外用虎骨膏贴于髋部，又10余日后，可蹲地横行数十步；再10余日可以扶床起立，并扶行数步，肌力显著增加，乃出院继续调治。本例病情复杂，瘫痪范围广，时间长，实属难治之症。赵氏根据脉舌断其余热未清，先用生地黄、知母、忍冬藤、生石膏等清热，继用杜仲、巴戟天、肉苁蓉、当归、牛膝等补肾强筋骨、养血活络之剂而获显效。

陈树森：分三型治疗萎缩性胃炎

萎缩性胃炎是消化系统常见的疾病之一，属于中医“痞满”“胃痛”等病的范围，大多由慢性浅表性胃炎失治、误治转化而成，临床以病程长、长期消化不良、上腹部胀满疼痛、肌肉消瘦、疲倦乏力、贫血等为主要表现。陈氏业医50余年，治疗萎缩性胃炎颇多心得，并根据前人经验结合个人心得，将本病分为“肝郁化热，灼伤胃阴”“脾胃虚弱，纳运失常”及“气血失调，瘀阻臂络”三型分别施治，颇有疗效。

1. 肝郁化热，灼伤胃阴　胃阴不足则纳少不化，多见肝木乘土、肝胃不和之证，主症为胃脘胀痛或痛引起胸胁、中脘嘈杂似饥、口干口苦、嗳气吞酸、大便秘结或便如弹丸，兼内热者则有心烦少寝、盗汗、手足心热、舌质红、苔干少津或无苔、脉弦数或弦细。治当疏肝理气养胃。药用北沙参、麦冬、广木香、玉竹、佛手、川黄连、吴茱萸、石斛、梅花、白芍、甘草、延胡索、柴胡、芦根等。胃脘疼痛明显者酌加白屈菜、罂粟壳；嗳气频繁者酌加甘松、厚朴、紫苏；胃酸减少或缺乏者酌加乌梅、生山楂、木瓜；津亏便秘者酌加生地黄、玄参、麦冬或决明子。

2. 脾胃虚弱，纳运失常　脾胃相表里，胃病日久，常由胃及脾。久病必虚，脾胃既虚，纳运之职失常，故可见种种脾胃虚弱之象。本型主症为胃脘疼痛，纳少胃呆，痛时喜热饮、喜按，口干不欲饮，形体消瘦或四肢轻度水肿，大便溏，舌淡苔微腻，脉濡。治当健脾养胃。药用党参、黄芪、怀山药、炙甘草、白术、制附子、干姜、北沙参、大枣、生山楂、生麦芽、生神曲。寒象重者加红豆蔻、肉桂、高良姜，但量不宜大；脘腹胀满者酌加枳壳、木香、厚朴、陈皮；吐清水者酌加制半夏、灶心土、煨生姜；大便稀溏、次数见多者加赤石脂、罂粟壳；嘈杂泛酸者酌加煅瓦楞子、煅海螵蛸。

3. 气血失调，瘀阻胃络　萎缩性胃炎若久治不愈，可向胃癌转化。此类患者多呈一派血瘀之象，是由于久病入络，络伤则血痹成瘀，或胃阴不足，阴津不敷，胃失濡养，络脉干枯而致瘀，如久延不愈则应高度重视。本患之主症为胃脘痛如锥刺，持续不已，固定不移，胃纳大减，不思饮食（尤恶油荤），呕吐，大便干结而黑，形体消瘦，面色暗黑，舌质紫，或有瘀斑，苔少或光剥，脉细弱。治当理气活血、化瘀止痛。药用手拈散加味（延胡索、制没药、五灵脂、草果、丹参、赤芍、九香虫、莪术、生蒲黄、桃仁、白屈菜）。便血者酌加三七粉（分吞）、茜草根、藕节炭，或土大黄粉、白及粉（分吞）、仙鹤草；出血后见气血虚者酌加参、黄芪、当归、阿胶、煅代赭石。

上述分证论治基础上，陈氏又指出：① 萎缩性胃炎，病因复杂，其表现以虚为主，以胃阴不足为本，间有脾阳不振。治疗上应根据“有是症，用是方”的原则，对脾阳不振者大胆使用姜、附、桂等药，但量不宜过大；对理气的药物应选择如佛手、梅花、陈皮、香橼皮、枳壳等不过分香燥之品，且不宜多用久用，以防耗气伤阴；苦寒之品如大黄、黄芩、苦参等，量亦不宜大，不宜久服，中病则已，恐其伤阳伤阴。② 本病迁延日久或医治不当可癌变，应引起高度重视。若有血瘀先兆，应及早配合活血化瘀之品，但宜在维护气阴的原则下适当选用行而不峻、化而兼养的行气活血药如丹参、赤芍、当归、五灵脂等，猛烈攻破之药则应慎用，用药宜滋而不腻、温而不燥、补而不壅、攻而不峻。③ 胃病用药宜少量分服，每剂药分3次，饭前1小时饮用为宜。这样既易于消化吸收，又不碍饮食受纳。④ 在生活饮食方面，本病患者不宜进食辛热及粗糙、煎炸、油爆过于生冷等食品，且切忌烟酒；宜常食蘑菇、黑木耳、白木耳、酸牛奶、生山楂等；应力避七情刺激，保持心情舒畅，注意适当的体育锻炼，则药易收效，并愈后不易反复。

奚伯初：疏风宣化治乳蛾

奚氏治乳蛾有独到的见地。指出乳蛾一证，以形态而定名，状如乳头，或如蚕蛾，现代医学称为扁桃体炎。其病因是肺胃蕴热，郁结不化，由外来风热而诱发，邪热循经上炎咽喉。此症邪有深浅，发有轻重。轻者无热，乳蛾肿凸，微感肿痛，嬉戏如常；重则恶寒身热，亦有兼咳呛痰多者。发于一侧为之单蛾，发于二侧为之双蛾，且有颈核肿大、口气秽浊、吞咽不利。治法轻则疏风清热、宣化利咽，重则凉营解毒或清解阳明。如痰多便闭，可豁痰润下，即釜底抽薪之意，当随证施治。如治一位17岁患者，体温39.8℃，咽喉乳蛾欣红作痛，壮热烦躁，有汗不解，舌红，脉数。诊为风热内蕴，熏蒸于上，犹恐热邪化火而致昏痉之变。治当凉营清泄。处方：鲜生地黄30g，生石膏21g，肥知母9g，黑栀子9g，金银花9g，净连翘9g，山豆根9g，制僵蚕9g，淡竹叶4.5g，生甘草3g，并嘱吹锡类散0.6g。1剂。药后即愈。

张赞臣：喉痹证治心法

喉痹在《内经》中已有记载："一阴一阳结，谓之喉痹。"临床症状主要为咽喉色红作痛、痹塞吞咽不利等，一般有急、慢性之分。急性者多为风热喉痹、痰火喉痹等；慢性者多为阴虚火旺引起的阴虚喉痹。在治疗上，急性者以疏散风热、化痰泻火为主，易于治愈；慢性者则以养阴利咽为主，症情缠绵，临床尤为多见。阴虚喉痹大都发病时间较久，症状有轻有重，故须根据具体症状分别论治。阴虚喉痹的病因主要有二：一是由急性喉证失治，迁延日久而成；二是由于身体其他部分病变致阴分内亏所致，在诱因方面，往往由于多言语（或歌唱）、吸受尘埃、高热工作、长期失眠、嗜食辛辣之品等，而以多言诱发者为最多，故本病常与职业、工作性质、生活习惯等有关。喉痹有咽部红肿或（干燥）作痛、痰结、胸闷、咽喉有堵塞感、声音嘶哑等五个基本症状，而其中以咽部如由物堵塞、肿红干燥作痛为主症。这些症状轻重程度不一，故在详细询问病史之后，必须从这几个方面来辨证，考虑治疗法则。

1. 咽红干燥作痛　喉痹患者的咽部常为隐红（即暗红色），新感风热或胃肠积热者亦可见鲜红而肿。无论其色隐红或鲜红总属于火，不过隐红色属虚火，鲜红色属实火，不能等同视之。

凡咽喉隐红属于明虚火旺者，治宜益阴清火法，药用玄参、麦冬、细生地黄、白芍、天花粉、石斛之类；若兼有便秘者，加用桑葚、制何首乌之品。咽喉鲜红往往只是喉痹过程中的一个阶段，本着"急则治其标"的原则，可先用挂金灯、山豆根、牡丹皮、赤芍等药，暴感风热者酌加薄荷、蝉蜕、牛蒡子；鲜红甚者，用黄芩、知母、黄连等苦寒泄热，兼便秘者加芒硝，与治急性喉症的方法相仿，一俟鲜红消退，急性症状过去之后，仍用益阴清火之法治疗。

在观察咽红的同时，还须注意观察分辨咽喉、上腭窖纹和小瘰之色泽。一般来说，纹粗而色鲜红者往往虚火与实火相参，纹细而色暗者为虚火；小瘰细而色红、密布上腭及咽喉者属虚火上炎，小瘰形大、斜视如水晶泡状者属痰湿互阻。

此外，在喉痹日久之后，往往出现咽底壁结节和舌下经脉显露。结节有大有小，色有红有淡。色红而肿者为火盛，色淡而肥厚者有痰湿；形高突者属实，形扁平者多属虚；舌下经脉色紫而暴露者为瘀热。

咽部干燥作痛之症，轻者饮水之后略有减轻，重者即使多饮亦不能改善，每于午后及夜间为甚。此为津液不足之故，应多用生津之品，但尚需结合咽部鲜红或隐红的情况参用清热、泻火、益明之品，另须进一步研究其致病之原因。盖津液之生成、影响津液耗损的原因，均与脏腑功能有关。津液来自水谷，水谷入胃，化为精微，经脾气之输布，上行于肺而灌溉全身，肾受五藏六腑之精而藏之，以供人体生命活动之需。这样不断储藏、不断给养，循环往复，以维持脏腑生理功能之正常活动。倘若脾、胃、肺、肾有病或功能失常，便会影响到津液的盈亏。又心肝火旺亦可消烁津液。因此，治疗喉痹咽喉干燥作痛之症，除用一般的益阴生津药物外，并贫随症加减而治之。如兼见饮食不馨、食后脘腹满闷或大便溏泄等脾胃不健的症状时，即参加炒白术、怀山药、太子参、茯苓、彩云曲、扁豆衣、莲肉、芡实等以悦脾和胃，使之输化功能恢复正常，津液得以上承，则咽干自除。

对阴虚脾胃虚弱的病例，宜用甘寒益明的药物，不宜用滋腻和苦寒之药，以免碍胃；如语声无力，动辄气喘的肺气不足病例，可加太子参、百合、玉竹以益其肺气；如腰背酸楚、遗精、小便余沥不尽甚则遗尿的肾亏病例，则用制狗脊、山茱萸、益智、菟丝子以益肾固本；如头目晕眩、两目有血丝的肝旺病例，则佐以白芍、蒺藜、天麻等柔肝益明；兼有心悸怔忡、自汗、夜寐不宁等心气不足的病例，可配用五味子、浮小麦、北沙参、麦冬等以养心气。总之，治咽干不能单用益阴生津药物，必须溯本寻源而治其本，以见症治症为事，才能使津液的生化输运恢复正常，从根本上改善咽干症状。

2. 痰黏　脾为生痰之源，肺为储痰之器，故痰多常因脾阳不足、脾气失运。但在喉症方面，并不尽然。喉症见痰黏者，总不外肺中热郁，同时尚需结合观察咽部色红程度来判断郁热之轻重与虚实。在用化痰药时，温燥药必须慎用。若川贝母、象贝母、杏仁、地骷髅、蛤壳、橘络、黛蛤散等可作常用之品；如属暴感风热咽部红肿而痰涎多者，则用蝉蜕、僵蚕、牛蒡子之类，以祛风清热而化瘀；若见舌苔黏腻、咽燥不甚者，则酌用二陈汤（但半夏用量不过6g）。属于脾阳不足的病例，亦须顾及脾阳，不可一概而论。

3. 胸闷　根据临床所见，胸闷程度轻重不一。轻者仅感胸闷，呼吸不畅；重者感前胸如压，甚至行走登高之后胸膺满闷、气逆作喘。在辨证时，如见痰黏咳吐不爽、晨起胸闷较甚，咳出痰涎后稍适者，则属痰热蕴于胸膈之间，须用清热化痰之法，必要时可加广郁金以辛开解郁；如果无痰而声低音哑，咽干痛较甚，早晨胸闷轻、入暮胸闷重的病例，则属肺阴亏损、肺气不足，宜用益气、养肺阴的药物。

4. 咽喉堵塞感　喉痹病例均自觉有此症状。有的患者为了要排除这一不适感，喉头每每发出“咕咕”之声。诊察时如有黏痰难咳或痰厚色黑成块的情况，则为痰阻所致，须用化痰之品；若无痰而动，则属气逆；喉头有吞之不下、吐之不出的感觉者，属于气结，可用芳香轻宣理气之药，如梅花、佛手、野蔷薇花等。无痰阻或气结，射干是治此症之要药。射干味辛苦，苦能下泄，辛能上散，清火散结之功最显，但用量宜轻。因射干系苦寒微辛之品，脾胃虚弱者必须慎用。

5. 声音嘶哑　这一症状在喉痹中较为多见，但轻重程度不一。喉痹日久，声音往往由不扬转为嘶哑，甚则音喑。在使用开音药时，不可与因暴感风寒所致的音哑等同处理，仅用蝉蜕、牛蒡子、胖大海之类药物，必须顾及肺热津亏的根本原因，用凤凰衣、木蝴蝶以平肝清肺化痰，参以沙参、麦冬、天花粉、芦根等益阴生津。如肺气虚者，配以益肺气药；痰浊多者，酌加清热化痰之药，但亦需从整体着眼。

从以上五个主要症状辨证之后，再结合察舌、切脉（脉象大多属细、弦细、细滑、细墙、细弱等；舌苔多见淡红，有少数病例可见舌根腻或苔糙）来诊断。

喉痹是一种慢性咽喉疾病，往往经年累月，时轻时重，容易复发，与全身健康情况、生活、工作和饮食等有关，治疗亦往往不易见效。因此在辨证用药时，首先要从各方面注意观察，抓住病之“本”，按证立法，以“养阴”为关键。但养阴不可滋腻，清肺慎用苦寒，以免损伤胃气；益气不可升阳，健脾不可升阳、温燥，防其气升火亦升，耗伤津液。用药总在寒清润肺、酸甘敛阴、益胃生津、悦脾立气、平补肝肾的范围。除用内服药外，常须配合局部外治法。外用“吹喉药”及“漱口药”是外治内服相结合的一个必要措施，对咽喉红或糜碎干燥干痛者能使药物直达病所，增强清凉、消炎、润燥、止痛、利咽的作用。漱口药还能使痰涎咳出，因而使疗效得到提高。但要注意，吹药时不应正对喉腔，要侧向咽壁吹入，且药物要散布均匀，不要凝结成团，以免发生咳呛而影响药效。

朱仁康：“血分有热”辨治银屑病

朱氏认为“血分有热”是银屑病的主要原因。若复因外感六淫，或过食辛辣炙煿、鱼虾酒酪，或心绪烦扰、七情内伤以及其他因素侵扰，均能使血热内蕴，郁久化毒，以致血热毒邪外壅肌肤而发病。初发者常因血热毒邪偏盛，热盛生风，风盛化燥，朱氏称之为“血热风燥”；若患本病多年，风燥日久，虽毒热未尽，而阴血却已耗伤，以致血虚生风，风盛则燥，肌肤失养，为“血虚风燥少，血分有热实际是气分有热，郁久化毒，毒热波及营血”。

银屑病常有咽痛、口渴、心烦、便干、尿黄、舌红、苔黄、脉数，总属阳、热、实证，尤以阳明气分有热为主。银屑病的皮损主要是红斑、丘疹和鳞屑。营血运行于脉络之中，因受体内气分久蕴热毒的影响，充斥脉络，故起红斑、丘疹，且压之褪色；由于热盛生风，肤失所养，故鳞屑叠出而干燥。银屑病多发于青壮年，朱氏临床调查银屑病672例，其中有453例是11—30岁的患者，占发病总数的67.4%。青年人生机旺盛，血气方刚，阳热偏盛者居多。

朱氏治此，宗叶天士《外感温热篇》中“在卫汗之可也，则气才可清气，入营犹可透热转气，入血只恐耗血动血，直需凉血散血”之说气分毒热得以清泻，波及营血之毒热随之消减，故可以治“血热风燥证”。而血虚风燥证毒热未尽，阴血已伤，此时徒清热解毒，则有苦寒化燥之弊，反而更伤阴耗血。如仅滋阴养血润燥，则恐敛邪，使毒热难解，故每每滋阴养血润燥与清热解毒并用，攻补兼施以治。

1. 血热风燥证　临床表现为皮损基底鲜红或暗红，覆有鳞屑，自觉瘙痒，搔刮后点状出血现象明显，伴有咽痛、口渴、大便干、尿黄、舌质红、苔薄黄、脉弦滑数。治宜清热解毒，用“克银一方”。处方：土茯苓30g，忍冬藤15g，重楼15g，白鲜皮15g，板蓝根15g，北豆根10g，威灵仙10g，生甘草6g。每日1剂，水煎，早晚各服1次。方中土茯苓甘淡而平，有解毒消肿作用；忍冬藤、北豆根、板蓝根、重楼、白鲜皮均为苦寒之药，为清热解毒之要药；威灵仙性味辛温，辛能走表，温能通络，可以引经达表以清解壅于肌肤之毒热，在苦寒药中配威灵仙，以其辛温兼制苦寒伐伤之弊；生甘草既能清热解毒，又能调和诸药。

2. 血虚风燥证　临床表现为皮损基底暗淡或暗紫，层层脱鳞屑，瘙痒明显，搔刮后点状出血现象不明显，大便正常或秘结，舌质黯或淡，苔薄，脉弦细。治宜滋阴养血润燥、清热解毒，选用“克银二方”。处方：生地黄30g，丹参15g，玄参15g，大青叶15g，白鲜皮15g，重楼15g，火麻仁10g，北豆根10g，连翘10g。每日1剂，水煎，早、晚各服1次。方中生地黄甘苦寒能清热凉血、养阴生津，丹参苦微寒能活血养血，玄参甘苦咸寒能清热养阴解毒，火麻仁润肠通便、滋养补虚，这4味药相合主要取其滋阴养血润燥作用；大青叶、北豆根、白鲜皮、重楼、连翘性味苦寒，主要能清热解毒。

注意事项：① 只要辨证准确，服药1～3周可见效，一般平均坚持服药9～10周，若服药1～3周效不显，可适当加重用量，如土茯苓可用40g，重楼、白鲜皮可增用到30g；② 血热风燥证经“克银一方”治疗一段时间后已见效，若皮损已由鲜红转为红褐或淡红，可改用“克银二方”继续治疗；血虚风燥证用“克银二方”治疗，但在治疗过程中复感外邪或饮食不当，皮损加重或又有新起斑疹，这时可加重方中清热解毒药的用量，或改用“克银一方”调治；③ 根据皮损变化和兼症进行适当加减：若皮损鲜红、面积较大，重用生地黄，加赤芍、牡丹皮、紫草以加强凉血作用，或加生石膏、知母以增强清解气分热势的力量；若皮损紫暗，加赤芍、桃仁、红花以增加活血之力；血热风燥证之鳞屑较厚者，加黄芩、大青叶；血虚风燥证之鳞屑较厚者，加当归、鸡血藤；若瘙痒较甚者，加白芷（《珍珠囊》记载，白芷入胃、小肠、大肠经，本病皮损好发于阳经所行部位，故加之以引经止痒；《本草求真》谓其“能温散解托，而使腠理之风悉去”），白鲜皮为止痒药，亦可酌加；咽痛者，除适当调整北豆根、板蓝根用量外，也可选配锦灯笼、黄芩、胖大海等药；便干是银屑病患者常见症状，可根据不同病情选用生大黄、大青叶、火麻仁等药调之；烦躁口渴者，加麦冬、沙参、玉竹等，甚至加生石膏、知母、栀子、竹叶等药；小便黄者，加木通、竹叶、生甘草梢；瘀证，可加桃仁、红花、三棱、莪术等。根据临床观察，长期服用“克银一方”或“克银二方”尚未发现不良反应，仅有个别患者服药后恶心呕吐、不思饮食，这可能与山豆根、重楼有关。以上两组药物驱邪而不伤正，扶正而不恋邪。

3. 风热兼湿证　症状多见腋窝、胯间等处，疹色潮红或暗红，除原有点点红外，又有成斑成块，搔之浸渍黄水或有糜烂；舌红，苔薄黄或黄腻；脉濡滑。治以散风利湿清热、凉血解毒，方用凉血除湿汤。舌红苔黄腻者用龙胆泻肝汤，舌苔白腻者用除湿胃苓汤，流水多者可加重苍术用量。

4. 湿热化毒证　除有上述见症外，并见发出较多细小脓疱，此起彼伏，反复发作。轻则仅见于掌足跖等处，重则散见全身各处，痒痛相兼。证见身热、口渴面赤、唇燥、心烦易怒、小便短赤、大便秘结；舌质红绛、苔黄腻，脉滑数。治以凉血清热解毒，主方用五味消毒饮或普济消毒饮。

5. 风湿痹滞证　皮损红赤或暗红，鳞屑较厚，肢体关节疼痛，轻则指（趾）小关节红肿灼热、活动欠利，重则肘膝、脊柱均可变形，指甲可见“顶针”之状，舌质淡红，苔黄腻或白腻，脉弦数或滑数。治以搜风除湿、败毒止痒，主方用桂枝芍药知母汤或独活寄生汤，关节痛加鸡血藤、秦艽，上肢痛甚加姜黄、海风藤，下肢痛甚加防己，关节变形加穿山甲、透骨草或全蝎、蜈蚣、蝉蜕等驱风之品。

6. 毒热伤营证　周身遍起大片斑块，形如地图，相互联合，皮肤潮红，脱屑甚多；重者壮热，面红目赤，口干舌燥；舌质红绛苔黄或黄腻，脉弦数。治以凉营滋阴、清热解毒，主方用清营汤、犀角地黄汤合养血润肤饮。在诊治中，根据发病的不同情况可以灵活用药。如头皮为重可加用升麻、荆芥；四肢为重者可加威灵仙、桑枝，上肢为重者加白芍，下肢为重者加独活；脱屑多者加徐长卿；舌质紫黯者加桃仁、红花、凌霄花；妇女月经不调加当归、丹参等。

张志礼：内服外用，两途兼施，治疗银屑病

张氏治疗银屑病，内服外用，两途兼施，先辨型，后订方。

1. 血热型　相当于银屑病进行期。临床特点：皮疹发展迅速、颜色潮红，新

生皮疹不断出现，鳞屑较多，表层易剥离，剥离后有筛状出血点，瘙痒较明显，常伴口干、舌燥，心烦易怒，大便秘结，小便短赤；舌质红绛、苔薄白或微黄；脉弦滑或数。辨证：内有蕴热，郁于血分。治法：清热凉血活血。方用凉血活血汤（白疕一号）加减。处方：生槐花50g，白茅根50g，生地黄50g，鸡血藤50g，紫草根25g，赤芍25g，丹参25g。水煎服，每日1剂，重者每日可服1.5剂。

方中生槐花、白茅根、生地黄清热凉血；赤芍、紫草、丹参、鸡血藤凉血活血养血。风盛痒甚者，可加白鲜皮50g，蒺藜50g，防风15g，秦艽25g，乌梢蛇10g；若夹杂湿邪、舌苔白腻、皮损浸润较深者，可选加薏苡仁50g，茵陈50g，土茯苓50g，防己25g，泽泻20g；大便燥结者，可加大黄15g，栀子15g；因咽炎、扁桃体炎诱发者，酌加板蓝根、大青叶、连翘、玄参；舌质较黯或舌有紫斑、皮疹深红者，可加红花15g；热过盛者，可加用清血散10g冲服（清血散方：生石膏100g，木香、玄参、滑石、升麻各100g。

制法：上药煎汁，取朴硝500g，合拌后阴干，研成细面。服法：每次服5～10g，每日2～3次。外用方剂：初期多用无刺激性的清热润肤药膏外敷，后期则与血燥型相同。常用的有：① 香蜡膏。香油200ml，黄蜡50g，调匀外用。② 普连膏。大黄粉10g，黄芩粉1.0g，凡士林80g，调匀外用，每日涂擦1～2次。③ 清凉膏。主要成分有当归、紫草、大黄。④ 洗疗。取褚桃叶、侧柏叶各250g，加水5L，煮沸20分钟后，凉温至30～35℃洗疗，亦可放入澡盆浸浴，但水温不可太高，每周2～3次，对于急性进行期患者或皮肤潮红面积大、有趋向红皮症之可能者，不可进行浸浴。褚桃叶甘凉无毒，具有祛风除湿、清热杀虫、润肤止痒，泡浴后一般感到轻松，瘙痒减轻，皮屑脱落，泡浴后外用药膏，更能发挥其外用药效能。

2. 血燥型　相当于银屑病静止期。临床特点：病程日久，皮疹呈钱币状，或大片融合，有明显浸润，色较浅，表面鳞屑少，附着较紧，剥离鳞屑后底面出血点不明显，很少有新疹出现，全身症状多不明显；舌质淡，舌苔薄白；脉象沉缓和沉细。辨证：阴血不足，肌肤失养。治法：养血润肤，活血散风。方用养血解毒汤（白疕二号）加减。处方：鸡血藤50g，生地黄50g，土茯苓50g，当归25g，丹参25g，蜂房25g，天冬15g，麦冬15g。水煎服，每日1剂，重者每日可服1.5剂。

方中鸡血藤、当归、丹参养血活血、舒筋活络；天冬、麦冬、生地黄养阴润燥、活血润肤；土茯苓、蜂房散风除湿解毒。若有脾虚湿盛，证见大便溏泻、下肢水肿、舌质淡而舌体胖有齿痕者，可加生薏苡仁50g，茯苓25g，白术25g，白扁豆25g，猪苓15g；若兼见阴虚血热、脉象沉细、舌质红而无苔者，可加黄柏25g，知母15g；若风盛瘙痒明显者，可加白鲜皮50g，蒺藜50g，苦参25g；血虚面色白、脉象沉细无力者，可加熟地黄25g，白芍20g。外用药：10%～20%京红粉软膏；2.5%～25%黑豆油软膏；黑红软膏；豆青膏（主要成分白降丹、巴豆油、青黛面）。京红粉系汞制剂，大面积使用容易引起口腔炎，对肾脏也有刺激作用，故在使用时应注意口腔卫生，肾炎患者慎用；对汞制剂过敏的患者，禁用含京红粉的外用药；选用外用药物时，应由低浓度开始，最好选一小块皮损试用，如无不良反应，再用于全身，以免发生过敏引起红皮症。个别患者对汞剂过敏产生红斑反应，停用后即消失；有些患者曾发生口腔炎，停药和加强口腔卫生护理后反应即消失。

3. 血瘀型　辨证：经脉阻滞，气血凝结。治法：活血化瘀行气，方用活血散瘀汤（白疕三号）加减。处方：鸡血藤30g，鬼箭羽30g，三棱15g，莪术15g，桃仁15g，红花15g，白花蛇舌草15g，陈皮10g。月经量少或有血块者加益母草、丹参。

张氏认为，银屑病属于中医“白疕”的范围，血热是本病发病的主要原因。然而血热的形成与多种因素有关，可以因为七情内伤，气机壅滞，郁久化火以致心火亢盛，因为心主血脉，心火亢盛则热伏营血；或饮食失节，过食腥荤动风之物，以致脾胃失和、气机不畅，郁久化热，因为脾胃为水谷之海、气血之源，功能统血纳谷而濡养四肢百骸，若其枢机不利，则壅滞而生成热。外因方面主要是由于外受风湿、燥热之邪，客于皮肤。热伏血络则发红斑，湿热燥盛致使肌肤失养，则皮肤发疹，搔之起屑，色白而痒。若风湿燥热之邪久羁，阴血内耗夺津灼液，则血枯液燥难荣于外。故根据临床的实践情况将本病分为血热、血燥和血瘀3种类型，但它们之间是相互关联和相互转化的不同阶段，张氏采取内服外用的方法，取得了很好的疗效。

顾伯华：牛皮癣症的分型辨治

顾氏临证治牛皮癣，细分7型而治。

1. 风寒型　多见于小儿和初发病例或关节炎型。皮损红斑不鲜，鳞屑色白较厚，抓之易脱，多冬季加重或复发，每于夏季减轻或消失，伴有怕冷、关节酸楚或疼痛，瘙痒不甚；苔薄白；脉濡滑。治宜祛风散寒、养血润燥。常用药物有净麻黄，川桂枝、制川乌、苍耳子、白芷、白鲜皮、地肤子、当归、鸡血藤、乌梢蛇（3g，研粉吞服）。有关节畸形、活动受限制者，加羌活、独活、桑寄生、桑枝、秦艽、威灵仙，减苍耳子、白芷。

2. 风热血热型　皮损不断增多，颜色掀红，筛状出血点明显，鳞屑增多，瘙痒，或夏季加重，伴有怕热，大便干结，小便黄赤；舌质红，苔薄黄；脉滑数，治宜散风清热、凉血润燥。常用药物有桑叶、野菊花、赤芍、牡丹皮、蛇舌草、重楼、大青叶、白鲜皮、苦参、蒲公英、泽漆。

3. 湿热蕴积型　多发生在腋窝、腹股沟等屈侧部位，红斑糜烂，浸渍流滋，瘙痒，或掌跖有脓疱，多阴雨季节加重，伴有胸闷纳呆、神疲乏力、下肢沉重，或带下增多、色黄；苔薄黄腻；脉濡滑。治宜清热利湿、和营通络。常用药物有苍术、黄柏、萆薢、蒲公英、生薏苡仁、土茯苓、猪苓、泽漆、忍冬藤、泽兰、丹参、路路通。

4. 血虚风燥型　病情稳定，皮损不扩大，或有少数新皮疹但皮肤干燥，小腿前侧肥厚或有苔藓样变，在关节伸侧可有皲裂、疼痛，可伴有头晕眼花、面色白；舌淡苔薄；脉濡细。治宜养血祛风润燥。常用药物有生地黄、熟地黄、当归、赤芍、白芍、红花、鸡血藤、茺蔚子、肥玉竹、白鲜皮、豨莶草、僵蚕、乌梢蛇（研粉分吞）。

5. 血瘀型　一般病期较长，反复发作，多年不愈，皮损紫暗或有色素沉着，鳞屑较厚，有的呈蛎壳状，或伴有关节活动不利；舌有瘀斑，苔薄；脉细涩等。治宜活血化瘀、祛风润燥。常用药物有当归、丹参、三棱、莪术、益母草、桃仁、王不留行、槐花、牡蛎（先煎）、蝉蜕粉（分吞）。

6. 肝肾不足型　皮损红斑色淡，鳞屑不多，颜色灰白，伴有腰酸、肢软、头晕、耳鸣或阳痿遗精；舌胖，舌边有齿印，苔薄；脉濡细。若妇女怀孕时皮疹消失或减轻，产后皮疹出现或加重，伴有月经不调等症状，此属冲任不调，治宜补益肝肾、调摄冲任。常用药物有熟地黄、当归、白芍、制何首乌、仙茅、淫羊藿、黄精、耳草、地龙片（10片，分吞）。

7. 火毒炽盛型　多属红皮病型或脓疱型，全身皮肤发红或呈暗红色，甚则稍有肿胀，鳞屑不多，皮肤灼热，或密布散在小脓疱，往往伴有壮热、口渴，便干溲赤；舌质红绛，苔薄；脉弦滑。治宜凉血清热解毒。常用药物有鲜生地黄、赤芍、牡丹皮、金银花、连翘、生栀子、紫草、紫花地丁、土大黄、生甘草。

边天羽：辨分“三类”治银屑

边氏治银屑病，分为“热证”“瘀证”“燥证”三类，分别设清热法、活血法和养血法。进行期主要用清热法，用于不断出现新疹，疹色鲜红，全身泛发呈点滴状或斑片状，表面覆盖银白色鳞屑，揭去鳞屑，基底见有出血小点，伴瘙痒、心烦、怕热、小便黄赤、大便秘结；舌红苔薄；脉弦滑有力。方用清热凉血方。药用土茯苓15g，生地黄15g，茅根15g，槐花15g，紫草15g，甘草6g。便秘甚者加川大黄10g；若皮疹初起，呈点滴状，疹色鲜红，鳞屑不多，口干舌燥或扁桃体肿大者，可加解毒的金银花、板蓝根、大青叶各15g；若皮疹由点滴状丘疹扩大而变成斑片，表面鳞屑较多，皮疹以上肢或躯干上部为甚，尤在头部较多，可加荆芥10g，防风10g，牛蒡子10g，蝉蜕6g；若用一般疏风药无效时，可加虫类息风药如蜈蚣、乌梢蛇之类；若皮疹以下肢为多，胸脘满闷，四肢沉重，舌苔白腻，有湿浊不化者，加利湿药如茯苓15g，薏苡仁15g，防己10g，以化湿浊；若皮疹由鲜红逐渐转为暗红之斑块，舌出现瘀斑者，可加活血药如赤芍15g，当归尾15g，红花10g；脉洪大属肺胃邪热者，可加生石膏30g，知母10g。

皮疹基底潮红肿胀，或因抓搔而有少量渗液结痂，皮疹以下肢较多，胸脘满闷，口苦咽干而不欲饮，舌红苔黄腻，脉弦滑或濡缓者，药用土茯苓30g，茵陈30g，黄芩10g，栀子10g，苦参10g，白鲜皮10g，薏孩仁15g，茯苓皮15g，金银花15g，甘草6g；皮损肥厚，呈地图状斑块，浸润明显，色泽暗紫，舌有瘀斑者，药用土茯苓30g，三棱10g，莪术10g，皂角刺10g，陈皮10g，苏木10g，红花10g，赤芍15g，当归尾15g；若皮疹偏重于下肢，苔黄腻者，药用土茯苓30g，茵陈30g，三棱10g，莪术10g；病情迁延日久，热象已消，无新疹发生，皮疹潮红减退，鳞屑覆盖较多，基底浸润肥厚，患处出现有裂痛或伴疼痒，咽干，舌淡红、苔白，脉濡细或沉细者，药用土茯苓30g，大熟地30g，蜂房15g，当归15g，何首乌15g，白芍12g，丹参12g，麦冬10g，天冬10g，玉竹10g，甘草6g。

根据皮疹分布、颜色、性质的不同，作为对银屑病辨证的依据。边氏认为，辨证皮疹的寒、热、风、湿对治疗是非常重要的。头、面、上肢及躯干上部的多属于风，下肢的多属于湿；皮疹基底潮红，多属热邪燔于营血；苔黄燥为热在气分，黄腻为热在肝胆，舌质淡红、胖淡为虚，苔白腻为寒湿；脉弦滑为热证、痰证，病位在里，脉沉细或濡细则为虚寒，病位在表。临床上有时舍症、脉、舌而重疹，有时舍疹而重症、脉、舌，具体情况应分别对待。

顾伯华："治风先治血，血行风自灭"治白癜风

病例：吕某，男，45岁。1978年10月初诊。主诉白斑初见于面颊，渐渐蔓延整个颜面及耳垂前后。发病2年，近几个月来白斑增多扩大。患者素有头晕目眩、脑响耳鸣、精神倦怠、心悸少寐等症。诊查：苔薄质淡，脉细无力。证属营血不足，血虚生风，气血失和，温煦受阻，肌肤失荣。治当补益心脾。方用归脾汤加减。处方：全当归9g，川芎9g，丹参9g，生地黄9g，熟地黄9g，赤芍9g，白芍9g，川桂枝4.5g，炙甘草4.5g，黄芪15g，党参9g，白术9g，煅自然铜12g。上药加减服用4月余，血虚诸证明显好转，面颊部白斑色素新生，白斑转褐而愈。

本案由内风而得，当循"治风先治血，血行风自灭"的医理来论治，补益心脾，常用归脾丸、四物汤加减。方中桂枝有疏通经脉、助养血活血之功，并能调和营卫，气血足，营卫和，经脉通，肌肤腠理得荣，痼疾定能得瘥。

白癜风是一种色素代谢异常的常见皮肤病，无明显诱因，西医认为可能与遗传、自身免疫、内分泌及精神等因素有关。由于病因不明，治疗也无理想的办法。中医学对本病的认识很早，《五十二病方》中已有治疗"白处"的记载，并有二则方剂。隋唐时代的《诸病源候论》《备急千金要方》始称"白癜""白癜风"或"白疕"，并指出其病机为"风邪搏于皮肤，血气不和"，在治法上则以祛风为主。后世医家及医籍中还有"白驳风"之名，《医宗金鉴》主张"施治宜早"。现代中医对治疗白癜风的临床报道始于20世纪50年代初。20世纪70年代后期，在病因、病机和治法上的认识不囿于前人旧说，通过临床观察，发现气滞血瘀和肝肾不足是本病的两大主要病机，运用活血祛瘀和滋补肝肾治疗本病，大大

提高了临床疗效。在治疗方法上，除中药内服、外用之外，还有不少针灸内容如体针、耳针、隔药灸、艾条熏灸、穴位埋植等。

林鹤和：透热转气治荨麻疹

病例：彭某，男，22岁。1989年7月20日来诊。昨日食鲜虾后下肢出现米粒大小红疹，瘙痒难忍，继而波及全身。经用西药，症状缓解。今晨红疹复现，颜色鲜红，融合成片，高出皮肤，伴有剧烈刺痛，发热（体温39.2℃），口渴饮冷；舌质红绛少津，苔薄黄；脉弦细数。证属邪热传营、气阴两伤。处方：石膏60g，大生地30g，钩藤30g，北沙参须9g，玄参9g，丹参9g，连翘9g，紫草9g，知母9g，麦冬20g，金银花15g，生甘草6g。服1剂后，体温降至38.2℃，风疹大部分消退，舌质红，舌面津液来复。再服3剂，痊愈。

急性期在除去病因后，选用桂枝汤调和营卫，佐用凉血息风药，一般能取效。但亦有桂枝方不获效者。本案为食鲜虾过敏的急重证候，热毒炽盛，入营伤及气阴，故治以大剂甘寒，佐以甘苦，并根据叶氏“入营犹可透热转气”之论，加用辛凉之金银花和连翘，使邪毒有出路；紫草凉血止血，钩藤平肝息风止痒，均有一定的协同作用。由于各地对本病的病机认识有所不同，专方中的辨证用药也有所侧重，疏风解表之荆芥、防风、金银花、连翘；补气补血之四君子、四物都有所运用，故临床用药较广。目前临床上仍以疏散风邪，养血和营为主。此外，燥湿止痒也是改善临床症状的重要手段，为临床所重视；对虫类药物治疗本病的作用已有一定的认识，也占有一定的比重。

荨麻疹是一种常见的过敏性皮肤病，其临床特征为表皮反复发作鲜红色或苍白色大小不一的风团，伴瘙痒或烧灼感，可由多种因素引发，其病理机制尚未完全明白。一般认为，大多数荨麻疹属Ⅰ型变态反应，少数属变态反应。西医对本病无特效疗法，对经常反复发作者不易根治。

荨麻疹相当于中医“痦瘤”“瘾疹”“赤白游风”等证，民间俗称“风疹块”“鬼疙瘩”等。中医对本病的认识很早，《素问·四时刺逆从论》中已有“瘾轸”之名。《诸病源候论·风瘖痛候》说：“夫人阳气外虚则汗多，汗出当风，风气搏于肌肉，与热气并则生瘖痛。”可知本病的发生与风邪关系密切。明代《证治准绳》《外科真诠》对本病的临床表现观察得颇为仔细，《证治要诀》说“食鸡肉及獐、鱼动风等物”会导致本病的发作。清代《外科大成》根据本病非完全由外感风邪所致，提出治疗“宜凉血润燥”“慎用风药”；《疡医大全》则提出了“疏风、清热、托疹”的治疗大法，至今对临床仍有指导意义。目前，无论是分型治疗，还是运用专方，有效率一般可达90%以上。中医治疗荨麻疹的机制研究尚不够深入，大量的临床报道多限于治验方药介绍及病例的积累，且各医家对荨麻疹的病因病机的阐述和辨证分型的方法还存在着不大一致之处。

顾伯华：标本同治愈皮炎

病例： 郑某，男，64岁。1972年6月10日初诊。患者颈部瘙痒，皮肤增厚，时轻时剧，已有7年。近1年来发展到躯干四肢，瘙痒不堪，夜难成眠，心烦易怒，便干溲少。检查：颈部两侧皮肤肥厚，色素减退，间有色素沉着斑，四周有光亮扁平的坚实丘疹，胸背及两大腿内侧也有类似皮损，满布血痂、抓痕，大片潮红，腘窝及肘内少量渗液；舌红，苔薄，舌根腻；脉弦滑。证属年老营血已虚，生风生燥，皮肤失养，夹有湿热。拟凉血、清利湿热治其标。处方：鲜生地黄30g，赤芍9g，玄参12g，鸡血藤12g，茵陈12g，蒲公英30g，苦参片12g，制大黄9g，土茯苓30g。外用1%薄荷三黄洗剂。6月7日二诊：药后瘙痒显著减轻，大便每日2次，皮肤潮红已退，睡眠良好，但皮肤干燥，乃湿热之邪渐去而血虚成燥突出。拟养血祛风润燥治其本。处方：大生地12g，当归9g，赤芍、白芍各6g，制何首乌12g，小胡麻9g，苦参片12g，炙地龙9g，肥玉竹9g，珍珠母（先煎）30g，生甘草3g。外用白柘膏。7月8日三诊：抓痕、血痂全部消失，皮肤肥厚也稍软变平，胃纳二便正常，证属慢性。以片剂代药汤。处方：当归片，5片，每日3次；乌梢蛇片，5片，每日3次。2个月后痊愈。

本病皮损状如牛项之皮厚且坚，所以中医称为“牛皮癣”。好发于颈部，衣领摩擦，瘙痒更剧，病情加重，故又名“摄领疮”。局限一处或数处，一般不必服药；但播散性者，全身皆有皮损，应服养血祛风润燥、清利湿热之剂，可获速效。若因情绪波动而症状加剧者，可适当加平肝潜镇安神的珍珠母、生牡蛎、五味子、夜交藤等。本病是一种常见的皮肤神经功能障碍性皮肤病，多发生于颈、肘、骶等部位，以皮肤瘙痒、苔藓化为特征。根据皮损范围大小，临床上可分为局限型和泛发型两种类型，常呈慢性，易于反复发作，多见于青壮年。其病因可能与神经系统功能障碍，大脑皮质兴奋和抑制平衡失调有关。现代西医学治疗一般采用镇静或抗组胺药、X线照射及封闭疗法等，但多不能根治。

神经性皮炎在中医学中称为"干癣""牛皮癣""摄领疮"等，又因其顽固易发而称之为"顽癣"。《诸病源候论》曰："摄领疮，如癣之类，生于颈上，痒痛，衣领拂着即剧，云是衣领揩所作，故名摄领疮。"《外科正宗·顽癣》也说："牛皮癣如牛项之皮，顽硬且坚，抓之如朽木"，"皆属风湿凝聚生疮，久则瘙痒如癣，不治则沿漫项背"。历代医家临床上多用凉血清热疏风、养血润燥、健脾渗湿等法为主，并配合外治。

一些医籍如《儒门事亲》《本草纲目拾遗》等还有用针灸方法治疗顽癣的记载。中医治疗神经性皮炎的报道，始见于20世纪50年代中期，自20世纪80年代以来除了在临床上获得较大进展外，还开展了有关神经性皮炎防治的实验研究。如对神经性皮炎患者的脑电图检查显示，此类患者大多数表现为界限性异常和轻度异常脑电图，异常率为62.2%，远高于正常人对照组的异常率（27.4%）。有人通过对神经性皮炎的病因学疗法进行探索，认为精神因素在发病原因中占主导地位，倒此对此病患者做心理疏导及避免再受刺激可能是治疗本病的关键之一。

钱伯文：通下升提治肠癌

肠道恶性肿瘤多属中医学的"脏毒便血""肠蕈""癥瘕""锁肛痔""便风""下痢""肠癖"等范畴，多因忧思郁怒，饮食不节，久痢久泻，脾失健运，气机不畅，毒邪侵入，湿热蕴结，下注大肠，滞留积聚，凝结成积。如《灵枢·刺节真邪》："有所结气归之，卫气留之，不得反，津液久留，合而为肠溜，久者数岁乃成。"又如《灵枢·水胀》："肠蕈者，寒气客于畅外，与卫气相搏，气不得荣，因有所系，癖而内著，恶气乃起。"指出此病与机体失调、外邪入侵、营卫不和有关。肠癌的病因病机不外乎内外两方面因素：忧思抑郁、脾胃失和致湿热邪毒蕴结，趁虚下注浸淫肠道，气滞血瘀，湿毒瘀滞，凝结而成肿瘤，是其内因；寒气客于肠外，或久坐湿地，或寒温失节，饮食不当，恣食肥腻醇酒厚味，或误食不洁之物，损伤脾胃，致运化失司，湿热内生，热毒蕴结，流注大肠，蕴毒结于脏腑、火热注于肛门，结而为肿，是其外因。

临床将肠癌分为热毒壅滞和脾虚湿聚两型。热毒壅滞型见大便次数增多，便时常带有脓血和黏液，腹部胀痛，胃纳不佳，苔黄腻，脉细弱和细数，治以清热解毒、活血消肿，方用黄连解毒汤、四妙丸、当归龙荟丸、槐花散、少腹逐瘀汤等加减；脾虚湿聚型见胸闷不舒，胃纳不佳，腹部胀满作痛，大便黏液时伴脓血，臭秽异常，苔腻或白腻，脉细涩或细濡，治以健运化湿、消肿解毒，方用胃苓汤、藿朴夏苓汤、桂枝桃仁汤、木香通气散、消痈汤等加减。

大肠为六腑之一，司传导之职。肠道恶性肿瘤则有碍腑道的通畅，阻滞气血水湿的运行。根据“六腑以通为用”“泻而不藏”之理，欲消除肠道肿块，通下腑中污浊、脏毒、瘀血等病理产物至为重要。通过各种通下法，达到邪去腑通，肠道的功能才有恢复的可能。常用清下、润下、温下、下瘀四法通下。清下，即清热攻下，用于热毒结聚于肠中之证，常用大黄、芒硝；润下，即润燥通下，用于肠中津少、血亏或气明两亏而便秘者，常用生地黄、当归、火麻仁；温下，即温脾攻下，用于寒湿结于腑中、便下脓胨之证，常用炮姜、木香；下瘀，即攻逐下瘀，用于腹中疼痛固定不移、大便变细者，常用乳香、没药、当归、赤芍、莪术。

钱氏指出，解剖学所指肠道，除属于中医的腑之一“肠”外，还有部分功能属于中医五脏之一的“脾”。脾主升清气，主运化。因此肠道既是中医的“腑”，又属中医的“脾”。腑气宜通、宜降，泻而不藏；脾气宜守、宜升，藏而不泻。而据临床所见，肠道恶性肿瘤患者都有不同程度的正气虚弱表现，主要是脾虚，脾虚中又以脾虚清气不升为多见。因此，治疗肠癌，尤其强调把升提法与通下法有机地结合起来。即注意调整明阳，处理两者关系时做到升降适宜，“升”时不妨碍“通”，“通”时不妨碍“升”；邪盛、毒盛时以通下为主，正气虚弱、脾虚气陷时以升提为主。“通”“升”并举，各取所用，如黄芪汤加柴胡、升麻治气虚下陷、肛门坠胀便秘者，获效良好。钱氏曾以自制抗瘤中药复方“消瘤净”治疗61例肠道恶性肿瘤，观察结果3年生存率为30%，2年生存率为42.9%，1年生存率为58%，全部病例未见不良反应。

朱仁康：皮科四辨

皮肤是机体的一部分，覆盖于体表，内有经络与五脏六腑相系。肌肤腠理受邪必渐趋于内，脏腑有病亦可形诸于外，内外是一个整体。因此，疮疡皮肤病和其他内科疾病一样，要从整体观点，通过望、闻、问、切，四诊八纲，来进行辨证论治。皮肤病又有自身的特点，其自觉症状或皮损形态往往可以在体表表现出来，使我们肉眼可以直接看到，给临床辨证论治带来有利条件。

1. 辨脉象、舌苔　脉象在皮肤病的诊疗中有一定参考价值，例如风盛常见弦脉、浮脉湿盛常见滑脉、缓脉、濡脉，热盛常带数脉，风热证脉弦而带数或浮数，湿热证脉滑而带数，风湿证脉弦滑，脾湿证脉缓滑，风寒证脉弦而缓辨舌苔为望诊的一种，通过观察舌质、舌苔表现以帮助临床辨证，例如舌质红主热，红而起刺为血热，舌尖红为心火、舌边红为风热，舌质红而干、苔光剥系阴虚有热，舌质红、苔薄白为湿轻热重，舌质红、苔白腻为湿重热轻，舌质红、苔薄白、干燥为风燥，舌质红、苔黄为脾胃有热，舌质红、苔黄燥、便干者为里热盛，舌质红、苔黄厚腻带灰为湿热俱重，舌质淡为血虚，舌质淡、苔白滑为风寒。

2. 辨痒、痛、麻木

(1) 辨痒：① 风痒。多指外感风邪客于肌肤所致瘙痒。风性善行而数变，袭于肌肤，走窜入注，则遍身瘙痒，如荨麻疹。② 燥痒。风胜则燥或因血虚风燥肌肤失养引起之燥痒，如风瘙痒（皮肤瘙痒症）。③ 湿痒。湿留肌表，积湿生热，黄水频流，浸淫四窜而作痒，如湿疹等。④ 虫痒。蕴湿生虫，其痒尤烈，如虫疥（疥疮）等。

(2) 辨痛：凡气血壅滞，不通则痛。痛可分为寒痛、热痛、虚痛、实痛、风痛、气痛、瘀血痛等。其中以寒痛、热痛、瘀血痛与疮疡皮肤病关系较密切。① 寒痛。痛处不移，遇冷则甚，如脉管炎。② 热痛。皮色焮红赤肿，灼热疼痛，遇冷则痛减，如缠腰火丹；或因热毒壅盛、经脉阻塞、气血不行引起之疼痛，如痈疖疔疮、阳证之疼痛。③ 瘀血痛。初起隐痛，微胀，微热，皮色黯红，继则皮色青紫而胀痛，如静脉炎、结节性红斑等。

(3) 辨麻木：麻为血不运，木为气不行，故麻者木之轻也，木者麻之重也。凡是肌肤已死，气血不运，就感到麻木不仁，如大麻风。若肿疡之现麻痛者，系疮毒壅塞、气血失运所致，如疔毒；若溃疡见麻木者，系气血亏虚之表现。

3. 辨肿 肿与痛关系密切。人身气血周流不息，稍有壅滞就会发生肿痛。肿可分为虚肿、实肿、火肿、寒肿、湿肿、风肿、痰肿、气肿、郁肿、瘀肿等。与疮疡皮肤病有关的肿有下述几种。

(1) 实肿：肿块高突，疮肿肉不肿，如化脓性炎症、痈、疖等均属之。

(2) 湿肿：皮肤潮红或淡红，肿而脂水频流者，如急性湿疹等。

(3) 风肿：肿处比较宣浮，随处可生，游走不定，如风疹块、血管神经性水肿、日光性皮炎等。

(4) 痰肿：肿处皮肤不红不热，按之有核块，属中医所称“痰核”之类，如脂肪瘤、皮肤囊虫病、淋巴结核等。

(5) 瘀肿：肿处皮肤紫黯或黯红色，触之发硬或可凹性水肿，如硬结性红斑、结节性红斑、多形性红斑等。

4. 辨皮斑 主要是根据局部皮肤皮疹形态来进行辨证治疗，这是中医皮肤外科临床施治的主要依据。皮损形态包括皮疹大小、境界、排列、色泽、部位等。凡是点大成片，摊于皮肤之上，斑斑如锦文，抚之又不碍手者为斑。

(1) 辨红斑：① 温热发斑型。指弥漫性潮红及大片之红斑，伴有身热（或不伴身热）等全身症状者，例如药物性皮炎、红皮症、系统性红斑狼疮等。可按中医温热病卫、气、营、血传变学说来指导治疗，以凉血、清热、解毒为主。温邪入里，波及营血，容易伤阴灼液，除斑疹隐现外，尚可见内热伤阴证候如见舌质红绛或紫晦、脉沉细而数、身热或其他血热妄行等症状。治拟凉血清热，佐以滋阴增液。② 热毒型。指热毒所引起之红斑，多见于一般化脓性感染。此系热毒之邪浸淫肌肤引起焮肿成片，赤热疼痛，伴有身热、口渴、大便干、脉洪大、舌质红、苔黄燥，例如丹毒、流火、缠腰火丹等。治宜清热解毒法，投以苦寒清热药为主。如红斑上见有水疱可加以利湿之药。

(2) 辨紫红斑：正常肌肤皮肤红润光泽，如气血不和引起气血瘀滞即现紫斑、紫红斑，重则转为紫黑斑。① 因湿热下注致气血瘀滞，阻于脉络，下腿出现结节、紫红斑、水肿等症状，如瓜藤缠（下肢结节性疾患）等，治宜祛瘀活血，佐以清热利湿之剂；② 因气血瘀滞、瘀久化热所引起之紫红斑或紫红色斑丘疹，如红云风、猫眼疮（多形性红斑）等，治宜凉血活血；③ 因血分蕴热逼血外溢络脉引起紫癜、青腿（坏血病），治疗亦以凉血、活血为主；④ 因寒邪外束而致寒凝血滞引起之紫斑，如冻疮，治宜温经散寒、祛瘀活血。

(3) 辨黑斑：一般多从肝、肾两脏来辨证。① 从肝辨证。肝藏血，凡是忧思抑郁引起之肝气郁滞，郁久化热，伤阴灼血，血弱无华，颜面部发黧黑斑（黄褐斑），治宜养血平肝。② 从肾辨证。肾色为黑，凡肾阴、肾阳不足均可引起皮肤色素沉着。肾阳不足或命门火衰，可使虚阳上越，肌肤黏膜出现黧黑斑，除皮肤黏膜色素沉着外，尚可见阳痿、早泄、五更泻、困乏无力、腰酸背痛等症状，例如艾迪生病、黑毛舌等，治拟温肾助阳；凡肾阴不足，水亏火滞，火郁于孙络血分，肾的本色即显露于外，例如利尔黑变病、中毒性黑变病等，治拟滋肾降火。

(4) 辨白斑：凡是皮色斑白，点片相间的色素脱失斑，中医认为系风邪搏于肌肤致令气血失和，或风邪外袭、气血凝滞、毛窍闭塞而发。总之是由风邪外客引起气血失和而起，如白驳风（白癜风）、紫白癜风（汗斑）等，治宜祛风和血为主。

(5) 辨斑丘疹、丘疹：这类皮疹大都淡红或黯红色，瘙痒无度，散在或集簇，多见于风热证，如粟疮（丘疹性湿疹）等，治拟疏风清热。

(6) 辨水疱：包括丘疱疹、水疱、大疱或浸淫湿烂等，均属水湿为患、湿邪外淫，轻则起疱，重则浸淫湿烂。例如水湿上泛则发旋耳疮，湿热下注则发胞漏疮。凡脾经有湿，肌中蕴热，湿热相搏而引起皮肤潮红渗水，治拟利湿清热或淡渗利湿；又有毒热内炽而发生大疱如天疱疮，则宜清热败毒；如因脾湿内蕴而发生水疱，则宜健脾除湿。

(7) 辨脓疱：皮肤病所见之脓疱或丘脓疱疹，周边常见有红晕或伴有全身发热不适，治宜清热解毒。

朱仁康：疮疡论治

疮疡皮肤病不仅仅是局部浅表的病，其与整体营卫气血、脏腑机制有重要联系。因此在防治上必须强调从整体来看问题，不但要用外治法，更重要的是内治法，古人认为“治外必本诸内，治内亦就治外”。

1. 消风清热，用于风热证　风热相搏，营卫失和。如荨麻疹，若风热久羁，未经发散则反复发作（慢性荨麻疹）；内蕴血热，多感外风，如风瘾疹（荨麻疹）、风热疮（玫瑰糠疹）、粟疮（丘疹性湿疹）等。症见身起丘疹、红斑、风团，发痒；舌质红、苔薄白或薄黄；脉弦滑数。治宜消风清热、搜风清热、凉血消风。方用消风清热饮、疏风清热饮、乌蛇搜风汤、凉血消风散。如症轻则用荆芥、蝉蜕、浮萍、白蒺藜轻疏风邪；风重用乌梢蛇、防风、羌活、白芷搜风散邪；血热用生地黄、牡丹皮、知母、生石膏凉血清热；热重用黄连、黄芩、苦参、大青叶苦寒清热。佐以当归、丹参、赤芍等和营之品，可随证选用。

2. 祛风散寒，用于风寒证　卫外不固，风冷易袭，症见风瘖瘩遇风着冷即起，日久不愈（如冷激性荨麻疹）；舌淡苔薄白；脉紧或缓。治宜固卫御风、温经散寒。轻症用固卫御风汤，重症用止痒永安汤。方中黄芪、防风、白术以固卫；麻黄、桂枝温经散寒；羌活、荆芥、防风、白芷祛风散寒。必要时加当归、赤芍、桃仁、红花活血和营以祛风。

3. 祛风胜湿，用于风湿热证　内蕴湿热，外受于风，如风瘖瘤、丘疹性荨麻疹，或风重于湿如肾囊风、慢性明囊湿疹干燥发痒，及风湿热俱重之证如火赤疮、疱疹样皮炎。症见风轻则痒轻，风重则痒重，湿热则起水疱舌红苔薄白，湿热俱重则起大疱、肤红赤、舌红、苔黄腻、脉弦滑数。治宜祛风、胜湿、清热。方用祛风胜湿汤、祛风燥湿汤、解毒泻心汤。风轻用荆芥、防风、蝉蜕，风重用乌梢蛇、羌活、白芷；湿轻用陈皮、茯苓，湿重用黄连、黄芩；热轻用金银花、甘草，热重用知母、生石膏。

4. 利湿清热，用于湿热证　湿热浸淫，如浸淫疮、泛发性湿疹；湿热下注化为火毒，如流火、下肢丹毒；脾胃湿热上蒸，如羊须疮、须疮；湿热下注，如湿臁疮（小腿湿疹）。症见流水浸淫，或起水疱，焮红发痒；舌红，苔薄黄或黄腻；脉滑数。治宜利湿清热。方用利湿清热方、龙胆泻肝汤、芩连平胃散、萆薢渗湿汤。方中龙胆、黄芩、山栀子、黄连、木通苦寒清热除湿；赤苓、泽泻、萆薢、滑石、车前子淡渗利湿。

5. 健脾理湿，用于脾湿证　脾湿泛滥，如浸淫疮（泛发性湿疹）；脾经湿热，湿重于热，如缠腰蛇丹（带状疱疹水疱型）、小儿湿疹。症见身起水疱，流水发痒，皮色不红，或见胃痛、纳呆、便溏；舌淡，苔白腻；脉濡缓滑。治宜健脾理湿。方用健脾除湿汤、芳香化湿汤、除湿胃苓汤、小儿化湿汤。方中苍术、白术、厚朴、陈皮健脾理湿；茯苓、猪苓、泽泻、六一散淡渗利湿；藿香、佩兰芳香化湿；桂枝或肉桂通阳化气。

6. 凉血清热，用于血热证　肺经血热，如痤疮、酒糟鼻；血热风燥，如白疕风（银屑病进行期）；热重丁湿，如粟疮（丘疹性湿疹）、青少年血热发生斑秃或白发；风热伤营，血溢成斑，如过敏性紫癜。症见舌质红绛，少苔，脉细数。治宜凉血清热。方用凉血清肺饮、凉血四物汤、白疕一号方、凉血除湿汤、乌发丸、凉血清热方。方中生地黄、牡丹皮、赤芍、槐花、紫草、侧柏叶、墨旱莲凉血；黄芩、大青叶、知母、苦参、生石膏清热。

7. 清营败毒，用于毒热证　中药毒之气，如风毒肿（药物性皮炎）；温毒入营，壮热发斑，如红斑狼疮；心火妄动，血热内盛，如寻常性天疱疮；毒热内炽，伤阴耗液，皮肤失养，如剥脱性皮炎。症见身起红斑或大疱，或皮肤大片潮红脱屑，或皮肤剥或伴发高热；舌红或绛，苔黄或光剥；脉细数。治宜凉营、清热、败毒。方用皮炎汤、清瘟败毒饮、解毒泻心汤、增液解毒汤。方中犀角、生地黄、牡丹皮、赤芍凉营清热；知母、生石膏清肌热；金银花、连翘、生甘草清热解毒；苔黄用黄连、黄芩、大青叶苦寒清热；舌绛光剥用玄参、沙参、石斛、麦冬、天花粉、炙鳖甲等滋阴增液。

8. 清热解毒，用于热毒证　外受风热、湿热、暑热之邪，均能化火化毒，热毒壅聚、营卫不和而成疮，如疖、毛囊炎、脓疱疮、痈、疔、丹毒等。治宜清热解毒、托毒消肿。消炎方，用治疖、毛囊炎、脓疱疮等；消痈汤，用于治痈；地丁饮，用治疔疮；清暑解毒饮，用治热疖痱毒；普济消毒饮，用治颜面丹毒。方中黄连、黄芩、栀子、大青叶苦寒清热；紫花地丁、野菊花、重楼、蒲公英、金银花、连翘、生甘草清热解毒；当归尾、赤芍和营消肿；穿山甲、皂角刺托毒消肿。

9. 养血息风，用于血虚证　血热生风，风燥伤血，如风瘙痒（皮肤瘙痒症）、阴囊瘙痒、女阴瘙痒等；气血两亏，肌腠失养，如老年瘙痒症、脂溢性皮炎、神经性皮炎、银屑病等。日久均能风燥伤阴耗血。症见皮肤干燥瘙痒，脱屑，重则周身皮肤潮红甲错；舌淡苔净，或舌绛苔光；脉细弦。治宜养血息风、滋阴润燥。方用养血消风散、止痒息风方、养血息风方、风癣汤、养血润肤饮。方中当归、白芍、生地黄、熟地黄、丹参养血；荆芥、蒺藜消风；煅龙骨、煅牡蛎、珍珠母潜阳息风；玄参、麦冬、火麻仁、甘草滋阴润燥；桃仁、红花、茜草活血祛风。

10. 活血化瘀，用于血瘀证　营卫不从，逆于肉里，乃生痈肿；湿热下注，瘀阻脉络，结聚成核如梅核丹（结节性红斑）；寒凝络痹，气血不能贯注，如脉痹（脉管炎）；阳气不足，不能达于肢末，气血运行不利，则手足发绀，如雷诺现象；风寒湿邪阻络，气血痹滞不行，如皮痹（硬皮病）；瘀血阻于经络，营卫之气不宣，血不养肤，风从内生，而致风瘖瘤、风瘙痒；瘀血不去，新血不生，如斑秃、酒糟鼻。症见舌质紫黯或有瘀斑，脉细涩。治宜活血化瘀、通络行痹。方用和营消肿汤、通络活血方、当归四逆汤、阳和汤、独活寄生汤、活血祛风汤、通窍活血汤。方中当归尾、赤芍、川芎、桃仁、红花活血化瘀；牛膝、泽兰、茜草、王不留行行血破瘀；黄芪补气；青皮、香附行气；肉桂、桂枝、独活、地龙温经通络。

11. 滋阴降火，用于阴虚证　阴虚内热，见于红斑狼疮阴虚型；毒热伤阴，如寻常性天疱疮、疱疹样脓疱病等；阴虚火盛，郁于经络，面现黑斑（黄褐斑或黑变病）。症见面颧潮红，面起红斑或起黑斑，或身起大疱、疱疹；舌绛苔光；脉细数。治宜滋阴降火。方用知柏地黄汤加味、知柏地黄丸、增液解毒汤、大补明丸。知柏八味加青蒿、龟甲、鳖甲、女贞子、墨旱莲滋肾清热；生地黄、玄参、牡丹皮、赤芍凉血清热；麦冬、石斛、天花粉滋阴增液；金银花、连翘、甘草清热解毒。

12. 温肾壮阳，用于阳虚证　肾阳不足，阳气不达肢末，肢端发绀，常见于红斑狼疮、硬皮病等；肾阳虚，水气上泛，肾之本色显露于外，而现黧黑斑（黑变病）或艾迪生病、黑毛舌等。症见面白，腰酸腿痛，畏寒肢冷；舌淡而胖；尺脉细弱。治宜温肾壮阳。方用肾气丸、右归饮。可加用淫羊藿、仙茅、胡芦巴、巴戟天、菟丝子等温肾壮阳之品。

黄文东：轻灵肃降治顽咳

黄氏治疗咳嗽，用药主张轻灵为贵，不主张药量过大及妄投辛散、酸敛或重浊之剂。因肺在上焦，上焦如羽，非轻不举。轻清灵动之药可以开达上焦。黄氏还强调祛邪的重要性，认为治疗咳嗽不能留有一分邪气，若邪气未清即投以大剂养阴润肺或止咳之药，则邪气必然恋肺，滋生他变。黄氏治疗咳嗽的常用方法有宣肺、温肺、清肺、润肺、肃肺5种。

1. 宣肺 宣通肺中痰滞，发散外邪。黄氏认为，不管咳嗽发病时间之长短，有邪即要“宣”，使肺络宣通，外邪得去，咳嗽始能平息。如但见咳嗽，不辨有邪无邪，只用止咳化痰之药，则风邪恋肺，咳嗽亦不能止。宣肺的代表方为三拗汤。黄氏常用的宣通药有桔梗、甘草等（偏热者还可用射干），咳嗽音哑者可加胖大海、木蝴蝶、凤凰衣等以宣肺开音。发散药轻者有荆芥、防风、前胡等（偏热者还可用蝉蜕、牛蒡子），重者有麻黄、桂枝。同样是发散药，又有表实、表虚之不同。表实无汗者用麻黄，表虚汗出者用桂枝，两者当有所区别。

2. 温肺 治疗风寒咳嗽，温肺药每与宣肺药同用，使风寒之邪外达，则咳嗽可止。温肺的代表方为杏苏散。常用药有旋覆花、紫菀、款冬花等。如咳嗽气急不平者，用麻黄、桂枝，以温肺平喘；如痰多白沫、舌苔白腻者，用细辛、生姜或干姜，以温肺化饮。

3. 清肺 寒包火、风热及燥热咳嗽均要用清肺药。黄氏认为寒包火之咳嗽是风寒束肺、肺热内蕴，或风寒化热、寒热夹杂所致。其主症为阵咳，咳而不爽，咳痰不畅，口干，舌边尖红，苔薄白或微黄。治疗当宣肺与清肺同用，即《黄帝内经》所谓“火郁发之”之意。常用的清肺药有桑叶、桑白皮、地骨皮、炙马兜铃、枇杷叶、茅根、芦根、黄芩、生石膏等。因肺为清虚之脏，故清肺药亦宜轻清为佳。石膏质地虽重，但生者有清透之性，既能清胃热，也有清肺热的作用，在肺热较重时也可选用，如麻杏石甘汤中的石膏主要就是用来清肺热的。清肺的代表方为泻白散。

4. 润肺 肺热不清，则进一步为灼伤津液，而见口干咽燥、咳嗽少痰不易咳出、舌红等症。又因肺与大肠相表里，肺热伤津，则肠液亦少，故还可出现大便秘结。黄氏认为寒包火之咳嗽，即使出现肺热伤津之证，亦不可早用润肺药。过早应用麦冬等，容易使外被遏，不易外达，而咳嗽亦不易痊愈。黄氏常用的润肺药有沙参、麦冬、玉竹、瓜蒌等。

5. 肃肺 肃为肃降之意。因肺为清虚之脏，所以肺气宜降则和。黄氏不主张在咳嗽初期用肃肺药，否则会使外邪恋肺，咳嗽不易速愈。但咳嗽初起，如咳呛较剧，无痰或少痰时，也可宣肺药与肃肺同用，这样即使外邪有出路，又不致损伤肺气。黄氏常用的肃肺药有炙紫苏子、白前、蛤壳、海浮石等，其他如紫菀、款冬花之类，亦有温肺、肃肺的作用，均可选用。

其代表方为止嗽散，对慢性咳嗽尤佳，无论有邪无邪均可应用，并无留邪之弊。如咳呛较剧而用药无效时，还可加用天竺子、梅花、罂粟壳等以加强肃肺止咳的作用。罂粟壳含有吗啡、罂粟碱，只能用于剧咳日久、咳而无痰者，同时必须中病即止，不可久用，如咳嗽剧烈属痰浊恋肺者万勿轻率使用，以免导致痰壅气窒之弊。

除上述方法之外，对于迁延日久，痰多苔腻、神疲乏力、动则自汗之风寒或风热挟湿者，则应着重用化湿药，如平胃散之类，此时不可过早应用补气之药；对于阵咳较剧，甚则胸胁疼痛、烦躁，不咳时如常人之肝火犯肺者，则应着重用清肝之品，如黄芩、栀子、黛蛤散之类。咳嗽日久，肺气不能肃降，肾气不能摄纳，以至动则喘甚，治疗当培补肺肾：偏于肺虚者，以生脉散为主方，偏于肾虚者，以肾气丸为主方。

叶景华：蛋白尿血尿，治宜急性清、慢性和

1. 治疗蛋白尿　急性肾炎尿蛋白治以清利为主，慢性肾炎尿蛋白治以扶正为主。由于历史条件限制，蛋白尿在中医历代著作中未提到，但根据临床表现和水肿发病的机制联系起来看，主要与脾、肾病变有关。一方面脾不运化水湿，肾不能主水以致水湿泛滥而水肿；另一方面脾虚气陷，肾虚不能固摄而精微下泄。尿中蛋白是水谷之精微，大量蛋白从尿中排泄，正气日益耗损，脾肾更见虚亏形成了恶性循环。

(1) 急性肾炎尿蛋白：急性肾炎尿蛋白经治疗后，随着肿退，一般情况好转而渐减少。尿蛋白不易消失者，主要与湿热未清有关，仍宜清利为主。叶氏通过临床，认为荠菜花有清热利尿，凉血止血之功，大剂量使用对急性肾炎蛋白尿、血尿有一定的效用。

(2) 慢性肾炎尿蛋白：慢性肾炎尿蛋白不易减少，感受外邪者应先以祛邪为主。慢性肾炎蛋白尿一般有两种情况。① 面浮肢肿，腰酸乏力，舌苔薄质淡红，脉细，以补肾固摄、健脾益气为主，用鹿衔草、楮实子、金雀根、白术、党参、黄芪、芡实；② 口苦咽干，小便短赤，舌苔薄黄，脉弦细或数，治以益肾健脾、清化湿热为主，用川牛膝、苍术、黄柏、椿根皮、牡丹皮、荠菜花、板蓝根、白花蛇舌草。两者皆须配以活血祛风之药如肿节风、菝葜、山海棠、徐长

卿。药后对慢性肾炎肾功能正常者尿蛋白能逐渐减少，但时间较长。临床观察慢性肾炎75例，治疗前24小时尿蛋白定量平均为4.69g治疗后多数有不同程度的降低，24小时蛋白定量降低至0.2g以内的有34例，降至1g以内的6例，不同程度降低的24例，说明上述方药有较好的疗效。

病例：患者王某，女性，33岁，农民。因水肿半月而于1983年10月15日住院治疗。患者5个月前全身水肿，经诊断为慢性肾炎，曾使用激素、等治疗，病情缓解。但近半月面部及下肢又水肿，并出现蛋白尿。头晕乏力，面色萎黄，舌苔薄黄，舌质黯红，脉弦带数。住院后给予益肾健脾、清化湿热之剂，服药1个月症状明显好转，尿中蛋白有所减少。继续服药3周，血压下降于1983年12月10日出院，继续服原方3个月，尿蛋白阴性，又坚持服药1年，尿蛋白一直阴性。

2. 血尿　急性和慢性肾炎的血尿，根据临床观察有两种情况：① 热蓄肾与膀胱，迫血妄行而尿血，有实热与虚热之分。实热证多起病急，由外邪入侵所致，《诸病源候论》云：“风邪入于少阴，则尿血。”血尿严重者，肉眼可见如洗肉水样或如咖啡样尿，镜检红细胞满视野。虚热证病程比较长，水肿退后尿中红细胞反复增多，由于肾阴不足、湿热羁留或虚火妄动迫血下行而尿血，小便短赤，镜检红细胞多。② 由于脾虚不统血，肾虚不固摄而尿血。肉眼观小便尚清，但镜检有红细胞，一般较虚热患者尿中的红细胞较少。

(1) 实热证：治疗肾炎血尿实热证以清热凉血，方用小蓟饮子加减。叶氏对急性肾炎血尿，重用小蘖、白茅根取得较好的疗效。肾炎有水肿和血尿，不宜用止涩之品，古人对此早有论述。《景岳全书》中说：“盖水道之血宜利。”《医学心悟》中说：“凡治尿血不可轻用止涩药，恐积瘀于明茎，痛楚难当也。”不仅如此，若瘀血阻滞肾脉络可导致尿闭危症。水肿而尿血者，治疗时既要止血又要利水，小蓟、白茅根既有清热凉血止血之功，又有利水之效，故对急性肾炎水肿兼血尿者十分适合。

(2) 虚热证：虚热证治以滋阴凉血，方用知柏八味丸加减，并可用血余炭研末吞服。血余炭能止血化瘀利小便，治血尿虚实皆宜。

病例：王某，男性，5岁，因面部及下肢水肿而住院。患者下肢经常发疱疹，于入院前4天起面部及下肢水肿，小便短赤如咖啡样，苔薄腻，脉细。尿检验：蛋白+，红细胞满视野。治以清利湿热、凉血止血，药用小蓟、白茅根、车前子、苎麻根、蒲黄炭、赤茯苓、猪苓、泽泻。服药2剂小便较多、水肿渐退，尿色仍深。继续服药2剂，肿退，尿色渐清，但镜检红细胞仍多。原方加茜草炭、黑栀子。连续服药6天，小便清，镜检红细胞少量。减清利之药，加补益脾肾之剂，服药3天，尿检验正常而出院。

陈湘君：系统性红斑狼疮诊治五法

陈氏认为，系统性红斑狼疮的病机是在肝、肾精血阴津亏虚、邪火内生的基础上，感受风湿热毒或因曝晒日光，内外相合，两热相搏，导致气血逆乱，阴阳失调，经脉痹阻，脏腑亏损。故系统性红斑狼疮是一个肝、肾亏损为本，邪毒亢盛为标，本虚标实的疾病。治疗当以滋养肝、肾、清热解毒为原则。由于其病程漫长，症状复杂，因此其邪正虚实并非一成不变。根据患者临床症状，陈氏将本病分为5型。

1. 热毒炽盛型　相当于急性发作型，多见于少女，来势凶猛，病情严重。主要证候：高热稽留，面手胸腔等处出现红疹红斑，颜色鲜红、灼热或手足出现瘀斑，关节肌肉酸痛较甚，头痛剧烈，目赤、咽痛，口干口苦，气粗喘急，尿赤便秘，烦躁不宁甚至谵妄，四肢不时抽搐或吐血、鼻出血、尿血，舌质红绛或光绛少津，苔黄糙，脉多弦数。治则：清热解毒，凉营清心。常用药物有生地黄、玄参、紫草、重楼、牡丹皮、水牛角、赤芍、白花蛇舌草、板蓝根、金银花、栀子、青蒿。高热不退加人工牛黄，或用安宫牛黄丸、醒脑净；神志昏迷加神犀丹、紫雪丹，或鲜菖蒲，或针刺人中、百会；手足抽搐加羚羊角、钩藤、全蝎。此型多采用中西医结合共同抢救，以中药清热解毒、凉营开窍为主，同时辅以中等量激素短程治疗。

2. 肝肾阴虚型　大多为缓解及稳定期，多见于中老年妇女。主要证候：头晕耳鸣，神疲乏力，不耐劳作，低热缠绵或稍事活动即热度升高，午后颧面升火，面颊及手掌、手指尖红斑隐隐，腰酸膝软，脱发，月经不调，苔薄舌红，脉细数。治则：滋养肝肾，清热通络。常用药物有生地黄、熟地黄、知母、黄柏、茯苓、山茱萸、牡丹皮、牛膝、玄参、赤芍、白芍、草河车、丹参、墨旱莲、白花蛇舌草。潮热不退加青蒿、地骨皮；脱发加何首乌、枸杞子、女贞子；面颊口腔红斑溃疡加芙蓉叶、野蔷薇花、碧玉散。

3. 气血瘀滞，经脉痹阻型　多见于以肝损害为主者。主要证候：关节肌肉酸痛，腰脊酸软，肝脾大，淋巴结肿痛，胸胁掣痛，脘腹胀闷，纳少，头晕心烦，月经不调，面颊及指尖红斑色褐或不甚鲜红，或有雷诺现象，唇舌紫或有瘀斑，脉弦细而涩。治则：养阴柔肝，活血通络。常用药物有生地黄、玄参、枸杞子、当归、赤芍、白芍、牡丹皮、郁金、丹参、虎杖、半枝莲、白花蛇舌草、重楼、红花。肝脾大加莪术、鳖甲煎丸；胁痛加川楝子、延胡索、平地木；关节酸痛加寻骨风、威灵仙；肢端发绀加地龙、益母草；斑片色褐加桃仁、生蒲黄。

4. 气阴两亏型　多见于缓解期。主要证候：身热时起时伏，热势昼升夜降，怕风自汗或潮热盗汗，气短乏力，头晕，心悸少寐，面颊、四肢红斑隐隐，舌嫩红，脉细濡。治则：气阴双补。常用方药有太子参、麦冬、五味子、生地黄、玄参、牡丹皮、赤芍、黄芪、白术、茯苓、黄精、丹参、白花蛇舌草、甘草。自汗盗汗加淮小麦、煅龙骨、煅牡蛎；心慌气短，脉结代加苦参、远志、炙甘草。

5. 脾肾阳虚型　多见于肾损害后期。主要证候：面色苍白，颜面、下肢水肿，精神萎靡，周身无力，畏寒肢冷，纳少便溏，心悸气短，手足发绀，甚则出现胸腔积液、腹水，尿少气急，舌质淡胖，脉沉细无力。常用方药有温补脾、肾，兼清邪毒。常用药物有淫羊藿、巴戟天、补骨脂、菟丝子、附子、山药、猪苓、茯苓、黄芪、白术、薏苡仁、六月雪、重楼、白花蛇舌草。蛋白尿加玉米须、酢浆草、金樱子、米仁根；尿少腹胀加葶苈子、车前草、腹水草。

姚培发：老年痴呆，肾虚髓消为发病之本，着力痰瘀是治之要着

病位在脑，病变在脑神。《素问·脉要精微论》曰："头者，精明之府，头倾视深，精神将夺矣。"李时珍亦说："脑为元神之府。"王清任更明确提出："灵机记性在脑。"可见中医一直不否认脑主神明及其在思维、记忆、意念、运动、任物等方面之功能。然而，《内经》亦有"心主神明"之说。姚氏认为脑主神、心藏神。脑，其位最高，为奇恒之府，总统五脏六腑四肢百骸；心，分神明之心和血肉之心，神明之心隶属于脑，为君主之官，因而脑有统御神、魂、魄、意、志五神之功。

脑即指脑髓而言，脑为髓之府。若因各种原因致脑髓的血脉不利，脆而不柔，痰浊瘀血，蒙闭清窍，清气不升，浊阴不降。轻者脑络瘀阻，久之遂生窠囊。重者络破血溢，压迫脑体，最终致脑体缩小，脑之魂不能升，魄不能降，感觉运动障碍。脑不主神，智力下降；心不藏神，心烦失眠，甚则性格及人格发生改变。

1. 肾精虚衰，发病之本　中医之脑髓与西医之脑神经不同。脑髓的生成靠肾精所化，《灵枢·经脉篇》云："人始生先成精，精成而脑髓生。"肾之藏精，精充髓，髓荣脑，所以说"脑为髓之海"。《医学心悟》明确指出："肾主智，肾虚则智不足。"人体的衰老突出表现在肾的退化上。脑与髓均为奇恒之府，和五脏六腑相同，其生机、盛衰都赖肾中精气的激发和推动，故肾是人体生理退化始终之渊薮。人至老年，肾中真阴真阳不足，肾不化精，精血不足，髓海失充，造成髓少不能养脑，脑失滋养枯萎，萎则神机不用、五神失主。临床上老年性痴呆常伴有肾虚症状。正如《灵枢·海论》指出："髓海不足，则脑转耳鸣，胫酸眩冒，目无所见，懈怠安卧。"因此，老年性痴呆的病理以虚衰为本。

2. 痰瘀是导致本病的病理产物　头为诸阳之会，为阳经交会之处；脊髓为督脉所系，经项部进入脑内，属脑，总督一身之阳经，为"阳脉之海"。因此，脑髓与五脏六腑靠经络相联系。正常生理状态下，气血津液运行无阻，充润精髓，营养脑体。当脏腑的功能失调，通过经络影响于脑髓，其病理产物也会通过经络行至脑髓，滞于脑络。肝风内动，肝火上炎，肝旺克脾，脾失运化，聚湿生痰，痰湿上蒙清窍，气血运行失畅而成瘀血，发为卒中，遂成卒中痴呆；肝阳偏亢，肝阴被耗，肝、肾同源，肾阴亏虚，阴精不足，髓海失充，脑失荣养，加重痴呆或成为混合性痴呆。痰浊与瘀血往往相夹为病，痰阻血瘀致脑体之局部产生病灶。

3. 治当补肾固本，通络化痰开窍　由于老年性痴呆以肾虚为本，痰瘀为标，属虚实夹杂之证，治应针对本病之病理，急则治其标，缓则治其本，或标本兼顾、攻补兼施，药中病机为好。当痰瘀之势较盛，症见神情呆板、沉默寡言或躁动不安、语言错乱、口齿不清、二便失控、不知饥饱，应先救其标，用当归芍药散加远志、菖蒲、丹参以疏肝理气活血、健脾化痰除湿，绝其痰瘀之源；若兼心肝火旺，症见狂躁不安、心悸不寐、行为不轨、舌红少苔、脉弦细数，加龙胆、焦栀子、牡丹皮，另吞服珠黄散或牛黄清心丸，以清泻心肝之火；若痰浊较盛者，症见整日昏睡、沉默呆板、脘闷不饥、或时时口中喃喃自语、苔白滑腻、脉滑，加胆南星、礞石、姜半夏，另服苏合香丸，以辛温豁痰开窍。

姚氏认为，珠黄散、牛黄清心丸、苏合香丸之峻剂不可久用，待火热痰浊之象减缓后，即可停服，以避耗伤精血之虞。当痰瘀之标缓解后，再予补肾固本，兼以通络豁痰开窍。姚氏自拟“补肾醒脑煎”，方中生地黄、熟地黄、何首乌、益智、女贞子、肉苁蓉以滋肾壮水填精、荣脑充髓益智；菖蒲、远志、郁金、天竺黄、茺蔚子以理血化痰、通络开窍；龙齿以安神定志；再少佐以桂枝，以增其通络之功。诸药相合，益肾填精，补脑充髓，豁痰通络，开窍定志，寓通于补，攻补兼施，标本兼顾。

再者，由于本证患者大多年老体衰，肾虚髓消为发病之本，痰瘀是导致本病产生的病理产物，且日久深踞脏腑经络，非朝日旬月能够去除，故治当耐心，持之以恒，谨守病机。切忌贪图近效而过用苦寒温燥芳香开窍之剂，反而劫伐肝肾精血，加重病情。

姚培发：老年抑郁证治四法

1. 清火泄胆，柔肝和志法　此法适用于肝胆火郁之证。多因性情刚戾，情遇不遂，屈无所伸，怒无所泄，气机怫郁，升发不及，郁而化热，刚柔不济，肝火鼓躁，火热扰胆，胆府不宁。姚氏认为，本证病在肝、胆，病变特征为情志变异情绪亢奋，临床以烦躁易怒，两胁窜痛，焦虑不安，坐卧不宁，失眠，不知饥，消瘦，舌红苔黄，脉弦滑为主要证候，常用栀子豉汤合酸枣仁汤加白芍、龙胆、琥珀粉以清肝泻火、透解郁热、柔肝养阴。

病例：男性，65岁。其妻突然病亡，心中悲痛，继之失眠，初期夜寐2～3小时，渐至彻夜不眠；心中烦躁，郁闷，坐卧不宁；与挚友畅谈后心绪略好，独居时症复发；食欲缺乏，形体消瘦，面红目赤，表情紧张；舌红苔黄，脉细弦。姚氏断为肝、胆火郁，伤及肝明，治以清火泄胆、柔肝养阴宁心。处方：焦栀子12g，淡豆豉9g，炒酸枣仁15g，知母10g，茯神15g，白芍12g，广郁金10g，牡丹皮10g，龙胆4.5g，带心麦冬10g。服10剂，心绪渐平，夜可寐3～4小时，仍不知饥，舌质淡红，苔薄白，脉细弦。去知母、牡丹皮，加制半夏10g，北秫米15g（包），以和胃醒脾。复进14剂，患者言和气爽，食欲大增，每夜入寐5～6

小时。

2. 化痰醒神，健脾调肝法　此法适用于痰浊内生、迷蒙清窍之证。多发于性格内向，忧思气结，肝郁乘脾，脾失健运，湿聚为痰，痰气交阻，痰随气升，阻滞清阳，蒙闭清窍，痰郁化热，痰热扰心，神明不爽。姚氏认为本证病在肝、脾，伤及心、脑，病变特征为思维混乱、迟钝。临床以神思恍惚，间有短暂意识空白，精神抑郁，咽中有异物感，强迫观念，自罪自责或厌世轻生，舌胖苔腻，脉滑为主要证候。用涤痰汤合半夏厚朴汤加远志、陈皮、柴胡。

病例：女性，53岁。咽中如有物，吞之不下，咯之不出，继而胸腹部游走性胀通，坐卧不宁，失眠。在外就医予舒必利等抗焦虑药物治疗。药后夜成寐，但昏沉不已，停药后仍时时呆坐，旁若无人，自言自语。就诊时见精神恍惚，表情抑郁，叙述病情喋喋不休，语言失序；舌质淡红，苔白腻，脉滑而沉。断为老年抑郁症。证属痰浊迷蒙。治以化痰醒神、健脾调肝。处方：姜半夏10g，胆南星10g，菖蒲10g，厚朴10g，郁金10g，茯苓20g，党参15g，柴胡10g，炙远志10g。另竹沥20ml分2次服。服药7剂后即觉头目清爽，叙述病情时虽表情呆板，但语言表达完整。去竹沥，加紫苏梗10g，北秫米10g（包），以健脾和胃。复进14剂，咽中异物感时有时无。续进30剂，咽中异物感消失，胸宽气畅，夜能安寐。

3. 补益心脾，养肝益志法　适用于心脾两虚、清窍失荣证。多因思虑过度，劳役过极，心、脾两伤，气血不足，致肝血虚，心神失养，气虚脾弱，阳气不振，清窍不充，神机不用。姚氏认为，本证病在心、脾、肝，病变特征为变异，思维呈偏执状态。临床以表情淡漠，情趣欲望减退，疑病妄想，心悸、恐惧，如人将捕之状；面色苍白，头晕无力；舌淡苔薄，脉沉细或细弱为主要证候。常用归脾汤合芍药甘草汤化裁。

病例：女性，60岁。早年丧夫，二子留学国外，退休后自感孤寂，思念亲，人，认为已被社会遗弃，烦闷不已，寐多因噩梦悲泣而醒。来诊时患头晕2个月，胸闷、呕吐，自觉头中空如无物，胃脘痞闷。经治疗呕吐止，但心悸、头晕等诸症未除。更疑已患不治之症，惶惶度日。精神倦怠，萎靡不振，面色苍白，语言低弱；舌淡胖有齿痕，苔薄；脉细弱无力。

诊断为老年疑病抑郁症。证属心脾两虚、清窍失荣。治以补益心脾、养肝益志。处方：党参12g，白术10g，茯苓20g，当归12g，百合10g，白芍12g，炙黄芪15g，炙远志6g，大枣10g，炙甘草6g。7剂后复诊，头中空空之感已消失，但胸骨后灼热而窒闷，晨起目窠水肿。方中加杏仁10g以宣机畅络。续进7剂，情绪烦闷可自制，但夜寐不安如初，去方中大枣、茯苓、杏仁，加龙齿30g（先煎），柏子仁15g，五味子9g，以重镇养心、安神定志。复进14剂，虽仍有疑病倾向，但固执程度减轻，自述对周围事物恢复了兴趣。

4. *滋阴潜阳，抑肝明志法*　适用于阴阳失于平秘、心神不定之证。症见阴虚火旺或阳盛之体，遇意外刺激，气机逆乱，至阴虚于下、阳越于上，阴阳失治，痰火随阳越于上，扰乱清窍，精神失守。姚氏认为本证病在心、肝、脑，病变特征为思维游离、跳跃，临床以情绪亢奋，悲哭不禁，妄见妄闻，焦虑，多疑，对周围人和物持有敌意，舌红苔黄或黄燥，脉象躁动为主要证候。若久不愈，戚戚悠悠，可续发汗出，烘热，奔豚气冲，惊惕肉瞤。用百合知母汤、百合地黄汤及甘麦大枣汤加白芍、龙齿、活磁石等。

病例：男性，67岁。因十年动乱中受迫害后抑郁寡欢，心中烦乱，继之失眠不寐，郁愤不已，时过25年仍耿耿于怀。来诊时叙述病情语言烦琐，表达不完整，情绪激动，手舞足蹈，面部肌肉瞤动不已，汗出阵阵，舌红苔黄少津，脉细。诊断为老年反应性抑郁症。证属阳越于明，扰动清窍。治以滋阴潜阳、抑肝明志。处方：百合10g，知母10g，生地黄10g，大枣10g，阿月浑子10g，炙甘草10g，白芍15g，淮小麦30g，龙齿（先煎）30g，活磁石（先煎）30g。7剂后复诊，汗出止，夜寐渐安，心绪较前安定，唯时时想起往事而抑郁不快，易激动。加决明子10g，当归10g，以养血清肝。续服14剂，症情大减，心情转快，能与人交流，不再手足舞动、面部肌肉瞤动。虑其阳虽潜于阴，但虚热犹存，肝阴来复，方中去磁石、龙齿，加酸枣仁15g，乌梅6g，以酸甘化阴，续明养血。复进1个月而告病愈。

林学俭：头皮五针治失眠

林氏头皮针治疗失眠症取得了良好的疗效。

治疗方法：额五针。

额五针定位：位于前发际后1～2寸处，为一前后径1寸、左右宽5寸的横向带状区域，两边稍后，中间稍前，呈扇形排列，与前发际平行，相当于大脑皮质额前区在头皮上的投影。一般可刺五针，故称为“额五针”。五针的间隔距离基本相等。

操作：一般取坐位，穴区常规消毒，选用1寸毫针，沿前后正中线前发际上2寸处快速直刺进针，触及颅骨后，稍退后，将针卧倒，紧贴颅骨向前平刺，为第一针；然后在第一针的左右两侧间隔1寸，约直对瞳孔，平行向前各刺1针；然后再旁开1寸，各刺1针。共刺5针。

林氏头皮针与焦顺发头针系统有相似之处，即以现代神经生理解剖为依据，根据大脑皮质功能定位在头皮上的投影区进行针刺，以达到治疗疾病的目的。额五针的位置相当于大脑皮质的额叶联合区在头皮上的投影，而此区与智力、精神活动有密切关系，此区病损可出现智力、性格和精神等方面的改变。但失眠症的病因病机十分复杂，现代医学对失眠症的机制尚未阐述清楚，故“额五针”治疗失眠的机制也尚需进一步研究。

孔庆丰：三法三方治青光眼

1. 清泻肝火法　本法适用于因七情过伤，尤其是悲痛、郁怒、焦虑过度，致肝气郁结，肝郁化火，火盛动风，风火上扰，交攻于目而引发的青光眼。症见头痛难忍，睛珠疼痛，胀硬如石，瞳孔散大，瞳色淡绿，白睛红赤，视物昏，视力骤降，常伴有恶心呕吐，溲黄或赤，大便秘结，舌红苔黄，脉弦数等。治以清泻肝火为主，拟青目汤Ⅰ号方。

病例：乔某，女，58岁。1988年7月13日初诊。因过分悲伤而昼夜不寐3天，突发头痛、双目胀痛难忍2天。眼胀如出，视物模糊不清，伴有心烦恶心，急来就诊。诊断为急性充血性青光眼，因不同意手术而转中医科就诊。刻诊：头眼剧痛，视物不清，伴有恶心呕吐，溲赤便结。检查：双眼视力均为0.04，指测眼球胀硬如石，瞳孔散大，神水混浊，瞳色淡绿，白睛红赤，舌红苔黄，脉弦数。方用青目汤Ⅰ号方：羚羊角粉（冲服）0.5g，龙胆12g，五味子12g，菊花12g，决明子20g，延胡索20g，车前子10g，柴胡10g，黄芩10g，荆芥10g，防风10g，竹茹10g，酒制大黄3g；另加远志6g，炒酸枣仁25g。3剂，每日1剂，水煎3次（武火急煎20分钟），早、中、晚饭后30分钟温服，禁食辛辣油腻之品。

7月17日二诊：服上方后，头痛眼痛缓解，恶心呕吐未作，视物稍清，大便转润，每夜可睡眠5小时，唯纳食差。检查：双眼视力均为0.1，瞳孔收缩，神水较前清亮，白睛红赤减轻，指测眼球变软。前方五味子增至20g，龙胆增至20g，另加焦神曲、焦山楂、焦麦芽各10g。6剂。7月23日三诊：头痛、眼痛好转，纳食正常，视力提高至右眼0.3，左眼0.4，眼压双眼均降为2.7kPa。守方继进6剂，巩固疗效。

本证主因七情过极，肝火亢盛，灼伤瞳孔，以致神水运行受阻，眼压升高，所以方中以羚羊角粉急清肝肺之热；龙胆、黄芩、柴胡清泻肝胆之火，疏理郁结，以降眼压；荆芥、防风、菊花祛风清头目；五味子、车前子利水缩瞳；决明子、酒制大黄清肝明目，润肠通便；竹茹和胃降逆以止呕吐；远志、炒酸枣仁宁心安神；延胡索理气止痛。诸药相合，共奏泻肝火、缩瞳孔之效。

2. 化痰清目法　本法适用于因饮食不节、过食辛辣肥甘之物日久，脾虚生痰，痰火上扰，阻塞清窍，以致气血津液阻滞不行、神水运行不畅而引发的青光眼。症见头痛或偏头痛，头重如裹，睛珠胀硬疼痛，瞳孔散大，视力下降，伴有眩晕、纳呆、溲赤便结，舌红苔黄腻，脉弦滑而数。治以化痰清目为主，拟青目汤Ⅱ号方。

病例：李某，男，62岁。1987年10月4日初诊。右目突然视物不清2天，伴右侧偏头痛，眼珠胀硬疼痛，胸满呕恶。平素嗜酒，喜食肥甘，肥胖体型，体重85kg。检查视力：右眼0.02，左眼0.6。眼压：右眼5.1kPa，左眼2.7kPa。右眼瞳孔散大，瞳色淡绿，目珠胀硬，舌红苔黄腻，脉弦滑。方用青目汤Ⅱ号方：党参18g，蒺藜20g，白术10g，车前子10g，半夏10g，陈皮10g，黄芩10g，茯苓10g，薄荷10g，山楂10g，五味子12g，桔梗12g，菊花12g，栀子12g，酒制大黄3g；另加竹叶6g，麦冬10g。3剂，每日1剂，水煎服，早、晚饭后温服，禁辛辣肥甘。

10月7日二诊：头痛好转，眼胀缓解，纳食增加，胸满减轻，二便通调。检查视力：右眼0.2，左眼0.6。眼压：左眼2.1kPa，右眼2.4kPa。瞳色正常，瞳孔收缩，眼珠柔软，舌红苔黄，脉弦。继服6剂，巩固疗效。青目汤Ⅱ号方是孔氏治疗因饮食不节而引发青光眼的验方，方中以党参、白术健脾利湿，以助正气；桔梗、半夏、陈皮燥湿化痰；蒺藜、菊花、黄芩、栀子清热明目；茯苓、车前子利水明目、降低眼压；薄荷清利头目；五味子缩瞳降眼压；山楂、酒制大黄消食化积、润肠通便。诸药相合，共奏化痰明目、降低眼压之效。

3. 滋阴降火法　本法适用于因肝肾阴虚、阴虚阳亢、水不制火、火邪挟风交攻头目、神水阻滞而引发的青光眼。症见头痛头晕，目胀珠硬，瞳孔散大，观灯虹晕，视物模糊，心烦失眠，眩晕耳鸣，舌红少苔，脉细数。治以滋阴降火为主，拟青目汤Ⅱ号方。

病例：张某，女，49岁。1989年11月14日初诊。患者幼时左目受伤失明，右眼视物正常，近日常眼前发花，酸痛交作，目胀珠硬，视力下降，心烦失眠，口干咽燥。检查：指测眼珠胀硬。视力：右眼0.5；左眼失明，瞳孔散大，神水混浊。舌红少津苔少，脉细数。

方用青目汤Ⅲ号方：石决明20g，菊花10g，五味子10g，车前子10g，牡丹皮10g，钩藤10g，白芍10g，生地黄10g，麦冬10g，知母6g，黄柏6g，山茱萸6g，生牡蛎25g；另加石斛、玉竹、夜交藤各10g，炒酸枣仁25g。3剂。每日1剂，文火煎25分钟，分2次早晚温服，药后避风，禁辛辣。11月17日二诊：眼痛好转，目胀减轻，视物较清晰，睡眠正常，唯纳食差。检查视力：右眼0.6，神水稍清，瞳孔缩小，瞳色清亮。上方加鸡内金、焦山楂、焦麦芽、焦神曲各10g，继进6剂。11月23日三诊：视物清楚，头目未痛，睡眠正常，纳食正常，二便通调。检查视力：右眼0.8，左眼失明。眼压：双眼2.7kPa。瞳色清亮，眼珠柔软。守方继进6剂，巩固疗效。青目汤Ⅲ号方是孔氏治疗肝、肾阴虚型青光眼的常用方，方中石决明、生牡蛎平肝潜阳、清肝明目；知母、黄柏滋肾阴、泻肾火；钩藤、牡丹皮、生地黄、麦冬养阴生津、清热除烦；车前子、菊花清热明目；白芍、山茱萸补益肝肾、养血敛阴；五味子利水缩瞳降眼压。诸药合用，收滋阴降火、缩瞳降压之功。

孔氏认为，青光眼的发病以七精内伤为主因，尤以多愁善感、性情急躁之人易患，工作、生活过分紧张、劳累或长久失眠、精神刺激均可诱发青光眼。其症状是因眼压升高而引起的一系列头部、眼部及全身不适，而眼压升高的主因是神水（房水）瘀滞，运行不畅，其又与肝、脾、肺、肾的功能失调有关。人体正常的水液代谢有赖于肝的疏泄、脾的转输、肺的通畅和肾的气化。因此肝、脾、肺、肾任何一脏的功能失调均会引起全身各处水液代谢的障碍，在眼则为神水运行不畅、阻滞不通而引起眼压升高。此外，因风火上扰清窍，致神水运行不畅也是主要原因。所以总结出了青目汤Ⅰ、Ⅱ、Ⅲ号方。临床还需根据具体情况加减使用，并注意煎药、服药方法。急性者宜武火煎药，慢性者宜文火煎药；饭后温服，禁忌辛辣。

佚 名：“五十肩”两张效方

肩周炎俗称“五十肩”。治疗肩周炎的方药极多，各有所长，均能在不同程度上减轻或消除肩周炎的疼痛症状，增强或恢复肩关节的运动功能。有两张治疗肩周炎颇为有效经验方药，可供参考。

1. *伸筋丹* 组成：地龙（炒）500g，马钱子（制）20g，红花350g，防己150g，乳香（醋炒）150g，没药（醋炒）150g，骨碎补（制）150g，五加皮150g。具体制法：马钱子依法炮制，务去其毒；骨碎补用砂烫祛毛。将上述药物粉碎成末混匀，装入胶囊，每丸含0.15g，每日3次，每次5丸，15日为1个疗程。停药5日，再服15日。此药有较好的解痉镇痛作用，通过局部的消炎、消肿以达到消除疼痛症状的目的。另外，此方对其他骨伤科疾病的疼痛也有较好疗效。

2. *黄芪桂枝五物汤加减* 组成：黄芪15g，桂枝10g，白芍12g，生姜3片，大枣4枚，细辛3g，制川乌5g，制草乌5g，止痉散1.5g。用时除止痉散随饮片煎汤送服外，其余诸药加水煎，分2次服。由于七七之人肝肾渐衰，筋骨、筋膜等组织逐渐退行性改变，在风、寒、湿、邪侵袭的诱因下，造成肩关节局部的肌肉、筋膜、软骨等组织发生紧张、僵硬、变性、增生或萎缩等病理改变。桂枝辛温，助心阳、通经络，改善肩关节周围筋骨、经络等的血运，驱除肌表之邪，以缓解疼痛；白芍苦平，生姜味辛，以佐桂枝，合白芍以苦化阳、调和阴阳、温养血脉，合大枣养胃气而发汗以去肌肉、筋骨之邪；黄芪调治营卫气血不足；细辛祛除里寒之邪；制川乌、制草乌温经止痛，治风痹等肢体麻木；止痉散解痉挛而且通络。上述诸药加减应用，治疗肩周炎的效果较好。另外，此方对颈椎病、腰腿痛也有甚好疗效。

邓铁涛：拂痛外洗方治糖尿病足

拂痛外洗方是邓氏治疗糖尿病足的家传方，疗效很好。邓氏认为，糖尿病足属中医“坏疽”范畴，因体内气血失和导致，治疗的关键在于改善下肢局部血液循环。因此，既要重视内治，又要重视外治，两者互相配合补充，才可达到事半功倍的效果。

拂痛外洗方。药物组成：生川乌12g，吴茱萸15g，艾叶15g，海桐皮15g，川续断10g，独活10g，羌活10g，防风10g，川红花6g，当归尾6g，荆芥6g，细辛5g，生葱4棵（全株洗净，切碎），米酒30ml，米醋30ml。功效：活血，通络，生新。用法：将药液煎成2000ml，分2次，每次用1000ml，药液不重复使用。测药液温度40℃，浸洗患足及下肢20分钟。水温下降时，可随时加温，使药液保持温度。每天2次。根据病情需要，药汤可浸到踝关节或膝关节以上部位。已有开放性伤口者，需要避开伤口，用消毒纱布7～8层或干净软布数层蘸药汤趁热摊敷在患处，注意不要烫伤；另用一块消毒纱布不断地蘸药汤淋渍患处，持续淋渍20分钟。本方经治多人，非常有效。

病例：曹某，男，50岁，司机。患2型糖尿病，双下肢麻木疼痛1个月，每晚痛如火烧，不能入睡。诊断为糖尿病足0级，皮肤无开放性伤口。用拂痛外洗方药液浸泡治疗，连续30天，配合内服益气化瘀祛湿的中药，疼痛消失，行走自如。此后用中西医结合治疗控制血糖、血脂在正常范围之内，随访2年未复发。

施继宗：养血、平肝、祛风治帕金森

帕金森病又叫震颤麻痹，好发于中年以上男性。临床以震颤、肌肉强直和运动减少为特征，其病因不明。西药物治疗虽有疗效，但不良反应大。本病属中医“颤证”范畴。《素问·至真要大论》曰：“诸风掉眩，皆属于肝。”说明本病属风象，与肝有关，此论一直为后世所宗。《证治准绳》“杂病”节云：“颤，摇也；振，动也。筋脉约束不住而不能任持，风之象也。”并指出：“此病壮年鲜有，中年之后始有之，老年尤多。夫老年阴血不多，少水不能制盛火，极为难治。”《张氏医通》卷六指出本病主要是风、火、痰为患，并分别立方。

《医宗己任编》则云：“大抵气血俱虚不能荣养筋骨，故为之振摇，而不能主持也。”现代中医治疗震颤麻痹，最早见于1955年，是用针灸治疗。20世纪70年代中期起，国内开始应用中医中药，治疗以滋阴息风、益气活血及养血疏筋等为主。根据本病肝风内动的特征，多以“治风先治血，血行风自灭”为理论指导，平肝息风中增养血活血之药。以后对本病的病机认识渐趋一致，认为肝肾不足、气血亏虚是本虚，与内风、瘀血、痰热之标实相兼为患，同时认识到重用活血化痰药对减轻震颤的重要性，并以针药一体为治，疗效较肯定。

施氏治此，有一验案：陈某，女，76岁。1981年3月3日求诊。两个月来，上下肢、舌及下颌不自主颤动，手指颤动如搓丸状，面部、下颌在说话时明显颤动，语言不清，颤动不能随意停止，于情绪激动时加重，舌质绛红少苔，脉呈弦滑，伴有咳喘、吐黄白脓痰。证属肝阴不足，虚风内动，肺气不宣。治以养血活血通络，平肝息风，宣肺化痰之法。处方：丹参、珍珠母各30g，川芎、菊花、蒺藜、火麻仁、生地黄、熟地黄、牡丹皮、泽泻、山药各10g，白芍、茯苓各15g，牡蛎20g，地龙6g等。喘咳，加杏仁、紫菀、海浮石各10g，旋覆花（包）6g；纳差，加砂仁（后下）6g，麦芽10g。服药后诸症消失，以六味汤善后。前后用药计23剂，后经随访半年，未见发作，已能做家务。

施氏认为，本病主症是震颤和肌肉强直，证属肝风。肝藏血，主筋，肝之阴血不足无以养筋则可致本病；肺气不宣，痰浊内生而致咳喘。治疗中加强平肝息风祛痰药物，后以养阴补肾、舒筋活络之法直达病所而痊愈。

邹云翔：梅尼埃病，温清润化同用，苦降和络并施

本病证属中医“眩晕”范畴。《灵枢·口问》篇谓：“上气不足，脑为之不满，耳为之苦鸣，头为之苦倾，目为之眩。”隋代《诸病源候论·目眩候》中说：“腑脏虚，风邪乘虚随目系入于脑，则令脑转而目系急，则的而眩也。”说明眩晕病的病因病机为本虚外感风邪所致。唐代《千金要方》首先提出风、热、痰致眩的论点。刘完素从“火”立论，指出：“所谓风气甚而头眩运者，由风木

旺，必是金衰不能制木，而木复生火。风火属阳，多为兼化。阳主乎动，两动相搏，则为之旋转。”张子和、朱丹溪均从“痰”立论。明代张景岳则强调“无虚不作眩”。

陈修园则综合各家之说，对本病的病因病机概括为风、火、痰、虚四字。虞抟在《医学正传·眩运》中指出瘀血致眩的新论。清代叶桂则着重强调肝胆为病。本病病因复杂，医家各抒己见，各有所长。事实上，在互相补充的过程中，使眩晕证治的认识渐趋完善。现代中医对内耳眩晕病的研究，主要以控制其症状发作开始。最早明确为内耳眩晕病的中医治疗报道见于1959年，疗效均在90%以上。

安某，男，47岁。1965年3月3日初诊。患者诉1962年发现血压高，头晕，恶心欲吐，口干，两目痛胀，头转动不自然，看书二三分钟后即头晕恶心，亦不能看戏及电影等。经西医检查诊断为梅尼埃病（美尼尔综合征），迷路积水，原发性高血压，可疑早期冠心病。用过中西药治疗，但不见效果。来诊时症如上述，血压波动在（130～150）/（100～110）mmHg[（17.3～20.0）/（13.3～14.7）kPa]，脉细弦。精气神俱不足，肝、肾并虚。方拟补精益气、安神和络化痰，佐以息风潜阳，标本兼顾为法。处方：煅磁石（先煎）30g，石决明（先煎）18g，生牡蛎（先煎）30g，蒺藜12g，制豨莶草9g，西羌活1.2g，北细辛0.45g，枸杞子15g，制何首乌5g，紫河车5g，炒当归9g，炒白芍9g，五味子2.4g，北沙参3g，炙黄芪12g，旋覆花（包煎）5g，蛤壳（包煎）5g，南沙参12g，法半夏5g，橘络3g，橘红3g，川贝母（杵）5g，夏枯草9g，云茯苓9g。15剂。4月17日复诊：诸症皆有好转，头颈转动尚欠灵活，追溯病史，尚有肺痨史。仍守原方加益肺肾通督脉之药，原方加金毛狗脊9g，鹿角片5g，冬虫夏草3g，石决明改增至30g。服15剂后，血压降至正常范围，口干头晕，目痛胀均得减轻，能看书10分钟亦不发生头晕，颈部转动亦较前为自如。

本例患者症状，中医称之为眩晕病。本病既非单纯风、火、痰之实证，亦非单纯之气血不足、肝肾亏虚之虚候，而是精气不足、肝肾并虚、肝阳痰火为患。邹氏认为，病情复杂，治应标本兼顾。初诊时，阴阳并补、气血两益、肝肾同滋。痰火固宜清化，然病久痰逆络痹，须兼而治之，故温清润化同用、苦降和络并施，佐以石决明、牡蛎、白蒺藜平肝息风潜阳；用羌活、细辛者，取其引药上下分行。二诊时又加补益肺肾、温通腰府之药，使督脉得通，故头颈转动可得自如。处方虽大，但配伍精巧；药味虽多，因其内脏功能多方面衰退，故不嫌其杂。

本病又称内耳眩晕病，于1861年首先由法国学者P.Meniere提出。以发作性眩晕，伴有恶心、呕吐、眼球震颤、耳鸣及听力减退为主要临床表现。本病的病因尚未明确，西医认为可能与变态反应、内分泌紊乱、病毒感染、疲劳、情绪波动、自主神经功能紊乱等有一定关系。西医学治疗本病以对症治疗为主。

姜春华：复发性口疮，温养脾土以扶正，清泄胃热以解伏毒

复发性口疮，又称阿弗它性口疮，是口腔黏膜疾病中最常见的溃疡性损害，具有周期性发作的特点。引起本病的病因迄今尚未明确，可能与病毒或细菌感染、免疫功能紊乱、内分泌失调或遗传因素等有关，现代西医学对此病治疗尚缺乏特效疗法。

复发性口疮，相当于中医学中的“口疳”“口疡”“口疮”。最早记载于《黄帝内经》，《素问·气交变大论》云：“广岁金不及，炎火乃行……民病口疮。”将口疮的病因归于为“火”。后世医家从不同角度对本病的病因病机进行了阐述和发挥。隋代巢元方在《诸病源候论·口舌疮候》中说：“心气通于舌，脾气通于口，热乘心脾，气冲于口与舌，故令口舌生疮也。”明确指出本病与心脾热盛有关。宋代《圣济总录》中记载：“又有胃气弱，谷气少，虚阳上发而为口疮者，不可执一而论，当求其所受之本也。”指出口疮之病有虚有实，对临床颇有指导意义。

在治疗上，明代《景岳全书》中详述了口疮的诊治，除了由上焦之热所致，治宜清火为法外，又“当察其所由，或补心脾，或滋肾水，或以理中汤，或以蜜附子之类……寒热之当辨也”。清代张璐在《张氏医通·七窍门》、罗国纲在《罗氏会约医镜》中分别介绍了口疮外治的经验，为后世医家治疗研究本病打下了良好的基础。

现代中医治疗本病的首篇临床文章发表在1956年。在本病病因病机的探讨中，普遍认为导致口疮的病因固然离不开“火”字，但有虚火和实火之病理机转

的区别。目前又有人提出瘀血致病论，并逐渐用于临床。辨证分型方面虽然目前尚未完全统一，但对本病主张分为虚实两类较为一致。在治疗方面，除了仍以中医辨证以内服中药和外治法为主，又充分发挥了针灸及各种穴位刺激法、单方验方、食疗等进行施治，取得了较为满意的疗效，目前中医治疗本病的疗效基本在80%～90%。与此同时，又开展了部分实验室研究。有学者对患者进行有关的细胞免疫和体液免疫、尿17-酮类固醇等测定，结果发现患者T淋巴细胞平均值略低于正常值，尿17-酮类固醇值，亦低于正常值，与文献报道中之中医虚证的结论相吻合。亦有人对患者进行血液流变学、血小板功能、甲皱微循环等多项指标进行测定。结果表明，患者血黏度显著增加，血小板黏附率增加及微血管痉挛、缩短、变细，血流变慢，为运用活血祛瘀法治疗本病提供了有力依据。姜氏治本病的顽症，以清泄、温补双向结合。

病例：陈某，男，57岁，干部。有肝病、胃窦炎、慢性结肠炎等多种慢性疾患史，每遇身体不适必兼发口腔溃疡，如是已有数年。口疮发作后不易收口，甚至可溃烂1个多月。此次因慢性腹泻而引发，口腔两侧有大小不等的溃疡数个，色泽淡红发白，疼痛难忍，妨碍饮食。面色苍白，神疲气短，四肢怯冷畏寒，大便溏薄，口臭口干，小便黄赤。舌苔厚腻，舌质淡嫩而胖，边有齿痕，脉沉迟。证属脾阳不运，土气衰惫而积火毒。热毒宜苦寒清泄，过凉则有戕伤中气之虑。太阴脾土得阳始运，偏温又恐反助热毒伏火，当宜温养脾土以扶正，清泄胃热解伏毒。

处方：党参15g，生黄芪15g，炮附子6g，干姜3g，鹿角霜9g，黄连3g，黄芩9g，连翘12g，蒲公英12g，牡丹皮6g，半枝莲15g，生甘草6g。7剂。外用药：人中白3g，孩儿素3g，青黛1.5g，黄连15g，黄柏1.5g，冰片0.3g，硼砂0.6g。共研极细末，少量分次用水调湿，外敷口疮处。用药7剂后，口疮逐渐收口，疼痛轻微，能正常饮食，全身症状亦有改善。原方续进14剂，诸症悉除。后服补中益气丸调治，口疮1年未复发。

按：《医贯》云："口疮上焦实热，中焦虚寒，下焦明火，各经传变所致。"此例口疮病程较长，屡经中西医多法治疗不效，就是因为脾阳不足与胃火热毒相杂并见，呈现双向性的病理差异之故。姜氏一改常法，独取仲景甘草泻心汤，寒热并用，温补清泄同炉，再加黄芪、附子、鹿角霜以助温补之力，更添连翘、牡丹皮、蒲公英、半枝莲以协清泄之功，用温补清泄的双向性复方治疗寒热错杂的病证而取效。

李振华：温中健脾疰肥胖

病例：郭某，男，48岁，干部。1977年4月20日初诊。肥胖3年余，伴头晕、头沉、倦怠、梦多，记忆力减退，便溏。日食400g左右，多食则胃脘痞满。行走困难，不能工作。检查：身体呈对称性肥胖，体重92.5kg，身高1.75m，血压160/110mmHg（21.3/14.7kPa），甲状腺无肿大，心肺无异常，皮肤无紫纹，腹壁脂肪厚，下肢轻度凹陷性水肿。舌苔白腻，舌质淡胖，边有齿痕，脉濡缓。诊断为肥胖病。证属脾虚湿阻、痰湿瘀积。治以温中健脾、祛痰利湿。处方：白术9g，茯苓15g，泽泻12g，玉米须30g，桂枝6g，半夏9g，厚朴9g，砂仁6g，广木香6g，山楂15g，鸡内金9g，甘草3g。水煎服，每天1剂，分次顿服。连服45剂，体重减至80kg，水肿、头晕、梦多、倦怠等症均消失，大便成形，日食500g以上，无胀满感。行走正常，并能骑自行车上班，可下乡工作。原方加党参15g，嘱服20剂左右，以巩固疗效。随访已恢复健康，至今坚持全日工作。

本例据症状分析，属《内经》“血清气滑少”之“脂”型。病机系脾失健运，水谷精微排泄失常，水湿不化而致肥胖。故治以温中健脾、祛痰利湿，以增强机体运化排泄能力。方中白术、茯苓、泽泻、玉米须健脾利湿；主药为桂枝，可振奋脾阳，通阳利湿，并助膀胱之气化，以促使机体运化排泄之能力；半夏、厚朴、砂仁、广木香理气燥湿、祛痰导滞；山楂、鸡内金消肉积、化瘀滞；甘草调和诸药。临床对脾虚致胖应用本方，每多效验，实有增强机体代谢功能，消瘀祛胖之力。

肥胖症是一种人体进食热量多于消耗量，以体内脂肪积聚过多而造成超过标准体重的病症。现多用体重指数来衡量，所谓体重指数是指体重（kg）/身高（m）^{2}<25，如≥25为偏重，≥30为肥胖。据欧洲16国调查资料，男性肥胖患病率多介乎15%～30%，女性多介乎17.6%～52%。近年来，我国肥胖患者日趋增多，且常并发或加重高血压、冠心病、糖尿病、高脂血症、胆石症，危害甚大。

肥胖的发生主要有遗传素质、代谢特点和生化缺陷、饮食因素和生活方式、食物中枢平衡失调、精神因素等，与营养代谢的关系尤为密切。西医所用药物及手术疗法，有一定的不良反应及禁忌，故中医药治疗受到重视。《黄帝内经》中即有记载，并已观察到肥胖的危害。如《素问·通评虚实论》中指出："凡消瘅，仆击，偏枯，痿厥"，"气满发逆，甘肥贵人则高粱之疾也"。唐代《千金要方》载有"肉实坐安席，不能动作，喘气"。李东垣《脾胃论》进一步对肥胖病的病机作了分析："脾胃俱旺，则能食而肥，脾胃俱虚，则不能食而瘦，或少食而肥。虽肥而四肢不举，盖脾实而邪气盛也。"

中医于1974年以耳针为主治疗本病；1980年，以中医理论为指导，辨证论治，分型论治，随证加减，取得了较好的效果。此外，已开展了对中药减肥的基础研究，有报道称，用家蚕观察中药的抗衰老作用时，发现补骨脂、玉竹可明显减少食桑量，肉苁蓉、菟丝子、黄精加补骨脂也有不词程度的减少，但家蚕寿命却有延长。还有选用酶与受体筛选常用中药生理活性的结果，发现补骨脂、酸枣仁、蒺藜和栀子都有抗食欲活性，补骨脂、酸枣仁、蒺藜还有精神健康活性。日本学者亦报道，给予金硫葡萄糖并高糖饲料可喂成人为型肥胖小鼠，以此模型考察了大豆皂苷的抗肥胖作用机制。以上资料提示，某些中药可能有抗食欲作用，从而达到减肥之目的。

潘文奎：脾肾两虚治甲状腺功能减退症

甲减是由于血循环中缺乏甲状腺激素，体内代谢过程减低而引起的疾病。可发生在任何年龄，随发病年龄之不同而有不同的病名，如呆小症、幼年甲状腺功能减退症、成人甲状腺功能减退症，临床上称为甲减的一般多指成人甲状腺功能减退症。据国外调查报道，男女的总体发病率分别占0.1%与1.9%，女性明显多于男性。其病因可分为原发性（先天性）及继发性（获得性）两类，近年来继发于甲状腺切除或碘治疗者居多。治疗甲减，西医学仍以替代疗法为主，尚难根治，且多不良反应。

甲减症在中医学中无专门病名，甲减临床主要表现为元气亏乏、气血不足、脏腑受损等症状，多归属于中医学"虚劳"的范畴，也有学者认为甲减由甲状腺切除或碘治疗所致，当属于"虚损"之列。甲减与《素问·奇病论》之"肾风"

及《灵枢·水胀篇》之“肤胀”相似，盖肾风者“有病庞然如有水状”，“肤胀者，寒气客于皮肤之间，鼟鼟然不坚，腹大，身尽肿，皮厚”，皆颇似黏液性水肿之状。单纯以中医药治疗甲减的临床报告，始见于1980年，近年来，随着临床实践的增多和实验研究的深入，已肯定了温肾助阳益气中药治疗甲减的药理作用。它不同于激素的替代治疗，不仅可在临床症状上改善甲减的阳虚征象，而且在病理上有所逆转。

潘氏治愈一例，甚有说明意义：胡某，女，44岁。1989年9月20日初诊。5年前感神疲力乏，肢软无力，并在无意中发现颈前甲状腺肿大，曾作甲状腺功能测定，T_3、T_4明显下降，确诊为慢性淋巴细胞性甲状腺炎继发甲减。曾服甲状腺素片，但未见明显改善。近测T_4为15pmol/L（正常值45～130）。现在仍感神疲肢软，上楼时下肢沉重酸软，常睑垂作盹，平素形寒怯冷，厚衣裹身，纳臧便溏，经少而闭。视之面部虚浮，鬓稀苍黄，颈前瘿瘤状似鹅蛋，随吞咽上下，肌肤干燥。苔少，舌偏红，脉来濡软细迟。心率65/min。证属脾、肾两虚，兼有明虚之兆。治以补益脾、肾，兼顾滋养肾明。

处方：生地黄10g，山茱萸6g，菟丝子10g，肉苁蓉10g，黄精10g，附子10g，肉桂6g，鹿衔草10g，炙黄芪20g，太子参15g，扁豆10g，薏苡仁10g，鳖甲20g，煅龙骨10g，煅牡蛎10g，浙贝母10g。10月25日二诊：药后精神转振，已能坚持工作，无打盹之情，食欲旺盛，大便渐趋正常。唯近日温课迎考，上楼又感两腿沉重，此乃药后脾隅见振，原法进治。去太子参、白扁豆，加淫羊藿、巴戟天各10g。12月11日三诊：天已转寒，但无畏寒怯冷之感，身披两件毛衣即适，精神尚振，经事已行，经量正常，唯劳累久后微感头晕，瘿瘤缩小，已不明显，舌苔薄少，脉来濡软，脉率76/min。病情已有明显好转。重用滋养肾阴之剂，复肾元以善后。

处方：熟地黄10g，山茱萸6g，黄精15g，菟丝子10g，肉苁蓉10g，附子6g，肉桂6g，淫羊藿10g，炙黄芪20g，党参10g，茯苓20g，鳖甲20g，白芍10g，枸杞子10g，桑寄生10g，牛膝10g。患者系中年妇女，病经5年之久，缓慢渐起，兼有甲状腺肿大、甲状腺功能减退，慢性淋巴细胞性甲状腺炎继发甲减之诊断可以成立。从中医而论，初诊除肾阳虚见证外，尚有纳减便溏，显系脾、肾两虚，且其有肤干、舌偏红苔少之象，是为肾阴不足，故用六味合四君化裁，纳菟丝子、肉苁蓉、黄精滋养肾阴，伍附子、肉桂助阳益气，佐鳖甲、龙骨、牡蛎、浙贝母以消其瘿；二诊时，脾阳虚证已不复见，药已奏效，然“劳则气耗”，故处方中删去健脾之剂而增温肾助阳之品；三诊之际，甲减之形寒力怯等阳虚症状已不明显，精神已振，能正常工作，化验已趋正常，治已显效，故重用滋养肾阴之品，以祈复其甲状腺萎缩之腺体。

顾伯华：补肾和营治硬皮病

病例：邱某，女，52岁。1972年12月30日初诊。患硬皮病6～7年，皮损以四肢末端、额、颈、胸、背为主，不出汗，吞咽顺利，呼吸尚可，腰脊关节活动不利，伴有酸痛。苔薄舌淡，脉沉细。为肾阳不足，卫外不固，风寒之邪，阻于肌肤，络脉痹塞不通，营卫不和而成。治以温经散寒，补肾阳，和营卫，开腠理。处方：净麻黄9g，大熟地6g，川桂枝9g，杜红花9g，全当归9g，淫羊藿15g，肉苁蓉15g，锁阳15g，补骨脂15g，菝葜30g，生甘草9g。外用方：川楝子60g，花椒30g，食盐炒后布包，趁热时熨。服药1个月，病情稳定，考虑经绝期发病，与冲任不调有关，前方加鹿角粉3g（分吞）。复方当归注射液（4ml）肌内注射，每日1次。服中药2个月，自觉肌肤发热，额区出汗较多，胸、腋下、手背皮肤较前柔软，肢端动脉痉挛现象好转。唯关节仍酸痛，乃血脉失养，风邪滞留之故。仿“治风先治血，血行风自灭”之意，前方去锁阳、菝葜，加丹参15g，炙地龙9g，加用低分子右旋糖酐500ml，静脉滴注，每周2次。又1个月，手指溃疡愈合，各种症状均好转。

中医认为，本病是络脉闭塞，肌肤失养，风寒所阻而成。其中肾阳不足，卫外不固是重要内因。所以用温补肾阳之鹿角、肉苁蓉、淫羊藿、锁阳，活血通脉之丹参、当归、红花、地龙，温散风寒之麻黄、桂枝，再加土改善微循环、增加血流量的低分子右旋糖酐。因此，在3个月内，能取得比较满意的效果。

硬皮病系结缔组织的一种弥漫性病变，以皮肤失去弹性而硬化，继而出现萎缩和色素变化为其特点。临床上分局限性和系统性两型。好发于20～50岁之青壮年，以女性多见。本病与自身免疫机制失调有关，其确切病因不明，迄今国内外尚无理想的治疗方法。本病在中医学中无相应病名，根据本病的临床表现，可归属"皮痹""风湿痹"等范畴。早在《黄帝内经》中即有"皮痹"的记载，还提到了本病的转归。如《素问·痹论》有"痹入脏者死"的论述。说明本病日久可影响脏腑，甚至导致死亡。隋代《诸病源候论》云："痹者……其状肌肉顽厚，或肌肉疼痛……由血气虚则受风湿而成此病。"对本病的证候和病因有进一步的认识。

宋代吴彦夔在《传信适用方》中形象地描述："四肢坚如石，以物击似钟磬，日渐瘦恶。"更接近于硬皮病的临床表现。在治疗上，明代《医学入门》提出"初起强硬作痛者，宜疏风豁痰；沉重者宜流湿行气；久病须分气血虚实，痰瘀多少治之"的治疗原则。现代中医治疗本病的报道，始见于1959年。关于硬皮病内科治疗，不少医家主张用活血化瘀的中药治疗本病，认为硬皮病的临床表现有多种瘀血的见证。但若结合临床寒凝血瘀、气滞血瘀、血虚血瘀等不同证型，以温阳通络、疏肝理气、补气生血等法合参，疗效较单纯的活血化瘀法为好。据近10年收集的30余篇资料来看，明确有疗效的共1806例，其中治愈55例，显效638例，有效971例，无效142例，总有效率为92.1%，表明中医药治疗本病确有效果。

朱锡祺：凉血利湿法治愈白塞病

贝赫切特综合征（白塞病）是一种以口腔、眼、生殖器为主要病变的独立性综合征，亦称"口、眼、生殖器三联征"。本病有时还常累及关节、大血管、肺、肾、胃肠道及中枢神经系统，甚至造成很多器官同时受损。由于本病反复发作且临床症状比较复杂，常易被口腔、皮肤、眼各科视做单独孤立的局部疾患而误诊。其病因迄今未明，且现代西医学尚无理想控制病情的药物。根据贝赫切特综合征的临床特征，与中医学"狐惑病"颇为相似。早在公元3世纪初的《金匮要略》中即有具体描述："狐惑之为病……蚀于喉为惑，蚀于阴为狐"，"目赤如鸠眼"，恰构成本病三联征，论述较白塞之报告早1700多年。同时《金匮要略》还记载了内服甘草泻心汤，外用苦参汤洗，雄黄外熏等治疗方法，开中医治疗本病之先河。嗣后，隋代巢元方在《诸病源候论》中指出本病"皆湿毒之气所为也"，唐代《千金要方》也持此论。

清代魏念庭指出："狐惑者，阴虚血热之病也。"对其病因病机做了初步探讨。从总体上看，历代医家剌于狐惑病的认识基本趋同一致。近代中医治疗本病的临床报道，最早见于1963年。本病的病因病机，历来大多以湿毒蕴火立论，亦有持脏腑虚损论者，现代还有医者认为气滞血瘀是此病的主要原因，或以脾、肝、肾三脏功能失调为主而导致本病。对于辨证分型，通过多年的临床摸索实践，已初具雏形，大体划分为湿热、明虚、阳虚三类。在治疗方面除沿用经验方外，还新创了不少治疗方案，以专方、单方治疗的报道也逐渐增多。尤其是外用药的运用，其治疗方式和药物应用上均较丰富。

高仲山：外治酒渣鼻

病例：曾治余某，男，年近60岁。1978年3月，其鼻头肿大如胆，皮色紫红，上面密集脓疱，两颊亦满布红点，甚为苦恼。因患者即将出国考察，特请诊治。处方：净水银50g，大风子50g，核桃仁50g。将大风子仁与核桃仁一并捣烂，入乳钵内，加水银研至不见银星为度，即成褐色药膏，贮瓶中备用。用时取药膏一小块，裹在纱布内拧至出油，轻擦患处，每日数次，不要洗脸。3日后，见脓疱渐退，紫红色变浅，面颊红点消失。6日后，脓疱完全平复，肿胀消退，仅皮色稍暗。3个月后，鼻头及面颊光滑如常人，仅鼻准头皮色稍暗，未再复发。本病成因，多为脾、胃湿热上熏于脾、肺之窍，热结血瘀，甚则腐化而为脓疱。多见于长期嗜酒，或消化不良，大便秘结，或妇女血分郁热而月事愆期之人。上述药膏，屡试屡验，效果极佳。且擦此药膏无刺激性，愈后无瘢痕。个别人用药后，面部可有轻度水肿，需暂停数日，待水肿消后，再用则无虞。在治疗过程中，如能配合服用清利湿热或调理脾胃之剂，其效尤佳。

酒渣鼻是一种常见的皮肤痼疾，多见于中年人有皮脂溢出者。虽然本病一般对人体健康无严重危害，自觉症状也较轻微，但由于本病妨碍了面容的美观，往往给患者在心理上带来痛苦和烦恼。西医缺乏根治方法，一般采用抗菌消炎、镇静、补充B族维生素等对症治疗，疗效不明显。《素问·热论》记载："脾热病者，鼻先赤。"《魏书·王慧龙传》已出现"酒糟鼻"之名。《诸病源候论》

认为："此由饮酒，热势冲面，而遇风寒之气相搏所生。"说明了此病的病因病机与饮酒和寒温失调有关。《丹溪心法》称之为"肺风"。鉴于本病在发展过程中具有一般粉刺的特征，故又称为"肺风粉刺"。明代陈实功在《外科正宗》说："肺风、粉刺、酒皶鼻，三名同种。"唐代以前，治疗以外治为主，主要药物为水银、雄黄等。至元代，逐步开始用内服方药。在明代，更提出以"清肺、消风、和血"（《外科启玄》）为原则。对本病论述比较突出的是《医宗金鉴》，此书指出，由肺经血热引起的称为肺风粉刺，由血瘀凝结而成者称为酒渣鼻，前者用枇杷清肺饮宣肺清热，后者用凉血四物汤、栀子仁丸等凉血清热、活血化瘀。从其描述的症状来看，两者当属同一病症的不同阶段，前者较轻而后者较重。《医林改错》则采用通窍活血汤治疗，因而活血化瘀也成为本病的治法之一。外用药以《医宗金鉴》创制的有效方剂颠倒散为代表，且一直被广泛沿用至今。

胡建华：血管性头痛以瘀血为多

自古以来，历代学者对头痛机制的探讨涉猎颇广，列呈诸多学说。经过长期的医疗临床实践，结合血管性头痛的部位、性质、发病特点、诱发原因、伴随症状及实验室现代指标的改变，胡氏认为，血管性头痛中医发病机制当以瘀血、肝风、痰浊为主，其中尤以瘀血为最多见。瘀血是体内的病理产物，其又可成为致病因素。瘀血头痛是指瘀血内停，阻滞经脉所致的头痛，《医碥》称之为血瘀头痛。多数血管性头痛患者部位固定在一侧或两侧额颞部，头痛的性质呈跳痛、刺痛，头痛时发时止，经久不愈。相当一部分病例面色晦滞，舌质紫黯或舌边尖瘀点、瘀斑存在，脉涩。这些临床表现均符合瘀性疼痛的特点。另外，实验室指标中血小板凝聚及血液流变学等的检测，反映出血管性头痛患者血液凝集状态增高，亦支持瘀血之说。

头为清阳之腑，久痛入络，或跌仆损伤、气滞血瘀，均可导致头痛。应用活血化瘀药物，可使脉络通利，血行流畅。治疗时多以丹参、桃仁、红花、赤芍、川芎活血行气止痛；天麻走上窍，加以僵蚕，既能活血通络，又能搜痰剔邪，可谓一箭双雕。现代药理实验证实，丹参、红花、桃仁、川芎等药具有显著增加毛细血管网数，加速血流增加局部循环的血液灌流，降低血浆黏度，调节细胞电泳率及血细胞比容，改善血液流变性的功能。可使脑血管流量增加，提高血小板水平，降低血小板黏附率，对血瘀证患者血液的“黏、聚、滞”倾向有较好的治疗作用。经临床科研课题证实，活血化瘀药可以促进血管性头痛患者的血管管壁、血供的稳定性，解除或改善患者高凝血状态。

病例：王某，女，35岁。1986年6月9日初诊。患者有反复发做性右侧头痛史16年。近5年来发病尤为频繁，平均每星期1～2次，每次持续近10小时，头痛程度剧烈，痛时伴泛恶欲吐、心慌、乏力、睡眠不安、大便干燥，4～5天一行，经期头痛更甚。舌质红，苔薄，脉弦细。体检：脑神经正常，眼底双视乳头边界清。血压、脑电图、羟色胺含量均正常，血雌二醇含量异常。证属风阳夹痰瘀交阻，窍络闭塞，扰乱神明，不通则痛。治以平肝息风、养心安神、活血化瘀。

处方：川芎9g，桃仁9g，红花6g，铁落（先煎）60g，钩藤15g，炙地龙9g，炙甘草9g，淮小麦30g，大枣9g，石菖蒲9g，淫羊藿9g，生大黄4.5g（后下），生天南星12g。另服星蜈片、苁蓉片，每日2次，每次各服5片。服上方7剂后，1周内无头痛发作，睡眠转好，大便日行1次。去生大黄续服14剂。适逢经期，头痛发作1次，程度明显减轻，呈隐痛，无恶心呕吐。继续服30剂后，头痛消失。

本病的特点是以女性为多见，多在青春期发病，病程漫长，间歇性反复发作。常因失眠、情绪变化、劳累等因素而诱发。主要表现为头痛剧烈，缠绵日久不愈，属风阳上扰，血瘀阻络。故皆用川芎、桃仁、红花等活血化瘀；钩藤、铁落等平肝息风；全蝎、蜈蚣、地龙等虫类搜风镇痛；生天南星化痰解痉，具有较强的镇痛作用。

裘沛然：疑难病用养正徐图法

基于“正之不存，邪将焉去”的邪正观，裘氏认为，治疗疑难病症更须重视正气的扶助和调养。养正徐图法就是针对一些病程迁延，因正气偏虚，制邪无力，而治疗又急切难图者所设，通过调养扶助正气，使正气得充而驱邪有力的一种方法。无论外感或杂病，均可采用。

1. 养正有利于祛邪　疾病的形成离不开邪气的侵袭，对于疑难病症来说，病邪胶结，盘踞人体，根深蒂固，不易速去。运用养正徐图法，通过扶助正气，调动机体内在的积极因素达到消积、散结、除痹、利水、化瘀、解毒、行痰等祛邪的目的，所谓“养正积自除”是也。西医学对许多疾病的治疗以通过提高机体的免疫能力来改善病情的措施，实际也是一定意义上的“养正”法。

2. 养正可促进病灶的修复和延长生存期　有些疾病经过致病因素的作用，或治疗不当，导致脏腑器官的损伤，或出现局部病灶迁延不愈。此时可能邪气已衰，正气大伤，从而影响了被损伤脏腑或局部病灶的康复。通过使用养正徐图法，可促进病灶的修复，或改善脏腑功能，如张元素所说的“先补其虚，而后化其所伤”。例如恶性肿瘤患者，由于手术、化疗、放疗后造成局部损伤或全身气血受戕，出现脱发、白细胞减少、肝肾功能损伤、局部组织溃烂等，采用养正徐图法后可望内脏功能得到调整、局部组织逐渐修复，症状改善而延长生存期。

3. 养正可防止继发感染　有些病变宿疾之发每由新感所引动，也有因对原发病不能及时控制而产生种种继发感染或并发症者。使用养正徐图法，可“安未受邪之地”，防止或减少“新感”及并发症的发生。例如慢性气管炎每因新感引动伏饮，或由于对原发病控制不力又引起支气管肺炎等，应用养正徐图法，着重扶助正气，可防止或减少新感，从而减轻了原发病的证情及并发症发生的可能。

裘沛然：癌症化疗、放疗反应之证治

裘氏所经治的肿瘤，名类不少，但大概有以下几种情况：① 发现肿瘤时已届晚期，已失去手术指征的患者，也有一些已确诊肿瘤但不愿做手术的患者；② 肿瘤已经手术切除，气血大伤者；③ 因不能忍受化疗、放疗的反应而中止治疗者；④ 边进行化疗、放疗，边服中药，以协同完成疗程者。患者的治疗目的也不尽相同，对晚期恶性肿瘤患者来说，只是想方设法减少痛苦，尽可能延长生命；对已切除病灶的患者，主要防止其复发或扩散；对迭经化疗、放疗的患者，旨在解除治疗后的毒性作用与不良反应。裘氏治疗肿瘤的基本思路是，肿瘤虽然生于某局部组织器官，但由病邪导致的反应却是全身性的，表现为脏腑气血的损耗、组织的破坏、功能的失调。按照中医学的整体观念，局部的病变是由于全身脏腑气血功能失调的结果，人之所虚之处，即是留邪之地。因此，不能只着眼于局部肿瘤，忙于寻觅消瘤、攻瘤的“特效”方药。

数十年来的实践经验证明，某些清热解毒药物对消除肿瘤虽有一定疗效，但采用通过调整人体脏腑气血阴阳的“扶正法”，对改善机体情况、缓解症情，消除化疗、放疗后的毒性作用与不良反应等，其疗效不可低估，这也是中医学与西医学对治疗肿瘤的不同之处。某些抗肿瘤西药固然可以抑制或杀灭肿瘤细胞，但“药毒”对人体正常细胞也同样是一种破坏。故目前西医也开始考虑提高患者的防御功能和消除潜在的亚临床灶，作为治疗肿瘤的重要方面。中医药应该发挥自己的特色和优势。裘氏提出，像恶性肿瘤这样有形之积恐难尽除，而患者元气亟宜扶助，主张在扶助正气的基础上，佐以清热解毒、活血软坚、化痰散结等祛邪方法治疗肿瘤。

在扶正法中，重点调整气血阴阳及培补脾肾。健脾补气药选用人参、党参、黄芪、白术、茯苓、山药、甘草等；补血药选用当归、枸杞子、熟地黄、何首乌、大枣等；滋阴药选用西洋参、沙参、天冬、麦冬、生地黄、石斛等；益肾药选用龟甲、黄柏、山茱萸、巴戟天、菟丝子、淫羊藿、补骨脂、附子、鹿角、肉桂等。在立方遣药时，常脾肾、气血、阴阳兼顾，注重明阳互根、精气互生的道理。在扶正法中同时又须注意调整脏腑之间的关系。如肝胃不和者，疏肝和胃以相佐；脾胃升降失常者，用协调枢机之升降方药；脾、肾转输失职者，调脾肾以利气化等。

至于清热解毒常用夏枯草、黄芩、黄连、蒲公英、猫爪草、石见穿、山慈菇、白花蛇舌草、蜀羊泉等；活血化瘀药用桃仁、红花、白芍、莪术、三棱、水蛭、土鳖虫等；化痰软坚药用天南星、半夏、瓜蒌、牡蛎、昆布、海藻等；虫类药物的作用不可忽视，常用蜈蚣、全蝎、地龙、僵蚕、土鳖虫、水蛭等。在具体应用时，对以下几种情况尚需区别对待。

1. 病届晚期，扶助胃气，挽留一息生机　晚期肿瘤，瘤毒弥漫，邪气盛而正气衰，脏腑戕害，全身情况很差。此时治疗最为棘手，如果贸然攻邪，必致偾事。裘氏认为，诸气皆虚，先扶胃气。脾胃为生化之源，化源乏竭，病必不治，若胃气尚存，还可挽留一息生机。药用人参粉冲服，他如黄芪、党参、太子参、白术、茯苓、黄精、甘草、大枣、生姜，佐以枳壳、陈皮等药，冀以苏胃。若浆粥入胃，二便顺畅，可望有生存之机。

2. 对放、化疗反应的处理 肿瘤患者经放、化疗后的反应，病机是“药毒”损伤人体脏腑气血所致。

(1) 放疗反应：一般可以分为局部反应和全身反应。局部反应中，头颈部反应有口干、咽部充血、咽喉痛等，治宜补气养阴、清热解毒，药用黄芪、党参、天冬、麦冬、玄参、知母、黄柏、黄芩、金银花、连翘、蒲公英等；下腹反应有腹痛、腹泻、尿频等，治宜辛甘苦泄、调肝和脾，药用半夏、黄连、干姜、甘草、党参、白术、枳壳、八角茴香、薏苡仁等；全身反应则有头晕、乏力、食欲缺乏、精神疲乏、白细胞减少等，治宜健脾补肾，药用党参、黄芪、白术、当归、女贞子、枸杞子、淫羊藿、仙茅、山茱萸、丹参、补骨脂、熟地黄、龟甲、鹿角等。

(2) 化疗反应：主要有气血两虚、脾肾亏损的证候，治宜补气养血、培肾益脾，药用人参、白术、黄精、茯苓、鹿角、黄芪、当归、丹参、炙甘草、巴戟天、补骨脂、山茱萸、淫羊藿等。

3. 对癌症疼痛的治疗 癌症疼痛的原因主要有气滞、血瘀、寒凝、痰积、毒盛等，故欲止痛可用理气、行瘀、散寒、消痰、解毒等方法。药用川楝子、延胡索、赤芍、白芍、制香附、乳香、没药、川乌、草乌、附子、细辛、土鳖虫、蜈蚣、全蝎、山慈菇等。药物剂量宜稍大，虫类药物如能研细末后吞服可提高疗效。

宋孝志：汗证的论治

汗作为一种病理现象时，常因感受外邪或脏腑虚损而致阴阳失调、营卫不和、腠理开阖不利，以汗出异常表现于临床。它即可作为一个证候出现于多种疾病过程中，也可以作为一个证而衍生出更多的临床症状。它常预示着疾病的转归与预后。因此，汗是临床辨证不可忽视的重要因素。

汗是机体津液的一部分，汗与血同源于水谷化生之精微，经脾的运化，肺的输布，变化赤者是谓血，留于玄府者是谓汗。从生理的角度讲，汗液代谢受脏腑调摄，为阴阳所统辖。汗液代谢失常直接反映机体营卫强弱、脏腑虚实、阴阳胜衰的病理变化。就病因而论，内伤、外感均可导致汗出异常。又因病邪之深浅及脏腑虚损的程度，临床表现方式多种多样，甚至变化多端，严重时可致汗之劫阴或汗之亡阳的危急之变。

据汗证演变之复杂和临床的多样化，感受外邪所致汗出异常，病位在肺卫，均伴有发热、恶寒、身痛等症候。又因感邪之不同而症状各异。若风邪所伤，搜侵肌肤，卫气失守，营阴外越，特点为汗出洒然；若湿邪浸渍，伤阳滞气，复生内湿，两湿相结，循汗孔而逸，特点为汗出不彻、涔涔濡衣；更有湿从热化者，热蒸于湿，则见黄汗染衣，伴目黄、溲黄；若感温热之邪，热邪蒸腾，鼓拓毛窍，随汗泄热。因有热在卫分、气分之分，在卫分者汗出溅溅，在气分者汗出如涌。当机体正邪相拒，以汗趋邪则见战栗汗出。外感中所伴发的汗出异常是外邪与机体正气交争而产生的一种病理状态，也是机体的一种自我保护措施。治疗常以调和营卫、宣畅气机。

内伤所致汗出异常是以脏腑虚损为病理基础。临床以气虚、阳虚、阴虚为多见。气虚者，田肺气或脾气虚损，气不词津，津液无所约束，外逸而为汗，常伴疲乏无力，动则汗甚；阳虚者，因肺气陋或肾阳衰惫而阳不守津，化汗而出，多于重症危急之病中而发；阴虚者，因肺明、心阴、肾阴暗耗，虚热内蒸而汗出，常伴骨蒸劳热。治疗内伤汗出异常之法，宋氏临床以固表、敛摄虚热为主旨。阴阳总司汗液的代谢，汗是阴阳互相作用的结果。

《素问·阴阳别论篇》云“阳加于阴谓之汗”，亦阐述了机体汗液的异常代谢，是阳气蒸发阴液的现象。由此可知，阴阳协调与平衡是汗液正常代谢的基础。汗之所以受辖于阴阳，维持人体津液的正常代谢，是因为有“阳在外，阴之使；阴在内，阳之守”这样一个阴阳互相制约、互相依赖的关系。因此，阴阳偏失是导致汗液代谢异常的最基本的病理改变。

汗液的代谢是靠脏腑功能来调节的。脏腑功能失调与脏腑虚损是导致汗液异常代谢的主要原因。因此，临证十分注重脏腑辨证，常把汗出的性状、分布的部位及伴随症状综合起来，条分缕悉，以断其病在何脏何腑、属虚属实。以脏腑功能辨证，因大惊卒恐，骤然汗出不绝，伴有面白意乱甚或晕厥，谓惊而夺精，心气消遁，其多责之于心；因积劳而致脊髓、腑府病变引起的汗之不尽，或伴肢痿、腰膝酸软者，常责之于肾；因久病体虚，汗自外逸，伴气短乏力者，常责之于脾；因伏饮宿疾，咳嗽喘逆，气冒于上，汗出如珠者，责之于肺、肾。

临床根据经络走行及辖区对不同部位汗出进行辨证：① 额汗。头额多汗或汗出齐颈，躯干无汗，伴发热、腹胀者，阳明积热或湿热，以清泄通腑论治。若重病后期，突然额汗大出，神昏肢冷，脉微欲绝，谓汗之凶候，以镇摄敛汗相救。② 手足汗。手足汗出如洗，全身无汗，伴失眠多梦者，谓肝旺脾虚，热迫津出于足，以清肝调脾论治。③ 心汗。独胸脘部汗出，伴有胸中燥热、烦闷者，谓心经郁热、汗出膻中，以清心泄火论治。④ 下阴及两股间潮湿，似冷汗不绝，其味腥臭者，谓脾肾阳虚、厥阴寒积，以温经敞寒论治。⑤ 遍身汗出。遍身或半身汗出，微汗或大汗不等，或伴偏枯者，谓肝、肾两虚、肾关不固，宜以滋肝补肾论治。

李斯炽：咽痛六治

咽痛与喉痛在临床上很难截然分开，故一般均称为咽喉疼痛。《内经》说："喉能布气，咽能咽物。"喉为呼吸的门户，咽为饮食的门户，在生理上是截然两物。人身中的12条主要经脉，除足太阳膀胱经外，其他经络都通过咽喉部位，凡此诸经的病变，都能导致咽喉疼痛。按其常见的发病原因，可分虚实寒热四端。热证者，咽喉疼痛，以火热之证居多，其发于外者有风热、温热、瘟毒、温燥等，发于内者有肝火、心火、胃火、肺火、湿热等；实证者，常见有气郁和积痰两种，积痰更有热痰与寒痰之别，亦有气郁夹痰，两证并见而成梅核气，临床上实证与热证常同时出现；虚证者，阴虚则虚火上炎，常见有肝阴虚、胃阴虚、肺阴虚、肾阴虚等，白喉症一般均出现肺阴亏损症状；肾阳虚损则易导致火虚于下、格阳于上而发为咽喉疼痛，非峻补命门之火不能奏效，此外尚有气虚血虚证候，亦常有虚火上浮而致咽喉疼痛者；寒证者，外感证有风寒与凉燥，亦有体内积热外为风寒郁闭而成寒包火者，内伤证则多与阳虚证同时出现。

1. 祛风清热，凉血解毒　余某，女，6岁。1971年2月14日初诊。高热不退，咽喉红肿疼痛，目睛红赤，腮下有小疱，全身发疹，口腔发炎，牙龈流血，大便带血，小便深黄，剧烈咳嗽。医院诊断为血小板减少性紫癜。已发病月余，经治疗无效。诊得脉象微浮，舌质赤红无苔。此为风热血燥成毒之证。先予祛风清热，凉血解毒。处方：生地黄9g，牡丹皮9g，石膏12g，知母9g，防风6g，荆芥

6g，地肤子12g，蝉蜕6g，木通6g，金银花9g，土茯苓15g，甘草3g。1剂。

2月16日二诊：服上方2剂后，昨日大便3次，尚微带血，咳痰黏稠亦带血，觉有腹痛现象，余症仍在，舌质鲜红，脉象浮而无力。属热病耗伤气明。于前方中佐以补气育阴之药。处方：黄连6g，生地黄9g，玄参9g，金银花9g，连翘9g，麦冬9g，牡丹皮9g，白芍9g，泡参9g，大枣3枚，土茯苓15g，甘草3g。6剂。3月8日三诊：前方续服数剂，诸症稍觉缓解，但两足微肿，舌质鲜红，上有水黄苔。是前证尚夹有湿气，再加入渗利湿热之药品。处方：金银花9g，连翘9g，牛膝9g，木通6g，薏苡仁12g，冬瓜仁12g，泽泻9g，牡丹皮9g，赤芍9g，土茯苓15g，板蓝根9g，甘草3g。6剂。

3月15日四诊：服上药后，发热已退，足肿渐消，小便已不黄，全身红疹渐退，只脸上尚有疹子，咳嗽痰中已不带血，腮下尚有小疱，舌仍红赤，脉象微数。再予清热凉血、解毒利水。处方：牡丹皮9g，赤芍9g，生地黄9g，金银花9g，连翘9g，板蓝根9g，木通6g，地肤子12g，茯苓9g，知母9g，白术9g，夏枯草15g，谷芽9g，甘草3g。6剂。3月29日五诊：服药后诸症已解，目前只有食量尚未恢复，口腔尚有轻微炎症，舌红少苔。再加入益胃扶脾之药以善其后。处方：白扁豆12g，芡实12g，山药12g，金银花9g，木通6g，牡丹皮9g，冬瓜仁12g，薏苡仁12g，莲子12g，泡参9g，茯苓9g，甘草3g。服药数剂后，即告痊愈。经随访两年多，未见复发。

本例高热，咽喉红肿，眼目红赤，剧烈咳嗽，舌赤便黄，为风热征象。全身发疹，口腔发炎，腮下生疱，牙龈流血，痰中及大便带血，均为血分热毒所致。因热势羁留过久，耗伤气明，故脉象浮而无力。在治疗过程中，曾出现两足水肿，舌上水黄苔，是其中尚夹有湿气。故在各次诊断中，按照其所出现的症状，分别进行祛风清热、凉血解毒、补气育阴、渗湿利水。用防风、荆芥、蝉蜕以祛风；用石膏、知母、黄连、连翘、夏枯草以清热；用生地黄、牡丹皮、赤芍、地肤子以凉血；用金银花、土茯苓、板蓝根以解毒；用泡参、茯苓、白术、大枣、甘草以补气；用麦冬、白芍、玄参以育阴；用牛膝、木通、薏苡仁、冬瓜仁、泽泻以渗湿。在诸症缓解后，仅胃纳较差，是热病伤及胃阴，故用扁豆、芡实、山药、莲子、谷芽等益胃消食，以善其后。

2. 润肺利痰，祛风清热　谢某，男，成年。1960年9月3日初诊。主诉嚼喉干燥疼痛，咳嗽，痰质黏稠，鼻内结痂。医院诊断为慢性咽炎。诊得脉象浮弦而数，舌苔微黄。此为肺明不足，阴亏肺热兼风夹痰之候。治宜润肺利痰，祛风清热。处方：玄参9g，天花粉9g，麦冬9g，瓜蒌皮12g，枳壳9g，浙贝母9g，知母9g，射干9g，钩藤9g，薄荷6g，甘草3g。

11月19日二诊：服药后，病情大有好转，咳嗽减轻，喉头已不干燥，但鼻孔尚有时结痂，脉象细弦，舌苔微黄。仍本前法为丸服。处方：生地黄30g，天花粉30g，女贞子60g，天冬21g，麦冬30g，墨旱莲30g，杏仁15g，瓜蒌皮30g，紫菀30g，浙贝母21g，桔梗15g，枇杷叶30g，桑白皮24g，知母30g，连翘30g，夏枯草30g，焦黄柏24g，金银花30g，苍耳子30g，甘草9g。上药共研细末，炼蜜为丸，每丸重9g，每日早、中、晚各服1丸。服完后，基本痊愈。

本例咳嗽，咽喉干燥疼痛，鼻内结痂，脉数舌黄，为肺阴不足、阴亏肺热之证；脉浮弦而咳，是兼风之象；阴亏风热炼液，故痰质黏稠。用玄参、天花粉、麦冬、生地黄、女贞子、墨旱莲、天冬等以滋养肺阴；用知母、射干、桑白皮、连翘、夏枯草、焦黄柏等以清肺利咽；用钩藤、薄荷、金银花、苍耳子等以祛风散热；用瓜蒌皮、枳壳、浙贝母、杏仁、紫菀、桔梗、枇杷叶等以宣肺化痰。由于病属慢性，故在取得疗效后，即以丸药调理之。

3. 疏风清热，除湿运脾　刘某，男，成年。1972年4月15日初诊。主诉高热不退，咽喉疼痛，小便黄少，不思饮食，全身乏力。医院诊断为斑疹伤寒。诊得脉浮微数，舌苔黄腻。此为风温夹湿之候。治宜疏风清热，除湿运脾方用银翘散合三仁汤加减。处方：金银花9g，连翘9g，芦根9g，滑石12g，冬瓜仁12g，杏仁9g，厚朴9g，淡豆豉9g，枯黄芩9g，木通6g，甘草3g。服药1剂后高热即退，顿觉精神爽快。连服数剂后，咽已不痛，诸症即解。后以调理脾胃而收全功。本例高热不退，咽喉疼痛，小便黄少，脉浮微数，为风温之候；舌苔黄腻，全身乏力，不思饮食，为夹湿之征。用金银花、连翘、淡豆豉、枯黄芩以疏风解热；用芦根、滑石、冬瓜仁、杏仁、厚朴、木通等以除湿运脾。使风解于外，湿渗于下，热势则退。

4. 阳亢阴虚，滋补肝肾　陈某，女，成年。1971年8月14日初诊。眼睛突然在6月9日看不见东西，咽喉疼痛，头胀，睡眠不好，眼皮有沉重感，耳内发痒，大便干燥。医院诊断为视网膜出血。脉象微浮，舌上有少量白苔。此系肝、肾阴虚。方用杞菊地黄丸加味。处方：菊花9g，木贼9g，生地黄9g，牡丹皮9g，牛膝9g，山药12g，泽泻9g，茯苓9g，枸杞子9g，菟丝子12g，赤芍9g，地龙9g。4

剂。8月20日二诊：服药后视力已逐渐恢复，左眼已能看小字，右眼能远视而不能近视，咽喉已不痛，但觉干燥，头胀耳痒、眼皮沉重现象都有减轻，睡眠亦有改善，大便还有些干燥。再本前方立意。处方：生何首乌12g，菊花9g，枸杞子9g，生地黄9g，牡丹皮9g，山药12g，泽泻9g，菟丝子12g，石斛9g，赤芍9g，地龙9g，木贼9g，牛膝9g。上方加减续服10余剂，诸症均趋缓解。

本例睡眠不好，头部发胀，脉象微浮，均属阴亏阳亢征象。肝连目系，肝阴不足，则出现视力减退、眼皮沉重等现象；肾脉络舌本，肾开窍于耳，肾阴不足，则出现咽痛、咽干、耳痒等现象；阴亏则津液不足，故大便干燥。治法当以滋补肝、肾为主。用杞菊地黄丸加木贼以明目；用石斛、何首乌以育阴；用赤芍、地龙以行血止血；用牛膝引血下行。意使阴平阳秘，则诸症即得缓解。

5. 先予疏肝运脾祛痰，再予育阴平肝　贾某，女，成年，1973年10月17日初诊。咽喉梗痛，睡醒后觉口中有痰，解大便前感觉腹痛，平时腹微胀，右胁肋疼痛。医院诊断为慢性咽炎。久治无效。诊得脉微浮滑，舌苔红净。此为阴虚肝郁，脾滞夹痰之候。先予疏肝运脾祛痰。方用七气汤加味。处方：紫苏叶6g，法半夏9g，茯苓9g，厚朴9g，生姜2片，白芍12g，柴胡6g，郁金9g，陈皮9g，甘草3g。10月24日二诊：服药后咽喉已感轻快，睡醒后口中痰涎减少，解大便前腹已不痛，但觉腹响，肝区在饥饿时感疼痛。适逢经期，觉颈项两侧有筋牵引头顶作痛，并有头昏头重感觉，视物有些模糊，右脉浮弦，左脉沉细，舌质红净。此因月经去血，阴分更损，于前方中加入育阴平肝之药。

处方：刺蒺藜12g，牡丹皮9g，郁金9g，白芍12g，法半夏9g，茯苓9g，钩藤12g，厚朴9g，玉竹12g，玄参9g，瓜壳12g，甘草3g。11月2日三诊：服药后喉头更觉轻快，只在气候变化时有微梗感觉，头已不晕，眼亦不花，胁痛减轻，痰更减少，右脉渐平，舌质红净。仍按前方增减。处方：钩藤12g，白芍12g，玉竹12g，蒺藜12g，牡丹皮9g，石斛9g，瓜蒌皮12g，法半夏9g，厚朴9g，茯苓9g，金铃炭12g，甘草3g。服上方4剂后，诸症即趋缓解。

《灵枢·经脉》说，足厥阴肝经“布胁肋，循喉咙之后，上入颃颡，连目系，上出额，与督脉会于巅”。故咽喉梗痛，右胁肋作痛，是肝气郁滞所致；颈两侧牵引头顶作痛，视物模糊，是肝阴亏损所致；阴亏则阳亢，故觉头晕头重；肝郁则克脾，脾滞则出现腹痛腹胀、腹响等症状；且脉浮、舌质红净亦属阴亏，脉弦为肝郁，滑脉为痰饮，气郁夹痰，多致咽喉梗阻，而成梅核气。故先以七气汤行气化痰为主，并加柴胡、郁金、白芍、蒺藜、瓜壳、牡丹皮、金铃炭、陈皮以疏肝运脾；加玉竹、玄参、石斛、钩藤以养肝平肝。使肝木条达，气行痰化，阴生阳潜，诸症即趋缓解。

6. *滋养肺肾，凉血疏风*　钟某，男，40岁，干部。1974年1月12日初诊。1972年时咽喉干燥，微痛，时感紧塞，声音嘶哑。医院断诊为慢性咽炎。屡服养阴清肺之药未见效果。1973年又到医院检查，诊断结果为咽峡黏膜充血暗红，咽壁淋巴增生，左侧声带无水肿，下1/3处声带稍突，仍确诊为慢性咽炎。目前咽干起瘰，时感微痛，多言则声音嘶哑，夜睡易醒，睡醒后每觉口干乏津，舌难运转。脉虚数，舌质红赤，上布干薄白苔。此咽喉不利有闭塞之象，应属中医喉痹范畴。处方：生地黄9g，牡丹皮9g，麦冬12g，蝉蜕6g，女贞子12g，墨旱莲12g，天花粉9g，知母9g，冬桑叶4片，薄荷6g，石斛12g，梅花10朵，粉甘草3g。2月3日二诊：服药10余剂，诸病锐减。处方：生地黄12g，牡丹皮9g，麦冬12g，蝉蜕6g，女贞子12g，墨旱莲12g，天花粉9g，知母9g，霜桑叶4片，薄荷6g，玄参18g，甘草3g。

3月2日三诊：续服10余剂，诸病再减，咽干疼痛症状已基本消失，说话过多尚微觉嘶哑。诊其尺脉虽乏力，但细审较有根蒂，经过一番清滋透泄，阴精已有渐育之势；舌微红绛而干，根部尚有细瘰，是为肾阴尚未全充，余焰上僭之故。可去辛透之药，加以育阴滋肾之药。处方：生地黄12g，女贞子12g，墨旱莲12g，天花粉12g，米百合9g，石斛12g，龟甲9g，玉竹9g，芦根12g，白芍12g，粉甘草3g。服10余剂后，诸症消失。

《素问·阴阳别论》虽有“一阴一阳结，谓之喉痹”之说，而本案所反应症状，则以肺、肾二经为主。喉痹虽以实证为多，但虚证亦不少，本案即以虚热为主。其夜睡易醒，醒后口干，是肾阴亏损，虚阳上扰，津液不能上承之故；其多言则声嘶哑，是肺阴不足，金破不鸣之故；肾脉络舌本，喉以系肺，肺肾阴亏，喉咙失于养护，故现干燥。阴虚血热加之被风，结于咽喉，出现咽喉充血、起瘰、疼痛，时感紧塞，脉象虚数，舌赤苔干等。以前治疗仅养肺而不及肾，清气而不凉血，复不加用疏风之法，所以屡服不见效果。今以滋养肺肾、凉血疏风为法，始为得计。用知母、天花粉、女贞子、墨旱莲、麦冬、石斛等药以清润滋养肺肾；用生地黄、牡丹皮以凉血；用桑叶、薄荷、蝉蜕、梅花等辛凉透气以开喉，加甘草以疗咽伤。

李斯炽：养阴、清热、滋肝治黑疸

但热不寒即是疸病，疟疾中有称疸疟者，则以此字为区别。五疸病的来源各不相同，都以胃热脾寒为其主因，而黑疸、女劳疸则来源于肾。酒疸误下，久久亦有变黑者，但症象与女劳疸有别。根据《金匮要略》论述，女劳疸或黑疸，同于艾迪生病。书云："额上黑，微汗出，手足中热，薄暮即发，膀胱急，小便自利，名曰女劳疸，腹如水状不治。"又云："男子小便黄，自利，当与虚劳小建中汤。"又云："黄家日晡所发热，而反恶寒，此为女劳得之。膀胱急，少腹满，身尽黄，额上黑，足下热，因作黑疸。其腹胀如水状，大便必黑，时溏。此女劳之病，非水也。腹满者难治，硝石矾石散主之。"

李氏认为，此病的根本是患者先有肾虚，阴阳俱不足，加上房劳更伤肾阴，阴虚则阳亢，阳愈亢则欲愈炽，终致真精耗竭，水火不济，藏真外露。治法应以填精温肾为主，使肾明渐复，阳气得敛。切忌刚药损伤元阳，绝其恢复之机。根据中医治疗八法，以温补为主，兼用酸咸之药。能够用缓中补虚兼逐瘀的方法来治疗艾迪生病，也就合于《内经》所指出的"疏其血气，令其条达"的原则。色素是每一个人身都有的，当人体健壮时，气血流通，它也就随着气血运行不息，敷布于全身。万一人体的活动功能衰减，它在体内也就有部分随之而沉着，终至于阻滞气血的运行而发生病变。命门真火实为推动一切活动的原动力，而此火即潜藏于肾。因之治此病的主要环节就是温养命门，对于沉着部分必须推动新陈代谢。

1. 养阴生津，益血通络　王某，女，39岁，医生。1974年6月15日初诊。头部晕痛，骨节酸软，长期失眠，肌肉瞤动，小腿抽筋，眼胀耳鸣，腰部酸痛，小便黄少.，皮肤干燥，头发易落，口渴心慌，色素沉着，经期提前。医院确诊为艾迪生病。长期未能治愈，病情续有发展。

观其肌肉瘦削，面色黯黑，上下牙龈及掌纹中均带黑色，两手微颤动，舌质干而黯晦，脉象沉细。此属中医黑疸病范畴。其主要病机为肝肾阴亏、营血不足。由于肾主骨，在色为黑，开窍于耳，其华在发，发为血之余，腰为肾之府，故肾脏之明血不足即出现骨节酸软，面部、牙龈及掌纹均带黑色，耳鸣发落，腰部酸痛等症状；由于肝主筋，藏魂，在窍为目，足厥阴肝经上连巅顶，故肝之阴血不足即出现抽筋、失眠、眼胀、头部晕痛等症状；血不养心则心中慌乱，血不营于肌肉四肢则发生颤抖现象；阴虚则津液不足，故产生口渴及皮肤干燥等；阴虚生内热，故有经期提前、小便黄少等；热烁肌肉，故瘦削不堪；其舌干而黯晦，脉沉细而弱，为阴血不足、气血滞涩之象。综合分析，其为肝肾阴虚，营血衰少，津亏液耗，血行滞涩。治以是养阴生津、益血通络。处方：生地黄12g，白芍12g，女贞子12g，墨旱莲12g，枸杞子9g，牡蛎12g，淫羊藿9g，天花粉12g，山药15g，丹参12g，桑枝30g，秦艽9g，牛膝9g，牡丹皮9g，泽泻9g。10剂。方中生地黄、白芍、女贞子、墨旱莲、枸杞子、牡蛎以养肝肾之阴而益血，因防其阴药多而损阳，故佐淫羊藿强阳以配明；天花粉、山药益胃生津；丹参、桑枝、秦艽、牛膝、牡丹皮以行血通络而兼顾阳分；泽泻通利小便而不损阴。

6月27日二诊：服药10剂后，病情有明显好转。面部、牙龈、掌纹黑色均转淡，头部晕痛、手颤、口干等症状基本消失，心慌已缓解，脉搏每分钟80～90次，眼胀、失眠、肌肉瞤动、小腿抽筋等现象亦有减轻。时值经期，只比正常经期提前两天。右耳已不鸣，只左耳尚鸣。小便较前通利，呈淡黄色。腰膝仍酸痛；落发现象尚存在。食欲缺乏，脉象沉细。可见用养阴生津、益血通络之法已见效果。观其诸症缓解，经期已基本正常，尿色转淡，知其阴血有来复之象，水升而火降。当此之际，用药如果过于阴柔，恐有补明碍阳之弊。故当在前方意中，去掉部分阴药。将生地黄改为熟地黄，加入当归、枣皮、菟丝子、续断等微温之药以养肝肾而益营血。用四物、六味地黄汤加减并佐以通络之药。

处方：当归9g，白芍12g，熟地黄12g，牡丹皮9g，茯苓9g，泽泻9g，枣皮9g，山药12g，秦艽9g，菟丝子12g，续断9g，桑寄生15g，丹参12g，枸杞子9g，牛膝9g。10剂。7月12日三诊：服药10剂后，诸症又有所改善。眼胀耳鸣等现象已全部消失，色素沉着又有减轻，但仍觉腰痛、身软、口干，大便日行2次，脉已不沉，但仍细弱。此虽阴液渐复，而阳气又嫌不足。用阴阳气血平调、脾肾双补之法。处方：泡参12g，茯苓9g，益智9g，菟丝子12g，女贞子12g，墨旱莲12g，丹参9g，白芍12g，山药12g，莲子12g，桑寄生15g，续断9g，秦艽9g，甘草3g。加减续服40余剂，诸症即基本消失。1975年2月28日，据患者言全身已无明显症状，牙龈、面部及手纹黑色均已消失，体重增加，肌肤润泽，精神饱满，已能正常工作和学习。随访至1975年10月，其身体状况均较稳定。

2. 清热除湿，滋养肝肾　江某，男，46岁，干部，1965年9月24日初诊。6年前患午后潮热，面色黯黄，腹部有癣疮样色素沉着，此起彼伏，眠食俱差，消瘦乏力。医院诊断为艾迪生病、肺结核、神经衰弱等症。曾辗转求医，未见明显效果。现症仍午后低热，头部晕胀，食欲缺乏，睡眠欠佳，身强乏力，视物模糊成双影，心累心慌，面色萎黄黯晦，小便发黄，排尿时自觉尿道有痒感，舌质深红而干，舌苔黄腻，脉象弦数，两尺无力。从症状分析，头部晕胀，睡眠欠佳，身强不舒，视物模糊，舌质深红而干，脉象偏弦，尺脉无力，应属肝肾阴亏之象；肾水不能上济心火，故有心累心慌之症；其面色萎黄，食欲缺乏，全身乏力，小便发黄，尿道发痒，午后低热，舌苔黄腻等，为兼有湿热滞气之候。

阴易耗而难养，此类本虚标实之证，若徒事滋阴，不但有远水不救近火之感，且使湿热有胶结难解之弊，宜先用清热除湿行气兼顾阴分之法。处方：苍术9g，藿香9g，青蒿9g，淡竹叶9g，连翘15g，黄芩9g，鲜芦根30g，郁金9g，枳壳9g，厚朴9g，天花粉12g。6剂。方中茅苍术、藿香、青蒿、淡竹叶、连翘、黄芩等清热除湿；佐天花粉、芦根于清热除湿，寓有育阴之义；再加郁金、枳壳、厚朴以行气。10月4日二诊：服药已见小效，午后低热有所减轻，视力模糊无进展，仍体弱乏力，舌苔厚腻，脉象弦细而数。仍本前方意，从肝、脾二经考虑。处方：青蒿9g，连翘12g，枯黄芩9g，枳壳9g，谷芽9g，豆卷15g，刺蒺藜9g，牡丹皮9g，青葙子9g，决明子15g，石斛9g。6剂。

10月11日三诊：午后低热情况已渐趋正常，但尚不巩固，视力稍有改善，余症亦有缓解，舌苔已不太厚。前方，加重解退虚热之药。处方：青蒿9g，银柴胡6g，胡黄连4.5g，枯黄芩9g，连翘9g，蒺藜12g，青葙子9g，决明子9g，天花粉9g，甘草3g。6剂。10月16日四诊：午后低热已基本控制，饮食精神均有好转，仍觉口中干燥，视力稍有改善，但尚昏花，脉象细数。此标证渐缓，可改用育明涵肝清热之法，并注意育阴少用滋腻，清热少用苦燥。处方：生地黄12g，牡蛎15g，连翘9g，知母9g，胡黄连4.5g，银柴胡6g，青蒿6g，玄参9g，决明子12g，女贞子15g，酥鳖甲9g，墨旱莲15g。7剂。服完后再服以下丸方，以巩固疗效。处方：人参30g，茯苓3g，生地黄60g，制何首乌60g，酥鳖甲30g，地骨皮30g，杭白芍60g，银柴胡30g，麦冬30g，青蒿30g，知母30g，墨旱莲60g，甘草15g。诸药共研为细末，炼蜜为丸，每丸重9g，每日早、中、晚用温开水送下1丸。该患者服完药后所有症状已完全消失，随访10多年，未复发。

潘澄濂：三法治帕金森病

震颤麻痹病，西医原译为“帕金森综合征”，它与中医学的颤振症似同出一辙。约在12世纪中叶，张子和所著的《儒门事亲》载有“新寨马叟年五十九，因秋欠税，官杖六十，得惊气成风搐，已三年，大发则手足颤掉，不能持物，食则令人代哺，口目张睒，唇口嚼烂，抖擞之状，如线引傀儡……戴人作木火兼痰治而得效。”这是描述颤振症比较早的文献。继而，明代孙一奎的《赤水玄珠》、王肯堂的《证治准绳》对颤震症的发病年龄、病因病机、证候和治疗都有较为详细的叙述。

由此可见，中医学认识本病，从孙一奎算起，较之英国人帕金森（1775—1824）约早150余年。西方医学由于重视尸体解剖与生化学的进展，认为震颤麻痹是中枢神经系统变性疾病，病变部位主要是椎体外系的黑质与纹状体。近年来，还发现黑质和基底节内多巴胺含量减少，可从脑脊液及尿液中多巴胺或其主要代谢产物高香叶醛酸的减少得以证明。所有这些，都值得借鉴。

王肯堂说：“此病壮年鲜有，中年之后乃有之，老年尤多。夫老年阴血不足，少水不能济盛火，极为难治。”又说：“颤，摇也；振，动也。筋脉约束不持，而莫能任物，风之象也。”张路玉说：“颤振与瘛疭相类，瘛疭则手足牵引而或伸或屈；颤，振动而不屈也，显有区别。”由此可见，震颤麻痹病的临床表现，以四肢颤震，肢体强直，举动迟钝，特别是面容表情淡漠呈“面具脸”，手指呈“搓丸样”颤动，走路呈“慌张步态”等，为其特征。基于上述病因和证候，结合临床实践，大致分以下几种证型而论治。

1. 水不涵木、肝风自动证　有面部烘热感，面容表情淡漠，一侧上肢颤动，持物或写字，更觉明显，然后延及两侧，步履缓慢，大便常秘结，舌苔中黄、边尖质红，脉象弦数。本证临床上较为多见，一般可有血管硬化史。《黄帝内经》曰：“诸风掉眩，皆属于肝。”又曰：“肝，一阳也；心，二阳也；肾，孤脏也。”古人认为一水（指肾阴）不能胜二火，于是木挟火势而寡于畏，反侮所不胜，直犯无惮。意思是说肝风的内动，是由于肾水之不足，气血平衡失调所致。

根据这些理论，对本证的治疗，则以养明息风、活血清火法，选大补阴丸合独活汤加减。取龟甲、地黄以滋阴；独活、防风以息风（独活含东莨菪碱，能抗乙酰胆碱，与西药苯海索有类似作用）；知母、黄柏以清火；当归、川芎以活血；全蝎、僵蚕以镇颤。旨在滋水制木、调和气血。

病例： 朱某，男，69岁。患震颤麻痹病将近2年，向服西药。近来发现步履不稳，时有跌跤，且伴有大小便失禁。因此要求中药治疗。观其舌苔薄净、质红，脉象弦数，证属营阴不足，肝风煽动，中气虚弱，收摄无权，治宜滋阴息风，益中固肾法。药用生地黄、龟甲、知母、黄柏、独活、当归、川芎、淫羊藿、益智、怀山药、山茱萸、全蝎、僵蚕、陈皮、炙甘草等随证加减。服药3个月后，步履稍稳，跌跤减少，大小便能控制。

2. 风痰阻络，肢节颤痹证　表情淡漠，呈面具脸，说话不流利，肢节强直疼痛，颤震较剧，持物困难，行走缓慢，足跗浮肿，舌苔白腻，脉象弦细。本证应与风湿性关节炎作鉴别诊断。对本证的治疗，依据陈良甫“治风先治血，血行风自灭”的理论，用活血通络、息风祛痰法。选用秘方定振丸（《证治准绳》）加减，取川芎、当归、白芍、地黄之养血活血，独活、威灵仙之祛风宣痹，竹沥、胆南星之涤痰，僵蚕、钩藤之通络，组成为基础方，使养血和营不碍胃、祛风涤痰不伤津。

病例： 赵某，男，62岁。于1987年秋起发现上肢震颤，逐渐加重，服西药苯海索安坦、多巴等，将近2年。近又发现两肩胛和肘关节疼痛，屈伸不利，乃来就诊。呈面具脸，手颤动如搓丸样，步履缓慢，纳差，便秘，足跗轻度水肿，舌苔白腻，脉象弦缓。证属风痰阻络，肢节不利。治宜活血宣痹、息风涤痰。药用地黄、川芎、当归、赤芍、独活、秦艽、胆南星、威灵仙、茯苓、黄芪、焦白术、枳壳、全蝎、僵蚕、秦艽等，随证加减。服药5个多月，痹痛减轻，屈伸正常，并减轻了西药服量，能恢复自理生活。

3. 心神虚弱，意识迟钝证　精神抑郁，表情淡漠，时悲伤欲哭，词不达意，或答非所问，肢体颤震强直，动作缓慢，甚或大、小便不能控制，舌苔中后黄浊、边尖质红，脉象弦数。本证多见于病史较长，年龄较高的患者。《内经》曰：“心主神。心，神之舍也。神不足则悲。”故心神虚弱之证，多伴现意识迟钝，或悲恐无常。对其治疗，以养心宁神为前提，补益气血为基础。方选《准绳》补心丸加减。取人参、地黄、当归、川穹之益气补血，茯神、柏子仁、酸寒仁、琥珀之养心宁神，菖蒲、远志、麝香（或以苏合香、灵猫香代）之益智开窍，也是体现局部与整体相结合的方剂。

病例：唐某，男，68岁，医务人员。患震颤麻痹已4年余，向以西药治疗。近半年多来，精神抑郁，意识迟钝，语蹇，答非所问，有时悲伤欲哭，然眠食尚正常，舌苔中部黄腻、边尖质红，脉象弦细。证属心营虚损，内风煽动。治宜益气补血，安神宁心。药用人参、地黄、百合、当归、川芎、淮小麦、龙骨、生牡蛎、龟甲、菖蒲、远志、陈皮、炙甘草等，随证增减。服药达5个多月，悲伤情绪见有好转，震颤仍未减轻。

此外，尚有严某，王某等均年逾八旬，患震颤麻痹病多年，嗣后发现意识迟钝，生活难以自理。故认为震颤麻痹和老年性痴呆有一定内在前联系，且均与神经中枢的营养缺陷以致变性有关。

综观上述的辨证治疗和一些医案举例的提示，以中医中药治疗震颤麻痹不是完全无效，对减轻症状有一些效果，但未达到理想的目的也是事实。为此，必须筛选有效方剂，进行剂型改进，便利服用。还要采用中西医、针灸或体育锻炼的综合治疗，可能对提高疗效有所裨益。

熊继柏：六郁论胃痛

胃脘痛的治法虽多，但均可概括于《丹溪心法·六郁》中提出的气、血、痰、火、食、湿六郁之中。现代医学之急性胃炎、慢性胃炎、食管炎、贲门口炎症、消化性溃疡、胃神经官能症、消化道息肉等，均可参此辨证论治。

1. 气郁者，治宜理气解郁　气郁者，多因情志不畅而致肝木失其条达，肝气犯胃，以致肝胃气滞而出现胃脘胀痛，甚则胀痛连胁，食后胀甚，嗳气、矢气常作，舌红苔薄，脉弦。可选用香砂三仙疏肝散或柴胡疏肝散合金铃子散。若伴口苦泛酸、脘中灼热、舌苔薄黄者，为气郁化火，宜用四逆散合越鞠丸；若食后脘胀、纳呆便溏、舌质淡红、苔白、脉弦缓者，为肝郁脾虚，宜选逍遥散加焦三仙；若每于酒后脘胁胀痛、目中赤缕、舌苔薄黄、脉弦滑者，宜用四逆散加黄连、砂仁；妇女脘胁胀痛伴有情志郁闷不舒者，宜用柴胡疏肝散合百合乌药汤。

2. 血郁者，治宜活血行郁　血郁者，多因胃痛反复发作而致久痛入络，胃络瘀阻。症见胃脘隐痛或刺痛，痛处固定，夜间为甚，可伴脘胀嗳气，食欲减退，舌暗或舌边有瘀斑点。可选用桃莪四逆散（四逆散加桃仁、莪术）或加失笑散。若伴纳差便溏、体倦乏力、舌质淡黯等脾气虚弱之象者，宜用田郁柴芍六君子汤（柴芍六君子汤加三七、郁金）；若伴脘中灼热、饥不欲食、口干便结、苔少或花剥等胃阴不足之象者，宜合用益胃汤；若胃络受损，见呕血、便黑，伴面黄食少、神疲懒言者，用柴芍六君子汤加白及、田七。

3. 痰郁者，治宜化痰开郁　痰郁者，多因土虚木郁，致胃失和降，水气凝聚为痰，郁于中焦。症见脘胁胀痛，胸脘痞闷，甚则呕逆，咽部有梗塞之状，舌苔白腻，脉弦滑。可选用四七汤、芥子温胆汤（温胆汤加白芥子）。若伴口苦苔黄、呕恶嗳逆者，为痰郁化热，宜选小陷胸汤合温胆汤；如呕吐清水、胃中有振水声、舌苔白滑者，宜选用苓桂术甘汤温化水饮；若胃肠中水声辘辘、口苦苔黄者，宜用四苓散合己椒苈黄丸清热涤饮；若进食即呕、胃脘胀痛、嗳气呕逆、口干不欲饮、舌苔花剥者，宜用旋赭启膈散（启膈散加旋覆花、代赭石）以化痰开郁、养胃生津。

4. 火郁者，治宜进火散郁　火郁者，多因气郁化火，热结胃肠所致。症见胃脘灼痛，嗳苦泛酸，或胃部嘈杂，口干便结，舌红苔黄。可酌情选用左金丸、化肝煎。夹痰热者，可用黄连温胆汤；便结者，合用厚朴三物汤：肝火犯肺、热迫血行而吐血、唾血者，宜用泻心汤合犀角地黄汤以凉血散郁止血。

5. 食郁者，治宜消食达郁　食郁者，多因饮食不节而致胃气壅滞所致。症见胃脘痞满疼痛，稍进食即觉饱胀不适，嗳气食减，或嗳腐吞酸，大便不爽，舌苔厚，脉滑。可酌情选用食郁汤（越鞠丸合香砂平胃散加味）、保和丸、神术散（平胃散加砂仁、藿香）、半夏泻心汤、枳实消痞丸。郁滞消减后，宜用香砂六君子汤加焦三仙以健脾助化。

6. 湿郁者，治宜利湿宣郁　湿郁者，多因感受寒湿或湿浊之邪，湿邪郁阻中焦，伤及脾胃所致。症见胸脘腹部胀满隐痛，口腻纳呆，身重体倦，大便不爽，苔腻脉濡。治宜利湿宣郁。若湿邪在中上二焦，可用三仁汤；偏于中下二焦，可选胃苓汤合四逆散；湿邪弥漫中焦，宜选用藿朴夏苓汤；表寒里湿而见呕泻者，宜用藿香正气散；湿邪得以疏利宣散而遗有脾虚不运者，宜用七味白术散等以健脾运湿。

根据《内经》“百病生于气”的观点，认为胃痛六郁为病，以气郁为先，如《医通》所云“郁证多……气先受病”。故治血痰火食湿诸郁之时，每选加理气之药，如陈皮、广木香及金铃子散、四逆散等。此外，在治疗过程中，常根据病因给患者以指导性的意见，如食郁者嘱其勿饥饱失常，气郁者嘱其勿思虑恚怒过度等，并嘱患者饮食有节、起居有时，如此“标本相得”，则病易愈。

张珍玉：脱发离俗，求治于肺

脱发为临床常见病症之一，多见于青壮年。老年人脱发，多为生理性脱发。脱发有稀脱和斑脱之别，虽对全身健康影响不大，但对患者，尤其青年男女常常会带来一定的思想负担和心理压力。发为血之余，为肾之外荣。此处之血，指肝血而言，肝血亏虚，发失所养，则易致头发斑白或脱落。《素问·五藏生成篇》曰：“肾之合骨也，其荣发也。”发虽为血之余，但与肾的盛衰密切相关。肾藏精，肝藏血，肝肾同源，精血互化，故脱发之症常以肾气不足或肾精亏虚为其主要病机。外感内伤皆可致肾气不足，外感热病，久羁不愈，耗伤肾阴；内伤或房劳太过，暗耗精血，皆可导致肾精亏耗，或肾气不足，发失所养而致脱发。临证之时，大都遵循此理，专用滋肾填精或补肝养血之法，或有治验者，但无效者多。

张氏以“皮之不存，毛将焉附”和《灵枢·经脉》“皮肤坚而毛发长”的理论为指导，独辟蹊径，提出了“脱发治肺”的理论。他认为，皮肤乃肺之合，头发生于皮，皮毛与肺的联系是通过气的作用来实现的。许多脱发患者，从养精补血调治而疗效不显，是忽视了气与精血的密切关系之故。《素问·痿论》曰：“肺主身之皮毛。”《素问·五藏生成篇》云：“诸气者，皆属于肺。”肺主一身之气，又外合皮毛，肺与皮毛的联系是通过卫气实现的。《灵枢·本藏》中说：“卫气者，所似温分肉，充皮肤，肥腠理，司开合者也。”诸经之气，归宗于肺，赖肺的宣发与肃降作用布散周身，外达皮毛。正如《灵枢·决气》所说：“上焦开发，宣五谷味，熏肤、充身、泽毛，若雾露之溉，是谓气。”卫气亦在肺之宣发作用下，循脉外运行，输精于皮毛。若肺气虚弱，则宣发无力，卫气不布，肌肤失养，毛发随之枯槁或脱落。

《灵枢·经脉》曰："手太阴气绝，则皮毛焦。太明者，行气温于皮毛者也，故气不荣，则皮毛焦。"李东垣亦云："脉弦气弱，皮肤枯槁，发脱落。"脉弦为肝病，肝藏血，肝血衰少，气弱不足，皮毛失养，故见皮肤枯槁，头发脱落。此外，脱发之人，除见头发稀疏、萎黄不泽外，多伴体倦乏力，少气懒言，动则汗出等症。可见，肺气虚衰为脱发的主要病机。

《难经·十四难》曰："损其肺者，益其气。"肺气足则卫气充，卫气充则皮肤坚，皮肤坚则毛发长。故治疗以补肺益气、养血和营为法。张氏根据脱发的机制、表现，结合中医基础理论，自创黄芪益气汤一方，治疗脱发，疗效甚佳。方药组成：生黄芪20g，党参15g，当归9g，炒白芍9g，炒白术9g，桂枝6g，梧梗6g，茯苓9g，炙甘草3g。水煎服，每日1剂，2次分服。方中以四君子汤加黄芪补气固卫；白芍、桂枝调和营卫；当归养血和血；桔梗色白入肺，载药上行。诸药合用，补肺固卫、调营实表。气实营足，则精血自化；卫充表坚，则毛发自生。

病例：女，42岁。头发全脱5年有余。开始梳头发落，渐至头发渐疏，头皮外露。虽多方医治，未有效果，心理压力极大，后求治于张氏。初诊之时，虽天气炎热，患者仍头戴帽子，帽沿四周装以假发。详诊之，患者素日少言懒动，动则气喘，易于汗出，舌脉如常。观以前所用方药，皆以养血补肾为治，且汤丸并用，却均无疗效。审证求因，病属肺虚卫弱，毛发失养。治当补肺固卫，益气和血。以黄芪益气汤加减服20剂，头部生出细微黄色嫩发，继服原药10余剂，头发渐黑且粗壮。随将原方倍量，研粉蜜丸服之，以图后效。3个月后，黑发全生，一如常人。

魏长春：郁证端倪

郁是滞而不通之义，百病皆生于郁。人若气血流通，自然健康无病，一有怫郁，当升不升，当降不降，当化不化，或郁于气，或郁于血，病症起矣。凡脉见沉、伏、结、促、弦、涩，面色青滞，意愿不舒是也；若人平日无事而忧思沉想，默默无言，面容淡惨，眉宇不舒，毫无喜色，此乃抑郁成劳之兆也。

1. 郁证的辨证分型　郁证有内外之分。六气着人，皆能郁而成病，邪不解散，即会致郁，此是外感六气而成也。而杂病成因更多，如思伤脾，怒伤肝，其原总由乎情志不遂，郁而成病，其病机以在心、脾、肝、胆为多。治法有清泄上焦郁火，或宣畅少阳，或开降肺气，通补肝、胃，泄胆补脾，或宣通脉络。若热郁至阴，则用咸苦。大约都由气滞久则化热，热郁则律液耗而不流，升降之机失度，初伤气分，久延血分，终成郁劳沉疴，故用药大旨，每以苦辛凉润宣通，不投燥热敛湿呆补。此外更有滞在形躯，滞在脏腑，必有不舒之见证。盖气本无形，郁则气聚，聚则似有形而实无质，如胸膈似阻、心下虚痞、胁胀背胀脘闷不食、气瘕攻冲，筋脉不舒，医家误认有形之滞，放胆用破气攻削，导致愈治愈剧，转方又属呆补。不知情志之郁，由于隐情曲意不伸，而致气之升降开合枢机不利。盖郁证全在患者能移情易性，医者应构思灵巧，用苦泄热而不损胃，用辛理气而不破气，用滑润濡燥而不滋腻气机，用宣通而不损耗气液。

郁证分辨，其证有六，总名六郁：一气郁，二湿郁，三痰郁，四热郁，五血郁，六食郁。气郁主症：胸胁痛；湿郁主症：关节痛，周身疼痛，遇祖寒则发；痰郁主症：动则气喘，寸口脉沉滑，容易感冒；热郁主症：昏瞀，小便赤，脉象沉数，四肢无力，能食，或有发热；血郁主症：络伤胁痛，脉淫或芤；食郁主症：嗳酸，脘腹饱满，不能食，或有唇焦，或见舌红，根有黄黏苔。叶天士认为，气机郁滞为无形之邪，用药不可力敌，只能轻取，若一味辛香攻削，既不能拨动气机，又耗气伤血。其用药活泼，不落窠臼，善用花、叶类轻清之药调理气机，对轻剂调拨气机法有所创新。

2. 郁证的治疗与方药　魏氏集积几十年临床经验，遵循古训而不泥于古法，对轻剂调拨气机别有卓见，疏导气机不限于六郁，行气解郁不拘于香燥。既十分重视肝、肺、脾、胃的气机升降，用窜动之药力求气机疏畅，又不使香燥克伐脏腑。他认为，肝性烈，宜柔不宜刚；肺为娇脏，亦不胜克伐；脾、胃一阴一阳，喜爱有别，用柔润则易伤脾，用刚燥则易伤胃，尤其是病久阴虚，气行不畅，虚中夹实之证，若一味用香燥走窜之品，将使阴液更亏，而犯“虚虚”之戒。“用其药先当防其弊”，他对于肝、肺、脾、胃气滞属实之证虽亦用辛香的理气药，但当气机一有转动之时，常即改用质地轻且理气不伤阴之剂。对于那些久病阴虚，气滞不行，虚中夹实者，辛温香燥之剂则更为忌用，当用轻剂以平调虚实，疏气行滞。在临床诊治中常用的轻灵之品有调肝和气血的玫瑰花、月季花、梅花、菊花等调中和胃的佛手花、白扁豆花、厚朴花等；调肺疏表的蝉蜕、人参叶等。

(1) 越鞠加贝母乌药汤：香附9g，川芎3g，苍术6g，神曲9g，焦栀子9g，浙贝母9g，乌药6g。治气血、痰、湿、食、热、诸郁症，如胸腹满闷、胀满不适、容易动怒。

(2) 香苏散加白芷藿香：香附9g，紫苏叶6g，橘红6g，炙甘草3g，白芷6g，土藿香6g。治四季时令不正，郁勃之气成病，头痛，发热，胸腹胀满疼痛，口苦，舌苔微黄。

(3) 枳实栀豉大黄汤：枳实9g，焦栀子9g，淡豆豉9g，生大黄6g。治胸膈热灼，或见胸腹疼痛，痰食郁结，纳钝，呕逆，犬便闭，舌红苔黄黏。脉滑，宜先用炒盐汤探吐后服药。

(4) 藿朴四逆散：土藿香6g，厚朴6g，柴胡6g，枳实6g，白芍6g，炙甘草3g。治肝胆郁气，及外受时令暑湿气，胸胁刺痛，纳钝欲呕，舌淡苔黏。

(5) 蝉衣桑菊饮：蝉蜕9g，苦杏仁6g，连翘6g，薄荷3g，桑叶9g，白菊花9g，苦桔梗3g，生甘草3g，活芦根15g。治阴虚热体，内有郁热，外感风火，咽痛，咳嗽，痰黏，或有头痛发热，口干，舌红苔黄，脉数。治宜清泄上焦郁火。

(6) 桑丹蒿芩汤：桑叶9g，牡丹皮6g，香青蒿9g，黄芩9g。素有肝胆郁热，新病外感发热，口苦，咽干，欲呕，头胀痛，或有胸胁作痛。治宜宣达少阳胆气，清散郁热。

(7) 三仁三子汤：苦杏仁9g，生薏米仁12g，白豆蔻仁粉1.5g（吞），紫苏子9g，白芥子6g，莱菔子9g。素有慢性气管炎，容易感冒，内有郁热，外受风邪，咳喘气促，胸满胀痛，纳钝，舌淡红苔白黏，脉滑，此乃痰湿夹气郁，宜开降肺气为主。

(8) 五花吴茱萸汤：玫瑰花9g，佛手花9g，梅花9g，厚朴花6g，白扁豆花9g，吴茱萸3g，西党参6g，生姜3g，大枣2枚。治素有胃病及郁气，新因郁怒旧病复发，胃痛呕吐，不能食，胸腹胀满嗳气，妇女月经停止，舌质淡红无苔，脉象沉迟。病属虚中夹实，宜用通补肝胃。

(9) 丹栀逍遥散：柴胡3g，薄荷3g，当归9g，白芍9g，白术9g，茯苓9g，炙甘草3g，生姜3g，牡丹皮6g，焦栀子6g。治素患忧郁病，神经过敏，烦躁失眠，新受刺激，旧病复发，手足酸麻，头眩胀痛，纳食减少无味，嗳气，大便或秘或溏。治宜泄胆补脾。

(10) 桑藤红花枫果汤：桑枝15g，桑寄生9g，桑叶9g，天仙藤9g，鸡血藤

9g，钩藤9g，红花9g，路路通9g。治气郁血瘀，风湿痹痛，周身经络拘挛不舒，胸膈阻塞，脘痛不食，妇女月经延期。舌淡苔薄，脉迟。治宜开郁宣通脉络。

目前大多将郁证限定于有明显神志症状的一类病证，即俗称的忧郁病，或肝郁病，常兼有烦躁失眠，体痛呕逆，甚则手战抽搐，即现代所谓神经官能症是也。其多疑善怒为神经过敏，其痛为神经痛，病因皆属气滞血瘀，内脏郁结失于流通成病。总而言之，以开郁通达为主，并根据患者体质寒、热、燥、湿之不同论治。

颜德馨："衡法"

颜氏自幼从父（名中医颜亦鲁）学医，1939年毕业于上海中国医学院。悬壶后屡起沉疴。20世纪50年代，从事白血病的探讨，首创白血病的分型诊治。20世纪60年代以来，颜氏从事"衡法"治则的研究。自古医家多根据《黄帝内经》"人之所有者，血与气耳"之说，认为气血是人体脏腑、经络、九窍等一切组织器官进行生理活动的物质基础，它贯达全身，无处不到。人的生、长、壮、老、病、死，尽管其表现形式不同，但归根到底，都离不开气血的变化。气血以流畅和平衡为贵，若气血失畅，平衡失常，则会引起脏腑寒热虚实病变，从而导致疾病丛生，衰老早夭。可以说"血脉流畅，病不得生"，"血气正平，长有天命"。因此，不论是诊治常见病，还是疑难病症，均以气血学说为纲，以通畅、平衡气血为手段，达到"气通血活，何患不除"的治疗目的。

临床上一些久治不愈的疑难病症，多因气血失畅所致、气血凝滞、瘀血深伏络脉，引起体内阴阳气血平衡、脏腑功能失常，故而病程缠绵难愈，症状罕见多变。而活血化瘀疗法能直接作用于气血，能调畅气血，消除内外各种致病因素，促进气血阴阳平衡，具有扶正祛邪、固本清源的功效。据此，颜氏在理论上提倡"久病必有瘀，怪病必有瘀"，并以"疏其血气，令其条达而致和平"为依据，称活血化瘀疗法为"衡法"，为诊治疑难病证提出了一整套崭新的理论和行之有效的治疗方法。如用桃红四物汤加减治疗血小板减少、再障；用血府逐瘀汤化裁治疗心脑血管病、精神病；用膈下逐瘀汤加减治疗肝炎、溃疡性结肠炎；以少腹逐瘀汤为主治疗不孕、流产等。

颜氏擅长疑难杂病的诊治。如老年痴呆症又称老年性精神病，其病理变化主要是广泛的脑萎缩。根据“纯者灵，杂者钝”的论点，认为人到老年以后，气血亏损，营卫不调，五脏功能失和、衰退，故清阳不升，浊阴不降，神明日损，外加各种不良刺激的诱发，出现气滞、血瘀、痰凝蒙蔽心窍，气血不能充养元神之府，灵机惑乱，发为本病。以瘀痰交阻者为多。本病的实质是瘀血阻于清灵之府，经用活血化瘀法则收到满意疗效，改变了以往对本病“不可逆”的陈旧观念。

衡法二号方组成：红花9g，桃仁9g，川芎6g，桔梗4.5g，枳壳4.5g，牛膝4.5g，黄芪15g。主治：常见老年病如动脉硬化、高血压、高血脂、卒中后遗症、脑血管供血不足、低蛋白血症、慢性气管炎、前列腺肥大、颈椎病及早衰。服法：熬煎浓缩成100ml，每日2次，每次服50ml。方中黄芪、枳壳、桔梗益气行滞，桃仁、红花、川芎活血化瘀。动物实验证明，本方对老龄家兔有明显的抗衰老作用。

衡法三号方：党参15g，黄芪15g，葛根9g，赤芍9g，川芎9g，丹参15g，山楂30g，决明子30g等。主治：冠心病，心律失常，闭塞性脑血管疾患。延缓衰老。服法：熬煎浓缩成100ml，每日2次，每次服50ml。此类病症以心气虚为本，瘀浊痹阻为标。方中重用党参、黄芪，养心益气，葛根、川芎、丹参、山楂等，活血通脉；决明子具疏通上下气机的功效，可以增强活血之力，使本方具攻补相兼之功。

醒脑复智汤组成：黄连3g，半夏9g，天竺黄6g，郁金9g，菖蒲9g，胆南星9g，桃仁9g，赤芍9g，枳实9g，通天草9g，水蛭3g。主治：老年痴呆症。症见性情急躁，头痛失眠，或狂暴莫制，言辞杂乱，或念不欲生，舌紫苔腻，脉弦滑或滑数。脑为神灵之府，瘀浊交阻于清阳之巅，以致神灵被蒙，这是痴呆症的关键病机。本方化浊行瘀、清心醒神，故方名“醒脑复智”。方中水蛭，破瘀而不伤气血；通天草轻清上逸，引诸药上入于脑。

第二部分

方药运用

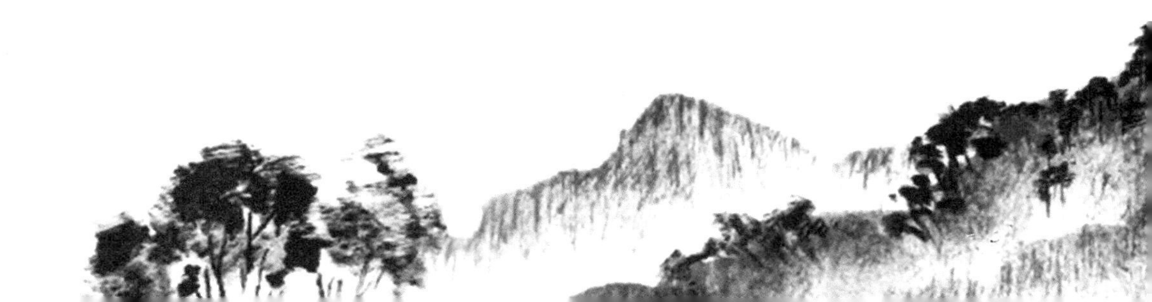

钱伯文：家传经验用黄芪

黄芪是一味临床常用的补气药物。辨证治肿瘤，黄芪有殊功，中医学认为，肿瘤的发生，或因瘀血阻滞，或因湿浊内停，或因热毒壅滞，或因气滞血凝，虽然病因不一，但主要还是取决于正气的盛衰。钱氏认为，正气是机体对病邪的抵抗力和自然修复力，所以正气在肿瘤的发生、发展与转归中是起主导作用的。从临证所见，肿瘤患者确实常见神疲乏力、胃纳不佳、少气懒言等虚象，而其中气虚之象尤为明显，因此他把黄芪应用于肿瘤临床。黄芪补气而入肺、脾两经，长于补肺、脾之气，故多用于肺气不足、脾气虚弱的中晚期肺癌、纵隔肿瘤以及胃癌等，常与党参、白术、茯苓、蜀羊泉等配合应用。黄芪性温主升，功能升阳益气，故又常用于直肠癌、乙状结肠癌等肠道恶性肿瘤。这类患者往往有脾虚的表现，尤其常见大便溏薄、恶心呕吐、胃纳不佳等脾阳不振、清气不升之象，用黄芪配伍升麻、柴胡等常能取得满意的疗效。黄芪补气而能摄血、益卫而能固表，所以又可用于多种癌症见气不摄血之出血，或肌表不固之自汗、盗汗等症。

据资料表明，黄芪中含有较丰富的微量元素——硒。同时，黄芪还能调整人体细胞内cAMP与cGMP的含量，以及增强网状内皮系统的吞噬功能，从而有利于抑制肿瘤的发生和发展。中医认为，药有个性之特长，方有合群之妙用。如黄芪配当归，益气而生血，加强了补血的作用，适用于晚期肿瘤患者血虚体弱，面色苍白之症；黄芪配茯苓，益气而利水，加强利水消肿的作用，适用于消化道肿瘤及膀胱肿瘤，症见脾虚气弱、水湿内停、小便不利、面浮足肿、胸腔积液，腹水等；黄芪配防风，固表祛风，黄芪得防风可无恋邪之弊，防风得黄芪可不致发散太过，补中寓散，散中寓固，适用于各种肿瘤见卫气不固、汗出、自汗之症；黄芪配枳壳，升阳益气辅以理气通降，可用于肠道恶性肿瘤气虚下陷、肛门坠胀，便秘等。此外，以黄芪为主药组成的益气扶正之方，可配合放射疗法、化学疗法以减轻患者的反应，增强患者的体质，提高对放疗、化疗的耐受性，从而增强其效用。药理实验也证明，黄芪能促进小白鼠周围血中的白细胞增加，能对抗化学物质、射线和其他原因而引起的人类白细胞减少。

黄芪治疗肿瘤，用大剂量还是用小剂量，各家观点不祠。一般说来，早中期肿瘤患者，机体抵抗力尚可，气虚之象并不严重，主要用黄芪扶正以祛邪，剂量不宜过大，以防留邪或碍胃之弊；中晚期患者，体质大多比较虚弱，虚象明显，则剂量可适当大些。若病情比较复杂，处方用药时要做到既照顾全面，又力求平稳，常常药味较多，黄芪的剂量就不能过大；相反，若病情比较单纯，用药较少，则黄芪用量可大，以做到药专力宏。总之，掌握黄芪剂量的关键，还是依据邪正的盛衰而定。

何世英：六味地黄，治愈脑积水

病例：张某，男，34天。1975年2月11日初诊。患儿于生后2天即开始头颅增大，到满月前舌更为明显。前囟宽大饱满隆起，颅缝分离。头皮静脉怒张，精神差，嗜睡，厌食吐乳，大便可。双目垂视，心肺正常。舌质红稍淡，指纹淡滞，脉细无力。诊断为先天性脑积水（解颅）。处方：熟地黄6g，山药3g，鹿角胶9g，牛膝3g，茯苓9g，净山茱萸3g，当归3g，猪苓9g，茺蔚子3g，牡丹皮3g，车前子9g。每日1剂，水煎服。自服药后，每日尿量较多，精神、吃奶均渐好转，不吐。连服2周后头围开始逐渐缩小，双目已不垂视。服至第3周后，头围基本正常，前囟已平，颅缝已小。

何氏认为，本例患儿系肾气不足，脑髓不充所致，采用地黄丸加味，以补肾益髓治本、行水化湿治标而获显效。何氏指出，本病系难治之症，如单纯补肾，效果极为缓慢，故强调标本同治，且治疗越早，效果越好。一般于服药1～2周，头围即开始缩小，3～6周多可恢复正常。但本法仅适合先天性脑积水患儿。

脑积水，是指脑脊液过多聚积于脑室及蛛网膜下隙所引起的一种病症。以脑室扩大、颅缝分离、头围异常增大为主要特征。一般分为交通性脑积水和阻塞性脑积水两类。多种疾患诸如先天畸形、颅内感染或出血、颅内肿瘤或其他占位性病变等均可导致本病，其发病机制包括脑室系统的阻塞、脑脊液吸收障碍或脑脊液分泌过多等。现代西医学迄今尚无可靠的药物治疗，手术疗法预后亦难肯定。本病相当于中医学中的“解颅”“囟填”等。其记载首见于《诸病源候论》：“解颅者，其状小儿年大，囟应合而不合，头缝开解是也。”至北宋，对本病证候描述更详。《小儿药证直诀》曰："年大而囟不合，肾气不成也，长必少笑。更有目白睛多，苍白色瘦者，多愁少喜也。"

关于本病的病画病机及诊治，隋唐直至宋代医家多倾向于肾虚所致。如《诸病源候论》即称"由肾气不成故也"，治法上多采用补肾。至金元，开始出现不同观点，如朱震亨《平治会萃·解颅》指出，本病"乃是因气虚与热多耳"，主张用四君子汤、四物汤等调治。明代医家又有较大发挥。如明代万全在《育婴家秘》中提到，本病可"由病后肾虚，水不胜火，火气上蒸，其髓则热，髓热则解，而头界复分开矣"。制定加味泻青丸辨治。《本草纲目》记载了本病外治法："小儿解颅，丹雄鸡冠上滴血，以赤芍末粉之，其良。"清代的《医宗金鉴》，强调辨证论治和内服外敷结合之法："补肾地黄丸堪服，补阳扶元散为先，更有封囟散极效，临时摊贴保安然。"现代中医治疗本病的报道，首见于1959年，自20世纪60年代陆续有中医中药治愈本病的报道。通过临床实践，学界认识到瘀热、积水、瘀血均可致病。在辨证上，增加了热毒、瘀阻等证型，并发展了清热泻火、解毒定惊、通窍活血排水等法。其治疗的范围，还扩大到了脑脊膜膨出症术后急性脑积水等。

庞泮池：妇科杂病的用药特点

1. 药性平和，配伍得当　前人有训："善医者，只用眼前纯和之品，而大病尽除；不善医者，立异矜奇，不唯无效，反致百病丛生。"庞氏其人，在遣方用药上，主张选用性味平和、药源丰富、常见之药，而对每味药的性味、归经、功效和临床应用了如指掌，甚至对许多药的科属和药用部分、植物形态也非常熟悉。治疗妇科诸病，用药不出百十来种，但在组方配伍上讲究严密，一药多功，相辅相成，相反相成，动静结合。一剂方药不过15味药，每味药用量不出30g，大多用6～12g，反对过激偏执，动辄用30～60g，妄图以量大取胜。常谓中医讲究整体调理，辨证准确，配伍恰当，药到病所，中病即可。药过病所，反致有害，或药偏离病所，无的放矢，重用也无功。用药还讲究"一药多功"，如炙鳖甲滋阴软坚，用于消瘤而不伤正；女贞子、墨旱莲滋补肝肾、凉血止血，用于肾亏血热，经多经漏；益智仁温阳补肾固涩，治室女崩漏，有促排卵、止血的作用；生牡蛎软坚收敛，治子宫肌瘤、月经过多；预知子疏肝理气兼以散结，用于子宫肌瘤伴乳房胀痛；徐长卿止痛消癥，用于内异症经行腹痛；鹿角片温肾补督脉，兼以消乳房肿瘤；半枝莲、干蟾皮、白花蛇舌草清热抗癌兼能消腹水。配伍注意动静结合，相辅相成，或相反相成。如炙鳖甲配炙乳香、炙没药滋阴软坚、活血止血，用于子宫肌瘤、月经过多；当归配川芎养血和血、活血行气，使调经中补血不滞，活血不伤正；柴胡配白芍疏肝柔肝，一动一静；附子配炮姜温阳止血，一走一守；预知子配半枝莲疏肝理气、清热消瘤；薏苡仁配桃仁健脾利湿、活血去瘀，用于盆腔炎少腹疼痛；红藤配败酱草清热消炎、活血散瘀；陈皮配青皮能健脾疏肝；枳壳配枳实功同效增、破气消积；香附为妇科要药，是庞氏常用的一味药。配伍不同，功用各异。如《本草纲目》所云："得参、术则补气；得归、芍则补血，得木香则疏滞和中……得茴香、破故纸则引气归元……得艾叶则治血气、暖子宫。

2. 止血不留瘀，活血不伤正　女性经、孕、产、乳均以血为用，气虚、血瘀、脏腑功能失调均可引起月经的异常，故止血和活血是常用的治疗大法。

(1) 止血：庞氏选用止血药，重视药物的归经和功效，注意"止血不留瘀"。如治疗月经过多、崩漏，用紫石英配花蕊石，同入肝经，前者甘温暖宫，后者化瘀止血；生茜草配仙鹤草，一为凉血行瘀止血，一为补虚收敛止血。治疗明虚血热、经漏不止，用生地黄配牡丹皮，同为清热凉血，牡丹皮且能化瘀，使之凉而不凝；用阿胶配牡丹皮，温凉并用，前者滋腻养阴止血，后者甘凉行血止血；荆芥穗配贯众炭，辛散伍苦寒，相互制约，温而不燥，寒而不滞；丹参养血，牡丹皮凉血，相伍均有活血之功。治产后恶露不尽，桃仁、益母草祛瘀生新而止血。治"内异症"痛经，血竭、蒲黄行瘀止血且止痛。止血很少用炭剂，恐炭涩留瘀。蒲黄、茜草、藕节均生用，既止血又活血，反映了庞氏"止血不留瘀"的治疗思想。

(2) 活血：用活血药，强调"活血不伤正"。治疗月经过少、闭经、经行不畅等月经病中，常用泽兰叶，活血通经，行而不峻，且能舒肝而和营血；茺蔚子性微寒，活血调经兼以清肝明目；王不留行子性苦平，通经下乳；怀牛膝酸平入肝肾，活血祛瘀兼补肾强骨；丹参、鸡血藤活血养血兼以通络；苏木行血祛瘀，消肿止痛，治"虚劳血癖气壅滞，产后恶露不安"，配以桃仁、红花又能去瘀生新。用药均不超过15g。

3. 巧用附子，灵活变通　庞氏平时少用药性峻烈之品，可在关键时刻选用附子，起到“画龙点睛”的作用。附子配炮姜，温阳止血。对月经过多，暴崩不止，用大补气血难以止血，或始起尚有效而日久则无功者，常见面色苍白，头晕心悸，脉沉细或虚大如芤。庞氏认为此为暴崩后气随血脱，气虚极，必损及阳，益气摄血不见效，是“力所不及”，应用附子温振回阳，辅助参、芪，增加补气之效力，配以炮姜，温涩止血。附子走而不守，炮姜守而不走，动静结合，使止血效力大增。附子配炙鳖甲，阴阳双补，晚期妇科癌、腹水症，重病后斯，阴阳俱虚，水湿停留，常症见腹大如鼓、下肢水肿、小便不利、形体羸瘦、口干、舌红少苔、脉沉细或细数，在此症抗癌利水的方剂中可加入熟附子、炙鳖甲。

附子性温燥热，本为舌红少苔口干之症，禁用药，然此时阳气衰微，鼓动无力，不能通调水道，水湿停留，固然有伤阴之症，然津不上承，亦会加重口干舌燥，故以附子一味破阴回阳，宣通阳气，利水消肿，是谓“益火之源，以消阴霾”。配以炙鳖甲，咸平软坚，滋阴清热，又能制约附子之燥性，刚柔相济，作用颇佳。

宋光济：治崩四方说要

崩漏是指经血非时暴下不止或淋漓不尽，它既是妇科常见病，亦是疑难重症。多年来，宋氏临床以凉血固经汤、益气止崩汤、化瘀止崩汤、调冲固经汤四方分型论治崩漏，收到较好疗效。

1. 凉血固经汤　由细生地、炒牡丹皮、麦冬、炙龟甲、炒黄芩、炒川黄柏、莲房炭、侧柏炭、焦白芍、生甘草组成。其中细生地、炒牡丹皮功能清热凉血、养阴生津，炒黄芩、炒川黄柏可清热泻火并具收敛之功，麦冬、炙龟甲生津滋液，焦白芍养阴敛血调经，侧柏炭、莲房炭既能凉血又能收敛止血。诸药相配，以收清热凉血、止血养阴之功。适用于崩漏属热扰冲任、迫血妄行者，其症多见阴道出血，量多或淋漓不尽，色鲜红或紫红，质稠，有秽臭，面色潮红，五心烦热，口苦咽干，便秘溲赤，舌红苔薄黄，脉滑数或细数。虚热去芩、柏加墨旱莲、熟女贞子以滋阴清热；量多加槐米炭、十灰丸以凉血止血；便秘加熟大黄炭、玄明粉以泻火通便；口干加川石斛、天花粉以生津止渴。

2. *益气止崩汤*　由党参、炒白术、炙黄芪、炒山药、赤石脂、陈棕炭、侧柏炭、熟大黄炭、炙甘草组成。其中党参、炒白术、炙黄芪、炒山药功能补中益气、健运脾胃，气充脾健，则血有所摄，冲任得固；赤石脂、陈棕炭、侧柏炭可收敛止血，熟大黄炭化瘀止血，以使血止而不留瘀。适用于崩漏属脾虚气弱、统摄失司者，其症多见崩中漏下，色淡质稀，疲倦乏力，头晕目眩，纳呆便溏，舌淡胖或边有齿印，脉虚细。出血量多加升麻炭、十灰丸以益气升提摄血；纳呆加焦谷芽、炒陈皮以醒脾化滞；便溏加炒扁豆、煨肉豆蔻以健脾止泻；腰肢酸楚加炒川续断、杜仲炭以补肾强腰。

3. *化瘀止崩汤*　由炒当归、焦白芍、炒阿胶、生五灵脂、熟五灵脂、丹参炭、茜根炭、三七、香附炭组成。其中当归甘补辛散，苦泄温通，行于血分既可活血，又能补血，且兼调经行气止痛之效，配以焦白芍养血调经，炒阿胶补血止血，五灵脂性苦甘温入肝经血分，功能活血散瘀止痛；丹参通行血脉，功擅活血祛瘀，并调妇女经脉不匀，配以茜根炭、三七加强活血化瘀止血之功；香附炭可疏肝解郁，理气调经。诸药相配，俾瘀祛血安，崩漏可止。适用于崩漏属气血瘀阻、血不归经者，其症多见经行不爽或量多如崩，夹有血块，小腹疼痛拒按，或胸胁胀痛，舌紫黯或舌有瘀斑，脉弦涩。出血量多加震灵丹以止血；腹胀加枳壳炭、青皮炭以行气除胀；腹痛因寒者加艾叶炭、姜炭以温中散寒；腹痛因热的加川楝子炭、牡丹皮炭以疏肝泄热、凉血止痛。

4. *调冲固经汤*　由熟地黄、陈山茱萸、炒山药、鹿角胶、菟丝子、覆盆子、枸杞子、五味子、赤石脂、炒阿胶、艾叶炭组成。其中熟地黄归肝肾经，养血滋阴，补精益髓；陈山茱萸配温敛涩，养肝滋肾而涩精；炒山药可健脾补肾益气；鹿角胶性温，功能补肝肾，益精血，并有很好的止血作用；赤石脂可收涩止血；菟丝子甘平，既补肾阳，又补肾阴，配以覆盆子、枸杞子、五味子补肾而促排卵；炒阿胶可补血止血，艾叶炭能温经止血。诸药同用，以使肾气旺，天癸充，冲任功能正常则经期按时而崩自愈。适用于崩漏属肾气虚弱、冲任不固者，其症多见经行量多或淋漓不净，色黯淡或如咖啡色，腰酸腿软，面色灰黯，头晕耳鸣，畏寒肢冷，大便溏薄，小便清长，舌淡苔薄白，脉沉细而弱。量多加陈棕炭、血余炭、煅龙骨、煅牡蛎以收敛止血；便泻加煨肉豆蔻、煨诃子以收涩止泻；四肢厥逆加党参、制附子以补气生火；腰酸加狗脊炭、炒杜仲、川续断炭以补肾强腰。

赵绍琴：心脑活血汤合护心丹，治疗病窦综合征

赵氏出生于北京三代御医之家，其父文魁公曾于清代末任太医院院使（正院长），学验俱丰，名著京师。幼承庭训，尽得家传。1934年即继承家业，悬壶北京。为求深造，又先后从学于御医韩一斋、瞿文楼和北京四大名医之一汪逢春，尽得三家真传。斯治病窦综合征，细辨其临床脉症，如严重之迟脉、心悸、胸闷，或迟数脉交替出现等，认为可归属于中医学“迟脉证”或“寒厥”之范畴。《黄帝内经》中“寒厥者阴气盛，阳气衰”，“其脉迟者病”，“迟者为阴”，表明本病属阴寒证。汉代张仲景在《金匮要略》中说：“寸口脉迟而涩，迟则为寒，涩则为血不足，趺阳脉微而迟，微则为气，迟则为寒。”寒气不足则手足厥冷，指出了气血不足是寒厥之病机。在治疗上《内经》首开“寒者温之，虚则补之”之法。晋代王叔和则提出“迟者宜温药”的观点。时至今日，这些治则仍具有临床指导意义。现代中医对本病的研究始于1975年，近年来通过临床观察，本病除阳虚之外还可兼见不同程度之阴虚、气滞、痰湿、瘀血等症状，此虽系阳损及阴、阳虚寒凝、阳虚湿滞、阳虚血瘀所衍生之，但又常成为本病致病因素或诱发因素。在脉象方面，迟脉为病窦综合征的特征脉象，但临床上随病情变化又常可与涩、结、代兼见，伴晕厥者若出现阿-斯综合征时，亦可见到败脉。进一步掌握脉象，有助于预后判断。对本病临床分型，目前虽无统一模式，但总以虚证或虚中夹实为多。治则方面，首推温补，现已逐步扩大到养阴、化痰、活血化瘀以至理气等法。本病病位虽在心，但与肾亦密切相关。因此，现在运用温阳法已从单纯温心阳发展到大补元气、温补命门之火及温运脾阳等，给临床方药提供了新的思路。

心脑活血汤组成：生黄芪60～90g，鸡血藤20g，丹参30g，瓜蒌15g，茯苓15g，川芎15～30g，赤芍12～15g，桃仁15g，红花9g，桑寄生24g，麦冬15～30g，玉竹30g，生蒲黄10g，麝香（冲服）0.15～0.3g。气虚加人参；血虚加当归、何首乌；肾阳虚加淫羊藿；肾阴虚加生地黄。用法：每日1剂，待病情缓解后，可2日1剂；水煎，分2次服，40～45剂为1个疗程。

护心丹组成：主要成分为麝香、人参、三七、蟾酥等。用法：口服，每次

2～3粒，温开水吞服。

病例：张某，男，43岁。1973年8月22日就诊。经某医院确诊为“病态窦房结综合征”。用阿托品、异丙基肾上腺素等西药治疗，效果不佳，每星期发作1～2次。表现为头晕，胸闷憋气，心率在40/min以下。患者不同意装置人工起搏器，要求中药治疗。刻诊：阵阵心慌，胸闷憋气，心烦，夜寐多梦，体瘦，舌红，脉沉迟，按之弦细而滑。证属：肝肾阴虚，虚热上扰。治以滋补肝肾，泄其虚热。处方：北沙参30g，麦冬15g，枸杞子15g，淡附片（先煎）、菟丝子各12g，熟地黄18g，桂枝、仙茅、淫羊藿、党参各9g，金樱子10g。服中药时，停用一切西药，6剂之后，自觉症状明显好转，胸闷憋气未发作，心脏无停跳现象，心率50/min。连服30余剂。1973年11月10日再诊。因杂投温补，出现心烦多梦，小便色黄，舌红，苔薄黄腻，脉弦滑。证属阴分不足，虚热上扰，湿热积滞互阻不化，气机失调，升降失和。治以滋肾水以制虚火，补下元少佐泄热。处方：沙参24g，党参、麦冬、天冬、金樱子、淫羊藿、仙茅、柴胡、黄芩、焦山楂、焦麦芽、焦神曲各9g，生地黄12g，白芍15g，芡实、桑寄生各18g。服药1月余，病情稳定，未发生胸闷、头晕、心脏停跳等现象，心率维持在60/min。随访半月，一切如常。初诊时，辨证没有囿于脉沉迟和心悸胸闷，而着眼于心烦、夜寐多梦、舌红、体瘦征象，抓住肝肾阴虚为本、虚热上扰为标。药用甘寒为主以养心肾之阴，同时根据阴阳互根之理，酌加附子、淫羊藿、仙茅等药以助心肾之阳，以冀阴平阳秘。后来患者在阴分不足的基础上，兼有湿热积滞，故药用柴胡、黄芩、焦山楂、焦麦芽、焦神曲以分化湿热积滞。

陈苏生：柴牡三角治卒中

卒中是以卒然昏仆、不省人事，伴口眼喎斜、半身不遂、语言不利或不经昏仆而仅以歪、僻不遂为主症的一种疾病，属现代医学之脑血管意外范畴。根据《素问·调经论篇》“血之与气，并走于上，则为大厥，厥则暴死，气复返则生，不返则死”，《素问·生气通天论篇》“阴气者，大怒则形气绝，而血郁于上，使人薄厥”等论述，可知数千年前中医学即已知本病之病变部位主要在头部。虽然其后历代对本病之病因的立论有内、外之不同，病机有虚（阴虚、气虚）、火（肝火、心火）、风（肝风、外风）、痰（风痰、湿痰）、气（气逆）、血（血瘀）之别，但陈氏认为，总是由脑部血液循环所引起，因而证从改善脑部血液循环这一角度着眼，创立柴牡三角汤，随证加减以治疗本病，取得了理想的效果。

柴牡三角汤组成：柴胡9～12g，生牡蛎30～40g，山羊角15～24g，水牛角15～24g，生鹿角6～9g。方中：柴胡宣畅气血、推陈出新，生牡蛎潜阳软坚、消痰行水，柴、牡同用，无升阳厥逆之患，有降泄疏导之功，不仅通血道，亦走水道，故举以为君；山羊角代羚羊角，能平肝息风，善解脑血管之痉挛；水牛角代犀角，能清心凉血，治神志昏迷，起醒脑解毒作用；生鹿角能行血消血肿；古人有用一味生鹿角碾末醋调敷乳痈立消者，故以之移治脑部凝血留瘀，起潜移默化之效。5味药合而为方，对脑部气血郁滞、水液潴留，有疏通消散作用。

因脑部血流不循常道，凝瘀潴留，以致卒中引起之后遗症状。然卒中风之因以现代医学分析有溢血（出血）与缺血（脑血栓形成、脑血管痉挛所致供血不足）之不同，临床应区别“闭”“脱”而用潜阳或用温阳随时加以矫正。当脑出血尚未完全停止前，除保持安静外，如见颜面潮红，意识模糊，加代赭石15g，生地黄15g，苎麻根15g，重者可酌用犀角1～2g磨汁冲服，口噤者可用鼻饲；脑出血停，仍须防其络创复裂，加用女贞子9g，墨旱莲9g，仙鹤草15g（云南白药亦可用）；卒中后血压仍偏高，头痛头晕、泛恶拘急者，加生石决明30g，代赭石15g，干地龙9g，牛膝9g；卒中后口眼㖞斜、语言謇涩、半身不遂者，加天麻9g，僵蚕9g，决明子9g，茺蔚子9g，郁金9g，菖蒲9g，钩藤（后下）12g，全蝎4.5g；卒中风后痰涎壅滞、时时抽搐、咳嗽不爽者，加陈胆南星6g，天竺黄9g，郁李仁9g，全瓜蒌9g，淡竹沥（冲服）1支，大便闭结不下者加用生大黄9g（后下）以得下为度；卒中后余热不退或有感染、汗出不减、口干舌绛者，加土茯苓30g，忍冬藤24g，连翘9g，白薇9g，牡丹皮9g，栀子9g，合欢皮24～30g（古人用一味合欢皮治肺痈，说明合欢皮不仅能和血宁神，亦有抗感染作用）；脑部水液潴留未能及时排泄引起各种壅阻现象者；重用柴胡、生牡蛎，加泽泻、泽兰、郁李仁，以冀起疏导脱水作用。

至于个体禀赋不同，脑部病灶有别，其相应之症状亦比较复杂。如阴虚者养阴，阳衰者助阳，以及香附、乌药之调气活血，苍术、厚朴之健胃宽肠，夜交藤安神和络，合欢皮和血缓痛，郁金散瘀，菖蒲开窍，又当随所宜而增损，根据辨证、辨病、辨人三大原则来随机调整。

裘沛然：阴虚湿痰内盛，迳用金水六君

慢性支气管炎患者中老年人为数不少，对这类患者，在采用常规方药不效的情况下，裘氏每采用景岳金水六君煎化裁，作为法外之法，常能收到意外疗效。此方原治肺肾虚寒，水泛为痰，或年迈阴虚血气不足，外受风寒咳嗽、呕恶、多痰喘急等症，云其有“神效”。但陈修园在《景岳新方砭》中，曾对此方中甘柔滋腻的当归、地黄与燥湿化痰的二陈汤配伍作过激烈抨击。裘氏不同意陈修园之说，在长期临床实践中体会到，此方对久咳久喘或老年肺肾虚弱、痰湿内盛者颇为适宜。辨证中痰湿为标，肺肾阴血不足为本，临床注意患者除咳嗽、喘逆、痰多症外，还有面容憔悴、精神疲乏、舌苔花剥或伴有腻苔等症状。

具体应用时还应随机加减。如痰湿盛而气机停滞见胸胁不快者，加白芥子、枳壳；大便不实者，加山药、白术；咳嗽不愈者，加细辛、前胡；兼表邪寒热者，加柴胡；肺热者，加黄芩、鱼腥草等。裘氏认为，陈修园所说的“燥湿二气，若冰炭之反”不能成为组方遣药的桎梏，在历代名方中类似的配合不胜枚举。如仲景方竹叶石膏汤及麦门冬汤中，均用麦冬和半夏相伍，一以润燥，一以降逆，各尽所用；《普济方》中以苍术配合熟地黄为丸，“补虚明目，健骨和血”；《济生拔萃方》载黑地黄丸以苍术、熟地黄加炮姜，治男女面无血色，食少嗜卧等。以上均用一润一燥，相反相成。金水六君煎中用熟地黄滋养阴血治其本，二陈汤化饮除痰治其标，标本兼治，寓意深刻。裘氏说，立方遣药不要囿于名义上的燥湿不同性，问题的实质是在临床上确实存在某些“老慢支”既有阴血亏虚的一面，又有痰湿内盛的一面，“有是症，用是药”，运用此方确有疗效。至于配伍上的理论问题，还是少一点条条框框为好，一切应以实践为依据。

慢性支气管炎久经迁延，经过肺气肿而变成肺源性心脏病，可见气急喘促、心悸、唇甲发绀、颈静脉怒张、足跗肿胀等临床表现。此时病机具有病变由实变

虚，或以虚为主，虚实相夹，其中以阳虚水泛为主要特征。此由“慢支”缠绵，外邪、伏饮久恋不去，肺、脾、肾功能渐趋虚衰。肺虚则津液失布，脾虚则水谷无以化生精微，肾虚水液不得蒸化，反而滋生痰浊饮邪。又因肺气虚弱，气虚不能抵御外邪，外邪恋肺，喘咳反复发作，复可加重肺、脾、肾精气虚怯。病变由气分波及血分，出现唇甲发绀的瘀血症状。此由肺气虚而气不帅血，心阳虚不能温运血脉，寒邪凝滞，阻遏营血，则血脉郁滞所致。病位由肺累及脾、肾、肝、心、三焦等。脾、肾不足，谷不化精，精反化水，水饮泛滥，凌心射肺；肾虚不能纳气，加剧喘促；心阳不振，神气弛缓，精神消索，心脉痹阻则心悸不宁，发绀时现；“久咳不已，三焦受之”，三焦总司一身之气化，为津液运行的道路，三焦气化失司，则饮邪泛滥成肿胀、腹满；肝为藏血之体，肺心病后期由肝血不能濡养筋脉而出现抽搐。总之，由“慢支”发展至“肺、心、病”，其基本病机是肺、心、脾、肾阳气虚乏，伴见饮停、血瘀，部分患者可出现风动之证。

也有一些患者因寒痰留滞，郁而化热，或风热引动痰饮，痰热相搏，伤及阴分者。基于以上认识，裘氏常用真武汤法变通，药用熟附子、干姜、猪苓、白术、白芍、葶苈子、细辛、麻黄、五味子、黄芪、桃仁、杏仁、大枣等。方由真武汤、葶苈大枣泻肺汤、麻黄附子细辛汤等三方相合而成。真武汤主治“有水气，中外皆虚寒之病”（《医宗金鉴》），为“镇水”良方。方中生姜易干姜，意在配合附子振奋脾肾心阳，并促进气化水饮。且干姜与细辛、五味子相配寓有深意，《金匮·痰饮咳嗽病脉证治》有治疗痰饮的苓甘五味姜辛汤等四方，其组方核心就是干姜、细辛、五味子三味。陈修园也认为此三味是小青龙汤方的重要组合。

《医学三字经·咳嗽》说：“《金匮要略》治痰饮咳嗽不外小青龙汤加减，方中诸味皆可去取，唯细辛、干姜、五味不肯轻去……学者不可不深思其故也。”裘氏认为三味相伍，有蠲饮、敛肺、止咳之功。葶苈大枣，泻肺气壅闭，以消痰饮；麻黄附子细辛汤，外散表寒，内温少阴虚寒。且此三味均属辛药，“辛走气”，有“开腠理，致津液，通气”之功，有助于水液气化。其中麻黄合葶苈子，平喘之功益彰。黄芪用量宜大，可30～60g，大补肺气，令“大气一转，其气乃散”，《本经疏证》亦载其能“浚三焦之根，利营卫之气，故凡营卫间阻滞，无不尽通，所谓源清流自洁也”；桃仁既可活血行瘀，又合杏仁共化痰浊。全方补气温阳，化饮利水，降逆平喘，对肺源性心脏病出现慢性心衰者有一定疗效。若气虚甚加人参；瘀阻明显加丹参、红花；寒痰留滞，郁而化热，加黄芩、生石膏、桑白皮；肾虚纳气不足，加补骨脂、沉香；心阳不振，加桂枝。

焦树德：燮枢汤治慢性肝胆病

慢性肝胆疾病包括迁延性肝炎、慢性肝炎、早期肝硬化、慢性胆囊炎、慢性胆管感染等疾病。中医治疗上述疾病，不可囿于专从肝胆论治，而应从整体观念出发，根据脏腑相关理论进行辨证施治，方能提高疗效。焦氏自拟“燮枢汤”治疗慢性肝胆疾患，多年应用，疗效颇佳。

方药组成：北柴胡9～15g，炒黄芩9～12g，炒川楝子9～12g，制半夏10～12g，草红花9～10g，蒺藜9～12g，皂角刺3～6g，片姜黄9g，刘寄奴（或茜草）9～10g，焦四仙各10g，炒莱菔子10g，泽泻9～15g。每日1剂，分2次服（白天与睡前各1次）。主治范围：凡较长期何具有胁肋隐痛或两胁均痛、脘闷腹部胀满、食欲缺乏、胁下痞块（肝或脾大），倦怠乏力，小便发黄、大便欠爽或溏软、舌质红或有瘀斑、舌苔白或黄、脉象弦或弦滑或兼数等症状，肝胃失和、肝郁及脾、肝肺气郁、中焦湿阻、肝病累肾、肝热扰心、久病血瘀诸证，均可使用。

这些症候包括西医诊断的迁延性肝炎、慢性肝炎、早期肝硬化、慢性胆囊炎、慢性胆管感染等疾病。对临床症状不太明显，肝稍大而肝功能化验不正常，或有时腹胀或消化稍慢，脉带弦意（尤其是左手）或右脉滑中寓弦，舌质或正常或略红，舌苔或薄白或微黄者，亦可使用。

西医诊断不是肝胆病者，亦可使用，主要按中医辨证加减变化。中湿不化、脘闷少食、舌苔白（或腻）者，加苍术6～9g，豆蔻6～10g；气血阻滞、胁痛明显者，加延胡索9g，枳壳10g，制乳香5g，制没药5g；如果血瘀明显，胁痛处固定，或兼月经量少有块者，可加茜草12～20g，海螵蛸6～9g，桂枝6～10g；胃纳不佳、食欲缺乏、饮食少进者，加生谷芽10～12g，陈皮10～12g；肝热扰心、心悸、失眠、多梦、健忘者，加珍珠母30g（先煎），远志9～10g，天竺黄9～10g，栀子3g（热象轻者可改夜交藤15～20g）；血络瘀郁，面或胸颈等处有血丝缕（蜘蛛痣）者，加茜草10～15g，海螵蛸6～9g，丝瓜络10g；下午低热者，加生白芍12g，银柴胡10g，青蒿15g；肝胆热盛，口苦、尿黄、目红者，加栀子6～10g，龙胆3g；胁下痞块，肝、脾大明显者，加炙鳖甲15～30g（先煎），生牡蛎20～30g（先煎），射干10g，莪术3～6g，三棱3～6g，玄参12～20g等，肝病累肾，脾湿不化而腹部坠胀、小便短少、有轻度腹水者，加大腹皮12～15g，茯苓30～40g，冬瓜皮30～40g，水红花子10～12g（猪苓20g，泽兰15g可代用），车前子（布包）12～20g，泽泻或改为30g；每遇情志不遂即各症加重者，加香附10g，合欢花6g；肝胆郁滞，疏泄不佳，胃失和降而呕逆便秘，上腹及胁部疼痛，舌苔不化者，加生赭石30g（先煎），旋覆花10g（布包），生大黄3～5g，生甘草3g，炒五灵脂9g；兼有胆结石者，加金钱草30g，郁金10g，炒鸡内金10g；肝功能化验较长时间不正常（尤其是谷丙转氨酶高者），可同时加服五芦散（五味子95g，芦荟1.5～2.5g。共为细末，每服3g，每日2次，温开水送下，或随汤药服用）；大便经常干燥，肝病久久不愈，或目赤涩，或月经闭止者，可酌加芦荟末0.3g左右（装胶囊，随汤药服。此药可引药入肝）；腹部喜暖，见凉隐痛者，减黄芩为6g，去川楝子；饮食正常者可去莱菔子、焦四仙，或只用焦神曲；口渴明显者去半夏；女子月经量少者，可去刘寄奴，改茜草15～30g；药后胁痛反而加重者，可去皂角刺，减少片姜黄用量，以后再渐渐加入。

组方原理：肝藏血，主谋虑，胆主决断，二者相表里，一身上下，其气无所不乘。清代沈金鳌说："肝和则生气发育万物，为诸脏之生化，若衰与亢则能为诸脏之戕贼。"其性条达而不可郁，其气偏于急而易怒，其病多为气郁而逆，气逆则三焦受病，又必侵乎及脾。然虽郁但不可用攻伐，应遵《内经》以辛散之、以辛补之之旨。肝经郁热之实，又常因肝血之虚，亦须遵《内经》酸收、甘缓之旨。

综合起来看，前人治疗肝胆病，常以条达疏解、散清养潜为其主要治则。本方结合前人经验及临床体会，以柴胡苦入肝胆，条达疏发，畅郁阳而化滞阴，解心腹肠胃间结气，推陈致新；黄芩苦寒入肝胆，降泄清热，治自里达外之热，尤其是协柴胡更可以清气分郁结之热；二药相配，柴胡升清阳，黄芩降浊阴，能燮理阴阳升降之枢机，而用为主药。以半夏辛温散降中焦逆气而和胃健脾，白蒺藜苦辛而温、宣肺之滞、疏肝之郁、下气行血，二药辛温入肝，又寓有《内经》"肝欲散，急食辛以散之"之意；川楝子苦寒入肝，炒则寒性减，能清肝热，行肝气而治胁痛、脘腹痛；红花辛温，活血通经，并能和血调血，主气血不和；片姜黄辛苦性温，行血中气滞，治心腹结积痞满胀痛；皂角刺辛温，开结行滞，化痰消瘀，破坚除积；刘寄奴苦温兼辛，破瘀消积，行血散肿，治心腹痛，消散积气、息贲、痞块；炒莱菔子辛甘性平，理气消胀，配焦四仙（焦神曲、焦麦芽、焦山楂、焦槟榔），共助消化而除胀满，运中焦而健脾胃，是为佐药。以泽泻入肝、肾，能行在下之水，使之随清气而上升，使在上之水随气通调而下泻，能降泄肝、肾二经水湿火热之邪，而助阴阳升降之机，用为使药。

本方中又含有几个药组：① 柴芩合用有调肝转枢之效；② 蒺藜、红花、皂角刺3药相配，则有宣畅肺气、疏达肝气，通行胸胁之间，行瘀散结之能，尤其是对久病者，3药合用能深达病所，斡旋枢机；③ 川楝子、片姜黄、刘寄奴（或茜草）3药同用，既苦泄肝气之郁，又理血中气滞，而治心腹胁痛，结合皂角刺、红花、白蒺藜3药，又对消散痞块有帮助；④ 半夏、焦四仙（或焦三仙）合用，和中运脾以健中焦，寓有“见肝之病，当先实脾”之意。方中入血分的药物比重较大，是针对病久入血而设，以求推陈致新。总之，此方既着重于调转枢机，又照顾到肝主藏血和病久入血等特点，故名为“燮枢汤”。

细考本方功效，旨在调转燮理阴阳升降之枢机。中医认为肝主疏泄，肝病乃疏泄失常，或气郁，或气逆，或久病入血，导致血行瘀滞，遂使气机升降失常，故此治疗应重在调转枢机。俾枢机通利，则肝气条达疏泄，乃使郁者得舒，逆者得降，血行瘀化，诸症得愈。临床应用本方，当从整体观出发。在此基础上，随病情化裁施治，并提供了各种见症的化裁方药，使用时易于取效。

张　琪：治疗肾病自拟六方

著名老中医张琪，现为黑龙江省中医研究员、黑龙江中医学院名誉教授，业医近50载，学验俱丰，善治疑难痼疾，屡起沉疴。并致力于肾病的临床研究，辨证入微，用药精当，积累了一整套辨证论治的经验，颇具特色。张氏对肾病的辨证，以常见体征水肿、血尿、蛋白尿等为纲，中医辨证分型为目，创制肾病六方分别进行治疗，获得了满意疗效。

1. 治肾一方　组成：麻黄15g，生石膏50g，苍术15g，杏仁5g，西瓜皮50g，车前子25g，红小豆50g，鲜姜15g。适应证：本方适用于肾病水肿，见于急性肾炎或慢性背炎急性发作；证属外邪（风、湿、热）束肺、三焦气化不利；症见起病恶寒发热或无热，咳嗽气逆，口渴，全身水肿，皮色光泽，以头面、颊、颈部为甚，尿少，舌苔薄白、质淡，脉滑或滑数，血压偏高，尿蛋白（－），有程度不等的血尿及颗粒管型。作用：宣肺、清热、利水。方义：方中以麻黄为君，开肺散邪；杏仁肃降肺气；西瓜皮、车前子、苍术、红小豆调理脾肺，除湿利水消肿；又以石膏辛寒，使肺金清肃，其气自降。加减：水肿较甚者，重用麻黄至15～25g；并发感染者，选加连翘、金银花、蒲公英、紫花地丁、白花蛇舌草等以清热解毒；若肾阳虚衰，症见面色苍白，畏寒怕冷，肢端厥冷，舌润口和者，加用附子15～25g（先煎）。张氏认为，麻黄、附子合用可宣肺气，振肾阳；附子、石膏合用则寒温并施，一清肺，一温肾，并行不悖，相得益彰。

2. *治肾二方*　组成：猪苓20g，茯苓20g，木瓜10g，槟榔10g，泽泻20g，白术20g，紫苏15g，陈皮15g，木香10g，党参20g，海藻30g，麦冬15g。适应证：本方适用于慢性肾炎，肾病综合征，证属脾虚湿滞而以腹水为主症者；症见水肿，腹部胀满，食欲缺乏，小便不利，全身重着，口淡神疲，面色苍白，腰痛无力，大便溏薄，舌淡苔白滑或白腻，舌体肥大，脉象沉缓或沉弱，尿蛋白（－），血浆蛋白低，胆固醇升高，可有管型等。作用：健脾、理气、利水。经张氏临床验证，此方可使脾胃功能恢复，小便增多，水肿消退，食欲好转，血浆蛋白上升。方义：水与气同出一源，气滞则水停，气顺则水行，前贤所谓“以胀为主者治在气，以肿为主者治在水”，故组方在益气扶脾的基础上，加用了一些理气利水之剂，消补兼施。方中党参、白术、茯苓益气健脾；槟榔、木香、海藻、紫苏理气，茯苓利水，共收益气健脾，理气利水之功。本方之所以用海藻，张氏遵《千金方》以之治大腹水肿之旨而用之。加减：慢性肾炎水肿以腹水为主者，用张氏自拟“藻朴合剂”治之。（藻朴合剂：海藻50g，川厚朴50g，党参50g，生姜15g，半夏15g）；兼肾阳虚衰，症见畏寒、肢冷、便溏者，酌加附子、肉桂扶助肾阳。

3. *治肾三方*　组成：附子30g（先煎），茯苓30g，白术25g，白芍25g，鲜姜15g，人参15g，五加皮25g。适应证：本方适用于慢性肾炎、心功能不全、心衰所见之水肿；证属脾、肾阳虚，不能制水，中医所谓阴水者；症见腰以下肿甚，按之凹陷，不易恢复，小便不利，畏寒肢冷，腹胀便溏，腰痛或水肿反复发作，舌胖嫩色淡，苔白滑润，面色晦黯，神疲乏力，脉象沉弱或沉迟，化验尿液中可见大量蛋白质、管型，血浆蛋白低下，胆固醇增高等。作用：用温肾阳，健脾利水。

方义：本方以附子为君，取其大辛大热，温壮肾中阳气，使三焦气化健旺；人参、白术健脾制水；配用茯苓、五加皮淡渗利水；辅以白芍敛阴，以防附子辛热伤阴。加减：若兼心衰水肿可于本方中加人参、麦冬、五味子益气养阴，加桃仁、红花以活血通络，改善末梢循环。张氏体会，若于本方加丹参25g，疗效更佳。

以上二方总属温补法，适用于肾病水肿患者，临床不少病例肿消后常见多次复发，不易巩固。张氏主张当水肿消退后，可用生黄芪、党参一类药物，如保元汤、升阳益胃汤等益气健脾以巩固疗效。

4. *治肾四方*　组成：黄芪20g，党参50g，地骨皮20g，柴胡20g，甘草10g，石莲子15g，茯苓20g，麦冬20g，车前子15g，黄芩15g。适应证：慢性肾炎水肿基本消退，血浆蛋白低，白、球蛋白比例倒置，大量蛋白尿，高胆固醇血症；证属气阴两虚者；症见全身虚弱，腰酸气短，面色苍白，水肿不明显，或仅有轻度水肿，面目虚浮，神疲乏力，头晕心悸，口干咽干，手足心热，食纳不佳，舌红苔白，脉象弦滑或沉滑带数。作用：益气滋明。方义：本方以黄芪、党参益气为主；地骨皮、麦冬、黄芩、石莲子、柴胡清热滋阴为辅；茯苓、车前子利湿为佐使。全方共奏益气滋阴、清热利湿之效。加减：阴虚内热甚者，张氏主张加入滋阴和清热解毒之药，如玉竹、知母、天花粉、白花蛇舌草、蒲公英、金银花之类；血尿明显者，可加茅根50～100g及藕节、大小蓟等以凉血止血。适应证：本方适用于急性炎症的泌尿系感染，慢性肾炎而有湿热证候者，以血尿为主；证属热硬下焦、迫血妄行；症见身热小便短或黄，手足心热，尿急尿频，或以血尿为主，脉滑数，舌红苔白干，尿检红细胞满视野或肉眼血尿，有大量白细胞及少量蛋白、管型。作用：清热解毒，凉血止血。

据张氏经验，肾炎血尿与感染有密切关系，临床观察可见不少。肾炎血尿已消失，但经感染，如扁桃体炎、咽峡炎、尿路感染或皮肤化脓性疾患，则血尿加重，治疗此类血尿，必须用白花蛇舌草、蒲公英、紫花地丁、金银花、连翘等解毒清热之药，则血尿即止。张氏认为上述清热解毒药物无苦寒伤胃之弊，可以大剂量使用。方中白花蛇舌草一般用量为50～100g，此药历代本草均未入药，近年来才开始大量用于临床治疗，据张氏经验，此药具有清热解毒之功，主治各种感染如尿路感染、扁桃体炎、咽峡炎、阑尾炎等，张氏临床善用此药治疗急性膀胱炎、慢性膀胱炎、肾盂肾炎以及急性肾炎，疗效俱佳。

5. *治肾五方*　组成：大黄10g，桃仁10g，桂枝15g，茅根50g，小蓟50g，生地黄30g，侧柏叶25g，甘草7.5g。作用：泻热、逐瘀、止血。适应证：本方适用于血尿经凉血止血药治疗无效者；证属热结下焦，迫血妄行；症见尿少色赤，淋沥涩痛，小便灼热或小便如酱油色，小腹胀满，大便干结，舌红干少津，苔白或干燥，脉滑或滑数，尿检红细胞满视野或肉眼血尿。张氏指出，本证要点在于有实热之象，如症见下腹满痛、小便赤涩、大便秘结、舌红干、脉滑实等。方义：方中以大黄、桃仁泻热逐瘀、凉血止血为主；桂枝温通，以防大黄寒凝之弊，与诸逐瘀、凉血、止血药物相伍，共奏逐瘀、散结、凉血、止血之效。本方师法《伤寒论》桃仁承气汤治疗膀胱蓄血发狂之意，临床有不少血尿病，用一般凉血止血药无效，改用本方后血尿即止。然在使用本方时，大黄用量不宜过大，以防苦寒太过，损伤脾胃，引起腹泻。

6. *治肾六方* 组成：妙侧柏叶20g，阿胶15g（烊化），大黄炭10g，蒲黄炭15g，生地黄25g，熟地黄25g，黄芪30g，党参30g，地榆炭20g，血余炭15g，茜草根20g。适应证：本方适用于慢性肾炎血尿日久不愈，出规气明两虚，气虚不摄血，阴虚则傾浮，症见血尿日久，顽固不愈，全身衰弱，气短心悸，腰腿酸软，下肢疲软，面色苍白，咽干口渴，手足心热，唇淡舌淡，脉细数无力或沉弱等证者。作用：益气滋肾，固摄止血。方义：方中黄芪、党参、阿胶、生地黄、熟地黄益气滋阴以治其本；用地榆炭、血余炭、茜草根、大黄炭等标本同治，补泻并施，共收益气养阴，固摄止血之功。据张老经验，阿胶有育明、补血、止血之功，对血尿日久出现明亏者较为适宜。

祝味菊：附子顾正治胆结石

治疗胆囊结石，一般均用排石剂，如金钱草、海金沙、鸡内金，甚则大黄、栀子、玄明粉等，以一下之后，可以排出结石。事实上，并非用此皆能获效，亦有不少患者因此而病情增重者。祝氏治此病极多，有一张姓患者，面容樵悴而带黑色，四肢无力，肝区隐隐作痛，有时牵引后背痛，数月以来，无一日之停。遍求名医诊治，冀能减少苦痛。某医生曰：“君患胆囊结石，已属确诊，痛则不通，不通则痛，应以排石为主。”用金钱草、鸡内金之类，毫无寸效。于是又换一医曰：“前医处方虽是，唯手段太小耳。”于前方中再加大黄、玄明粉、瓜蒌仁之类，日泻数次，甚觉萎顿，但结石未被排出。又至西医院外科，请求手术治疗。医师因患者身体虚弱，暂时不能手术，应俟体力恢复，再行手术为宜。患者辗转思维，毫无他法，后经友人介绍至祝氏处医治。

祝氏了解其全部发病经过后曰："治病须辨证论治，要有整体观念，如仅执成方以治病，非良策也。君身体虚弱，又患有结石，余用先顾正气，佐以疏肝胆之品，可一试之。"处方：黄厚附子12g（先煎），柴胡、川续断、枸杞子、枳壳、延胡索、制香附各9g，鸡血藤12g，炙甘草12g。先服4剂，精神较振，肝区隐痛及肩部反射疼痛均止，再服4剂，诸症悉除。

万福利：大补阴丸治疗化脓性骨髓炎

化脓性骨髓炎是由化脓性细菌引起的骨感染，常见致病菌为金黄色葡萄球菌、溶血性链球菌，多系血源性感染，其他尚有外伤或邻近软组织感染而蔓延所致。西医主要使用抗生素及手术疗法，但久病患者，致病菌对抗生素已不敏感，骨质破坏形成死骨死腔、瘘道流脓反复，很难治愈。中医学中虽无骨髓炎之病名，但对本病早已有认识。如《灵枢·痈疽》篇中，将涉及股胫（本病好发部位）的痈疽命名为股胫疽，指出"其状不甚变，而痈脓搏骨"，表明脓液涉及骨髓。

《诸病源候论》中把本病分为"附骨痈"和"附骨疽"两类，以血虚寒凝多见而论，一般可归属于"附骨疽"或"流注"之中。在《千金要方》《外科正宗》等著作中均载有"附骨疽论"。随患病部位而异，尚有不同的名称，如生于大腿外侧称"附骨疽"；生于大腿内侧称"咬骨疽"；破溃出朽骨的称"多骨疽"或"骨胀"；发于足踝的称"穿踝疽"；窦道多支经久流脓的称"嫌螂蛀"等。治疗上，《疡科会粹》中总结了一套包括洗药、拔毒、去死肉、去腐骨、开口除脓、贴膏、收口、生肌等在内的外治之法，对临床有重要参考价值。20世纪50年代初期，开始探讨用中医药治疗本病，1960年出现了用中医药治疗骨髓炎数十例的临床资料。中西医结合和发挥中医"消、托、补"效应，疗效更为肯定。

万氏治疗本病，有典型病案一则：于某，男，12岁。于1973年8月13日就诊。其父代述：患儿3年前右下肢疼痛，2月许局部破溃，流出绿色臭脓，迄今疮口不收。下午仍有低热，饮食欠佳，精神萎靡，嗜睡，时有呻吟，易怒，手足心热。患者形体消瘦，面容憔悴，皮肤干枯无泽，颧红，咽干口渴，舌质红绛，边尖赤，无苔，脉细数。局部有一瘘管，直径约0.5cm，时流绿色脓液。X线透视：右肢中段呈现2cm边缘不清阴影，诊断为骨髓炎。此病热邪煎灼真阴，又大量分泌脓液，致阴液损伤太过。治宜滋阴养营，清养胃阴。方用益胃汤、大补阴丸加减。处方：西洋参5g，麦冬10g，生地黄10g，知母10g，黄柏10g，龟甲10g，玉竹10g，陈皮20g，砂仁10g，牡丹皮12g，鱼腥草30g。连服3剂，症有起色，神清意爽，饮食依旧。去西洋参易北沙参，去玉竹加白豆蔻，连服10剂病势大减，面现悦色，食欲渐增，潮热颧红、咽干、口渴等症均渐好转，患者已能坐起，唯体倦乏力、气短等症尚存。舌苔薄白，脉细无力，疮口脓水大减。前法增黄芪50g，何首乌50g，党参20g，去沙参、黄柏。连服10剂，伤口愈合，病获痊愈。嘱服六味地黄丸、香砂养胃丸。后随访3个月，体重大增，已复回校学习。

本例病经3载，已气阴大伤，故初以益胃汤、大补阴丸为主滋阴养营，益气托毒，潮热渐退后加用黄芪、党参等益气之药遂使伤口愈合。可见，内服药也可治愈此种重症骨髓炎。

朱培庭：养肝柔肝治胆石

1. 胆石患者多阴虚　朱氏发现胆石病多发于中老年人，常表现为胁痛隐隐，头目眩晕，口干口苦，大便干结，舌尖红起刺，或有裂纹，舌苔光，脉细数。证属肝明不足。曾总结了274例慢性胆管感染、胆石病的辨证规律，发现属肝阴不足者有152例，占55.74%，而且50岁以上年龄组中，肝阴不足型所占比例达72.37%。究其因，大致有三。① 自然因素。《黄帝内经》曰：“年至四十阴气自半而起居衰”，男子“七八肝气衰，筋不能动，天癸竭，精少，肾脏衰，形体皆极”；男子64岁而精绝，女子49岁而经断，夫以明气之成，止供给得30年之视听言动已先衰矣。② 疾病发展使然。胆石病间歇期，邪浊留恋，易暗耗阴血，在急性发作期，邪从燥化，燥热伤阴，此所谓“久病必虚”“阴精难成而易亏”

之理。③ 医者治疗使然。对于胆石病一般分为气郁、湿热、脓毒三型，施以大量疏肝理气、清热、燥湿、凉血、解毒之药，然而辛燥苦寒之药最易伤津耗血，劫伤肝阴而留肝阴不足之患。另有手术一法，更易直接损害肝脏的正常形态结构而至肝期不足。据朱氏统计，胆管术后肝胆管残余结石患者中，肝阴不足型占77.72%，足以说明手术可损伤肝阴。

2. 养阴益气是基础　既然胆结石患者多表观为阴虚，治疗胆石病自然不能囿于“疏肝利胆”之陈规，朱氏独辟蹊径，倡“养肝柔肝”之法。养阴益气则是养肝柔肝的基础。肝阴不足，宜采用“补其不足”的方法治之，用生地黄、枸杞子、何首乌滋养肝阴。然而，知常达变，“阴阳相济之妙用也，善补阴者必于阳中阴，则阴得阳升而泉源不竭”。故陈氏每于方中加黄芪补气升阳以助阴生、太子参气阴双补。对于肝阴不足型胆石病如此，对于肝胆气郁型胆石病，朱培庭教授亦注重养阴益气，是为“见肝之病，则知肝当传脾”之理，体现了叶天士倡导的“务必先安未受邪之地”的防治原则。

3. 肝为刚脏不可伐　胆石病病在胆而根在肝，胆病当从肝论治。然而，肝为刚脏，体明而用阳，肝气肝阳常有余，肝血肝明常不足，从肝治胆切不可伐劫肝阴。一般认为，胆石病多属肝胆气郁，疏肝解郁法切中病机，柴前、枳实、木香、陈皮、青皮为必用之药。朱培庭教授认为，即使是肝胆气郁型胆石病，疏肝解郁之药仍当慎用，此类药物辛燥居多，易耗气伤阴，用之失度，于病无益，反而加害。柴胡性能升发，易于耗气而劫肝阴，基本不用；枳实味辛苦，能破气，木香辛温香燥，有伤阴之嫌，两者很少使用；陈皮、青皮，辛温苦燥，性烈耗气，每每同用，但剂量很小。当患者有肝气郁滞之证时，多用玫瑰花、绿萼梅、香附等甘锻性平力缓之药。对于肝阴不足型者，置疏肝解郁之常法于不顾，重用养阴益气之药，真可谓丝丝入扣，步步可法。

4. 先天后天宜兼顾　肝与肾，肝与脾，关系均十分密切，有“肝肾同源”“肝病传脾”之说。肾为先天之本，肝肾阴阳，息息相通，肾精不足，无以滋养肝阴，可致肝阴亏虚；脾为后天之本，气血生化之源，若脾虚气血生化无源，必至肝阴不足。因此，朱培庭教授在滋养肝阴时，不忘益肾健脾。益肾用熟地黄、山茱萸、山药，是取“六味地黄”之意；健脾用茯苓、白术、炙甘草，是为“四君”之法。脾、胃于患者最为要紧，不管是什么灵丹妙药，如果倒胃口，大概不会有效果，因此，用药绝无败胃伤脾之药。常让患者少量进食后徐徐

“品”药，如同品咖啡一般，实为治斯病的独到经验。

谢义达：清热理气治圆形红斑

病例：侯某，女，21岁。主诉：两手、足背、前臂、小腿伸侧呈对称性圆形和不规则圆形的虹彩状斑，服用氯苯那敏（扑尔敏）、泼尼松（强的松）2个月，无效。检查：上述部位虹彩状紫黯色红斑，压之色淡，部分斑疹中心有小疱，个别皮疹中心凹陷。舌质紫黯，边缘有瘀点，脉弦涩。诊断为猫眼疮。证属心经血热，脾经蕴湿，复感风邪，致使气滞血瘀而成。治宜清热凉血，理气活血，化瘀消斑。处方：赤芍10g，丹参10g，川芎5g，红花5g，白芷5g，牡丹皮6g，竹节6g，三七6g，茜草9g，丝瓜络9g，腊梅花12g，路路通12g，鸡血藤30g，紫草15g。服3剂痊愈，随访至今未复发。

本病的发生不仅与气候有关，且与体质、脏腑功能、感受邪气等也有关。从临床的皮损呈鲜红色、紫红色和虹彩状色，以及好发于手足背和四肢的伸侧部位，严重者波及颜面、全身甚至口腔黏膜等表现来看，其中与心、脾密切相关。凡心、脾久郁湿热，或心、脾素虚，感受风热或风寒之邪，必然引起营卫失调，气血凝滞，运行不畅，脉络受阻，郁于肌肤而成斑。抓住“血瘀”这一主要矛盾，分别与益气、散寒、清热、解毒、祛湿、疏风等法配合应用，可收到较好的疗效。治疗本病主要药物是为活血化瘀药物，此外还有温阳益气的附子、肉桂、黄芪、党参、细辛等，以及通络药物和部分清热利湿之药。由此可见，本病是以寒冷性多形红斑多见，而风热夹湿者相对较少，治则及用药相对集中，提示了中医治疗本病具有一定的规律性。

本病又名渗出性多形红斑，是一种原因不明的急性炎症性皮肤病，常伴有黏膜损害，严重时也可伴有内脏损害。本病好发于春秋季，多见于青年女性，西医无治疗办法。《诸病源候论》中称为“冷疮”；《医宗金鉴》因其“形如猫眼”，放又称为“猫眼疮”；也有根据本病常发作于雁来之时，称为“雁来风”及“雁候疮”。此外还有“血风疮”“寒疮”等。有关其症状，《医宗金鉴》形象地推述为：“初起形如猫眼，光彩闪烁，无脓无血，但痛痒不常，久则近胫。”病因病机方面，《诸病源候论》认为是素体血虚者“重触风寒”所致，明代《疮疡经验全书》侧为本病是由“肝经血热，脾经無热，肺经风热”交感而成，而《医宗金鉴》认为“脾经久郁湿热，复被外寒凝结”而成。在治疗方面，古代常用的方剂有消风散、清肌渗湿汤、真君妙贴散、地黄饮子等。现代中医治疗多形红斑的报道始见于1963年，用清热燥湿、括血散瘀治疗本病20例，全部治愈。用益气活血温阳等中药治疗，可调整人体免疫功能，解除血管痉挛，降低血液黏稠度，达到“流通血脉”的目的。

朱仁康：凉血软坚治痤疮

寻常痤疮是一种毛囊皮脂腺的慢牲炎症性疾病，是青春期的常见病，多发于15—30岁男女青年。一般认为，本病多由于青春期间雄激素分泌增加，皮脂腺发育旺盛，使皮脂腺毛囊管壁出现角化，堵塞皮脂的排出而形成，且与遗传因素有关。但其确切发病机制尚未完全清楚，西医学亦无合理有效的治疗方案，患者常因影响面部的美容而深感苦恼。应用中医中药治疗本病已越来越引起人们的高度重视。

痤疮在中医学中相当于“痤”或“痤疿”，或称之谓“肺风粉刺”“面疮”等。最早的记载见于《黄帝内经》。《素问·生气通天论》中说：“汗出见湿，乃生痤疿……郁乃痤。”不仅指出了汗湿为其主要病因，且“郁”字总括了本病的病机所在。晋代《肘后备急方》提到本病发生在面部，故称面疮。隋代巢元方在《诸病源候论》中说：“面疮者，谓面上有风热气生疮，头如米大，亦如谷大，白色者是。”比较详细地描述了本病的症状。《医宗金鉴》中对本病的症状、病因、治法、方药等作了更为全面的论述：“此证由肺经血热而成，每发于面鼻，起碎疙瘩，形如黍屑，色赤肿痛，破出白粉汁。日久嘴戒白屑，形如黍米白屑。宜内服枇杷清肺饮，外敷颠倒散，缓缓自收功也。”现代中医治疗本病的首篇论文发表于1958年。后来医家们通过临床实践，结合患者的具体情况，对古代“郁乃痤”的病机认识进行了进一步的探讨、补充和完善。在治疗方面，除沿用传统辨证分型进行论治外，强调内治与外治并重、辨证治疗与专方治疗并重、药物治疗与针灸治疗并重。在治法上亦有所创新，如在服药方面，有采用周期服药法治疗女性患者。中医针灸治疗本病的有效率在90%左右。本病的机制研究，近年来也开始引起重视，如进行了血清锌、铜及维生素A、维生素E值的测定，结果发现，均比健康人明显降低，提示了痤疮患者体内微量元素代谢均呈紊乱现象。实验研究亦表明，患者的血黏度较正常人为高，且较正常人产生过多的皮脂。这些均显示皮脂代谢紊乱，血液循环不良是发病的重要因素，与中医认为瘀血、湿热致病说颇为吻合。

刘淑琴：利湿散结愈红斑结节

病例：杨某，女，25岁。于1982年10月10日来诊。主诉：左小腿内踝上起硬币大之红斑结节，疼痛已7个月。近期加重，双手肿胀，伴有心悸、脉缓。舌质淡，苔薄白。诊断为结节性红斑。证属湿热下注，气血凝滞。治宜祛风利湿，化瘀散结。处方：萆薢20g，防己15g，秦艽20g，牡丹皮15g，当归15g，木瓜15g，薏苡仁30g，牛膝15g，红花15g，茜草20g，茯苓20g。连服9剂后，左踝肿块缩小，色淡，痛已大减。仍有口干，唇干，尿短赤，舌红。去薏苡仁，加黄柏15g。服6剂硬块转软，奇痒，其周围小结节消失，两腿小关节酸痛，口不渴，脉缓无力。去红花、黄柏、茯苓，加威灵仙15g，川芎10g，赤芍20g。前后治疗5周，再诊时小结节已消散，疗效判定为治愈。

本例病经7个月，反复发作，近期加重，据其症状及病史，符合结节性红斑的诊断。中医辨证以红斑、结节、疼痛为主，是为血瘀，其腿肿、手胀为湿郁之象。然患者舌淡、苔薄、脉缓、心悸，显示尚有气虚之质。刘氏以活血利湿为主治之，药后肿消色褪，即去清化之剂，主从活血通络进治而瘥。

结节性红斑，是一种发生于小腿的急性炎性皮下结节。本病好发于青年女性，以春秋季多见，其病因尚未明确。患者多伴有风湿病、结核病或贝赫切特综合征等，病情反复发作，缠绵难愈，西医学尚无特效疗法。中医中无结节性红斑这一病名，从临床审证求因，一般归属于中医风湿热痹之范畴，为湿毒流注或瘀血凝滞。对本病的专门名词，因其结节如梅核，色红漫肿，有诊断为“梅核丹”“梅核火丹”者，也有诊为“瓜藤缠”者。如《外科大成》载：“瓜藤缠生于足胫，结核数枚……属足阳明经湿热。”还有诊为“腿游风”者，这是根据《医宗金鉴》之“腿游风，此证两腿内外，忽生赤肿，形如堆云，焮热疼痛”的症状描述而定的。也有将此归属于“痰核”范畴。综观上述各种命名，皆是从其局部病症“结节”“红斑”立论，其中以“梅核丹”的命名较为确切，盖结节似梅核，丹呈红色，二相合拍。

中医对本病的治疗，在古医案中虽有类似的记载，但因病名不统一，尚难断言。以“结节性红斑”立名予以中医药治疗的报道，首见于1958年。自20世纪70年代以后，中医对本病的认识逐渐深化，在以往单纯外感湿热的基础上提出了血瘀凝滞观点。治疗强调清热利湿与活血化瘀并重。有的医者还提出“结节红斑汤”的相对固定处方。自20世纪80年代迄今，中医治疗本病侧重在活血化瘀，有用《医林改错》黄芪赤风汤主治的，也有自拟活血利湿汤的。

钱伯文：益气健脾治胃癌

胃癌多由长斯饮食不节，情志抑郁不舒，渐致气机失常，经络不通，瘀毒留滞，痰湿结聚，芷气虚馁而形成。早期可见上腹不适，纳呆消瘦，恶心呕吐，呕直，黑粪等症；晚期则出现淋巴结肿大，腹部肿块或见腹水等。证以脾胃功能失调为本，实邪留滞为标，而脾胃气虚常贯穿于胃癌病程的各个阶段。如气虚气滞、气滞血瘀、气滞痰湿内停等，是胃癌的常见病机。因此，益气健脾法是治疗胃癌的最常用法则，旨在通过补益脾、胃，培土化源，提高机体的抗病能力，达到扶正祛邪的目的。

李东垣在《脾胃论》中指出：“土为万物之母”“人以胃气为本”“内伤脾胃，百病由生”。说明脾、胃在人体中居重要地位，与各种疾病的发生有密切的关系。脾、胃功能强健，则正气充足，难以发生恶疾；脾、胃一弱，化源衰竭，则正气亏虚，各种病理产物聚集，成为诱发胃癌的重要病理机制。

对于胃癌证属胃气虚者，必以健脾益气，扶助脾、胃功能为治疗主旨，常用异攻散、六君子汤、参苓白术散、补中益气汤等方加减。这些方剂调补脾、胃最佳，且药力平稳和缓，对胃癌较为适宜。清代医家张路玉说：“气虚者，补之以甘，以参、术、苓、草甘温益胃有健运之功，具冲和（中和）之德（性能），故为君子。若合二陈，则补中微有消导之意。盖人之一身，以胃气为本，胃气旺则五脏受荫，胃气伤则百病丛生。故凡病久不愈，诸药不效者，唯有益胃补肾二途。故用四君子随证加减，无论寒热补泻，先培中土（脾胃），使药气四达，则周身之机（气机运行）流通，水谷之精微敷布，何患其药不效哉？是知四君、六君为合命之本也。"

参苓白术散亦是补脾、胃的代表方，由倒君子加山药、白扁豆、莲肉、砂仁、薏苡仁、桔梗等组成。四君本为脾、胃气虚而设的基本方剂，现又加上补脾的山药、白扁豆、莲肉，理脾渗湿的薏苡仁，载药上行的桔梗，从药效来说，补气健脾更胜一筹，且有渗湿保肺之功，全方药性平和，无寒热偏胜之弊。钱氏多用之治疗胃癌患者症见脾、胃虚弱、饮食不消、吐泻体弱等，以补气健脾，和胃渗湿，自有良效。

补中益气汤是李东垣依据"损者益之""劳者温之"以及"甘温除热"的理论创制的，主治饮食劳倦、脾虚气弱、内伤寒热之证，是补气升阳的代表方。李东垣谓："内伤脾胃，乃伤其气；外感风寒，乃伤其形。伤其外为有余，有余者泻之；伤其内为不足，不足者补之。内伤不足之病，苟误认作外感有余之病而反泻之，则虚其虚也。"又谓："饮食不节则胃病生，胃病则气短精神少而生大热；形体劳役侧脾病，脾病则怠惰嗜卧、四肢不收、大便泄泻。"宗古人之意，认为脾、胃为营卫气血之源，饮食劳倦，伤及脾、胃，则气血虚损，发为大热，脾气不升，清阳下陷，则大便泄泻，或为脱肛，常用补中益气汤加减治之。方中以黄芪益气，为君药，人参、甘草补中，为臣药，用甘温补气以治气虚身熱内伤之火；白术燥湿健脾，当归养血调营，陈皮行气去滞、醒脾和胃、补而不滞，均为佐使；更用升举清阳的升麻、柴胡以为引使。全方升阳益气，补中固卫，劳倦得之，寒热自除，气陷自举，从而取得改善症状、稳定病情的效果。

钱氏曾以益气健脾法为主，结合化疗，治疗152例胃癌患者。治疗效果：1年生存率为88.82%，3年生存率为71.72%，5年生存率为49.17%（寿命法计算）。症状、体征、免疫指标均有改善。

陈沛嘉：左归、右归，两途兼施治精液异常

精液异常症，指精液中精子计数、活率、活力、形态以及精液液化时间异常，多由精子的生成和成熟障碍、精子输出通道的梗阻、附属性腺的异常所致，是男性不育的主要原因。西方从1675年起已在显微镜下观察到人类精子，但男性不育症的诊治则直至20世纪50年代初才始受重视。本病的治疗，至今仍是难题。《黄帝内经》指出："丈夫气盛，天癸至，精气溢泻，阴阳和，故能有子。"阐明精液与生育的关系，精液与肾气、天癸的生理联系。《金匮要略》论述了男子不育与精气有关："男子脉浮弱而涩，为无子，精气清冷。"《诸病源候论·虚劳无子候》进一步明确指出："丈夫无子者，其精液如水，冷如冰铁，皆为无子之候。"《千金要方》记载了治疗男子"精气衰少无子"的"七子散"方剂，此方在诸方书中屡有记载。宋代以后，医家对本病代有发挥，但未超出补肾益精的思想。现代中医治疗本病建立在精液测定基础之上。

20世纪50年代末已有详细的个案报道。一些学者提出瘀与痰是本病重要原因的观点。在治法上，针对精液异常的不同病因与分类，还发展了分型论治、专方治疗以及外治、针灸、气功等多种疗法。在实验方面，有人探讨了下丘脑垂体—睾丸轴与精子的相关性；也有人采用电子显微镜观察精子膜在运用中药前后的变化；有人则观察精子乳酸脱氢同工酶活性与生育及中药疗效的关系。

陈氏临床治疗此症，认辨证立法，尤重于肾，惯以左归、右归，疗效甚佳。

王玉润：严肃、严谨、严格用药，尤崇虫类

"严肃、严谨、严格"是郭沫若先生做学问的宗旨，王玉润先生治学，可谓如此"三严"。王氏的用药经验，首先是出于对患者的高度责任性和为了达到治病救人的目的，从大量的中医药资料中筛选出最有效的中医处方，在大量有效处方基础上又进一步通过大量临床实践和研究找出和发现最有效的药物及其有效成分，然后研究有效给药方法、剂型和途径。如对于青木香、臭梧桐的降压作用，

对于紫草的预防麻疹和避孕作用，他都是通过实验得到第一手资料，让实践作出回答，从不轻易相信道听途说。最典型的例子是对治疗晚期血吸蛊病肝硬化的桃仁提取物的寻找和发现，并在临床上推广应用。无论在调查研究还是在临床实践方面，他都付出了艰辛的劳动，因而也获得出色的成效。

王氏对于虫类药的应用，似乎情有独钟。他认为，中医治疗惊厥，除用平肝息风的中药外，还可用虫类药搜风止痉。他从清代名医叶天士《临猗指南医案》找到根据，叶称："通络方法，每取虫蚁迅速飞走诸灵，俾飞者升，走者降，血无凝著，气可宣通。"进而认为，仗蠕动之物，最能透达病根。如古代医学文献中对癫痫与惊风的认识常混为一谈，如《千金要方》《外台秘要》等书统称之为"惊痫"。直至北宋钱乙《小儿药证直诀》，始创"急惊""慢惊"及"五痫"等病名，才明确了惊风与痫症的区别。《临证指南》说："痫病或由惊恐或由饮食不节，或由母腹中受惊，以致内脏不平，经久失调，一闢积痰，厥气内风，卒焉暴逆，莫能禁止，待其气反然后已。"认为癫痫的病因病理主要是由于惊恐、饮食等造成脏腑失调所致。也有人认为，痰浊内聚，蒙闭清窍，亦可发为癫痫，故有些治疗癫痫的成方中往往采用豁痰和开窍的药味。他治癫痫则喜用控风止痉的虫类药，临床取得了较满意的疗效。

虫类搜风，对于温病加乙脑的抽搐、痉挛作用不大，而对于神经系统调节失控效果较好。究其原因，是全蝎等虫类药具有抑制神经细胞兴奋的药理作用，而乙脑的抽搐、痉挛这些症状是由高热、脑水肿所引起，非关神经细胞。临床应用也证明虫类药对于温病中的惊厥等症没有多大的影响：王氏采用虫类药的主要指征为肝风内动诸证，如惊厥、牙关紧闭两眼上翻、颈项强直、不知人事等，并可用于顽固性头痛、偏头痛、关节痛、痹痛等。病机为诸暴强直，皆属于风，内风妄动，风留经络，上下四肢流走而痛。代表方为止痉散。药用全蝎、蜈蚣，选用药为乌梢蛇、天麻、僵蚕。

病例：刘某，女，2岁。病史摘要：患儿平素身体健康。发病前1个月在玩耍中曾惊叫一次，当时表情恐惧，精神紧张，紧卧在母亲怀里。同时观察周围环境，未发现对患儿有任何不良刺激。此后两周，患儿夜寐中经常哭闹，须哄拍后才能入睡。约过半个多月，一天下午，突然抽搐，为时短暂，仅数秒钟即停止。此后抽搐发作逐渐频繁，少则每日2～3次，多则每日10余次，尤其在感冒发热时抽搐发作次数更多。抽搐时面色苍白，口唇青紫，牙关紧闭，两眼上翻直视，两手紧握，颈项强直，全身抽动，不知人事，1～2分钟，痉挛缓解，逐渐清醒。抽搐停止，清醒后，精神萎软，其他如常。患儿既往无外伤及脑炎病史，父母均健康，精神正常。患者发病后即到五六所医院儿科和神经科诊治，曾用苯妥英修、苯巴比妥、地西泮（安定）等治疗，效果不佳，抽搐照旧，每日发作数次。1975年4月5日转来中医门诊治疗（当天停用西药）。体检：发育中等，神清，心、肺（–），肝、脾（–），舌苔薄白，脉象弦细。诊断为：癫痫。治则：搜风解痉，平肝潜阳，镇惊息风，宁心安神。处方：① 全蝎3g，蜈蚣1g，天麻3g，乌梢蛇3g。共研细末，分3次吞服，1天服完。② 灵磁石（先煎）60g，珍珠母（先煎）30g，首乌藤30g，生龙齿（先煎）30g，钩藤（后下）12g，白芍15g，火麻仁（打）12g，北秫米（先煎）30g，煅龙骨（先煎）30g，煅牡蛎（先煎）30g，炙甘草9g，淮小麦30g，大枣30g。1剂。煎4次，和匀，在2天内分4次服完。患儿服药4天，抽搐即被控制，因此患儿家长将原方未予改动连续服用4个多月后停药，抽搐未再发生。1976年8月20日随访，患儿神情活泼，智力发育正常，抽搐已1年多未发。

历来经验证明，虫类药以研粉吞服功效较佳，最好不入煎剂应用。因为大多数虫类药经高热煮沸，其药效明显减弱。全蝎、蜈蚣经药理证明，都有抗惊厥作用；天麻、钩藤都是平肝息风镇惊的要药，药理证明二药都能抗惊厥，并可制止癫病反应的发生，钩藤具有明显的镇静作用；灵磁石、龙齿、龙骨、牡蛎都是重镇安神、平肝潜阳之药；甘草、小麦、红枣加珍珠母、首乌藤、火麻仁有甘润缓急、宁心安神的效用；白芍，养血柔肝，并能平肝阳；北秫米，用以和胃安神。此法亦可治婴儿痉挛及成人血管神经性偏头痛。

严苍山：三物备急丸治疗慢性泄泻

泄泻症一般多能很快痊愈，但亦有经年累月迁延不愈而成为慢性疾病的。这一类患者，在临床上并不少见，病家既感痛苦，医师亦难着手。泄泻的形成虽有风、寒、暑、湿、热等成因，但总与脾失运化、积滞难消有关。因为脾胃的功能是输化水谷，若外邪或饮食不节影响脾、胃消化功能时，就会发生消化不良，积滞于中，引起泄泻。张景岳说：“脾胃受伤，则水反为湿，谷反为滞，精华之气不能输化，乃致合污下降，而泄利作矣。”治疗本病，当根据辨证施治的原则，用“寒者温之，热者清之，虚者补之，有积者攻而去之”的方法。

实者，成无已认为“下利，必逐去胃中之实而已”，若积不去、邪不净，隐伏肠曲，就会拖延时日，而成慢性腹泻。戴思恭亦说：“隔年及后期腹泻有积故也。”《金匮要略》：“下利已差，至其年月日时复发者，以病不尽故也。当下之，宜大承气汤。”说明积滞不去，泻利不愈。

但积滞曲肠，有寒结与热结之分。严氏在临床上应用三物备急丸治疗寒结肠中引起的腹泻，颇见疗效。考三物备急丸方，见于《金匮要略・杂疗方》中，主治：“心腹诸卒暴百病，若中恶客忤，心腹胀痛，卒痛如锥刺，气急口噤，停尸卒死者。”《医宗金鉴》释“以备暴然诸腹满，腹急痛，及中恶忤噤筒卒死者，故方名备急。”是本方原为救急之用，以治急性昏厥及腹满急痛症。后世各家引而审之，以治寒实结积引起的肠道病变。如张路玉《张氏医通》说：“备急丸为治寒实结积之峻药。”许叔微《本事方》说：“治痼冷在肠胃间，连年腹痛泄泻，休作无时。”更具体地说出了本方主治泄泻的症候。

本方组成药物是大黄、干姜、巴豆。这是一首温下峻利韵方剂。巴豆辛热峻下，荡涤肠胃；干姜温中散寒；大黄攻下通便，并制巴豆之毒。从方药上看，似难得使用于临床，尤其对长期腹泻，会产生病久体虚的顾虑。但既有寒实内结，不下则病不能去，《本事方》亦曾告诫：“不可畏虚以养病。”但本方究是峻下猛剂，断不难鲁莽从事，必须用之于腹痛（或拒按）使下不畅、声壮体实、苔白、脉沉迟任按的寒结证始可。备急丸服用剂量，《金匮》为大豆许三四丸，如未瘥，更与三丸。根据临床经验，每次可服四分至六分（因丸剂大小不一，很难准确掌握）。得畅下七八行或十数行，若无其他不良反应，积去痛失，即须健脾和中，以竟全功。

姜春华：治肝病善用草药合川大黄

急性肝炎，胃热为本，推崇大黄与草药相合，其功甚厥。慢性肝炎邪恋正虚，宜祛邪扶正化瘀；急性肝炎胃热为本，亟当清热解毒。急性肝炎包括甲、乙、丙、丁、戊等类型，是由病毒引起的传染病。古人很早就观察到黄疸一症，其中就包括本病。历代医家对黄疸的病因病机论述颇多，到清代，多归因于湿热，有湿热并重、湿重于热、热重于湿之分。其病因有内因与外因两种：脾为胃行津液，津液行则小便利，若胃气衰，脾气弱，不能为胃行津液，湿停于内，湿生热，热滋湿，二者相生，熏蒸日久，热气成黄，是为内因；另一种认为外因所致，如南方湿热交蒸，易致黄疸。姜氏对古人说法不随彼逐流、人云亦云。其探幽索微，独立思考，去衡存真，从现代医学关于肝炎由病毒引起这一论点出发，在古今众多理论中慧眼识珠，认为吴又可之言与现代医学的观点较为接近。

吴氏曾说："发黄为标，小便不利为本。及论小便不利，病源不在膀胱，乃系胃移热，又当以小便不利为标，胃实为本。"姜氏结合现代医学论之，病毒为本，肝炎为标；肝炎为本，黄疸为标；黄疸为本，小便赤少为标，治当以清除病毒为本，治黄疸为标，而治黄疸又当以治肝炎为本。是以大黄为专功，山栀子次之，茵陈又次之也。设去大黄而服栀子、茵陈是忘本治标，鲜有效矣。或用茵陈五苓，不惟不能退黄，小便间亦难利。吴又可的论点与方法，是临床实践经验的总结，姜氏在自己丰富的实践中证实了这些经验。他重用大黄，有时达24～30g。无黄疸症状的肝炎，亦从黄疸论治。辨其一般症状，多有乏力纳呆，恶心尿赤，舌红苔黄等，亦为湿热。认为无论有无黄疸，既然同为肝炎，皆由病毒引起，则其治法大体应同。

肝炎的治疗方法：可分为急性肝炎、黄疸型及无黄疸型肝炎、重症肝炎、慢性肝炎。

1. 急性肝炎的治疗方法　可分为湿热型和寒湿型分别论治。

(1) 湿热型：身目俱黄，尿少黄赤，纳呆泛恶。茵陈蒿汤：茵陈30g，生栀子15g，生大黄24g。龙胆苦参汤：龙胆9g，苦参15g，胆南星9g，生栀子15g。热重于湿，舌偏红，口苦干，尿赤，茵陈蒿汤加川黄连3g，黄柏9g，牡丹皮9g，连翘15g，龙胆9g；湿重于热，胸闷苔腻，纳少尿少，龙胆苦参汤加对座草30g，薏苡仁90g，苍术15g，砂仁1.5g，茯苓皮30g；湿热俱重，口渴神烦，舌红目赤，胸闷作恶，不饥不纳，尿少色赤，黄疸指数、转氨酶俱特高，加茵陈30g，栀子15g，生大黄30g，板蓝根15g，川黄连6g，黄芩9g，黄柏9g，龙胆连翘12g，田基黄30g，木通9g，茯苓皮30g，鲜茅根30g，广犀角9g。

(2) 寒湿型：即明黄。黄色晦滞不鲜明，畏寒肢冷，四肢不温，苔白。茵陈茯苓汤：茵陈30g，茯苓9g，猪苓9g，滑石12g，肉桂3g。

2. 黄疸型及无黄疸型肝炎　姜氏治疗一般黄疸型及无黄疸型肝炎，擅用民间草药，他临床经验表明这些药下降转氨酶及黄疸有一定效果。且某些药也见于医书，如《医林绳墨》即有部分记载，常用者有田基黄30g，大青叶30g，马兰根30g，平地木30g，对座草30g，荷包草30g，板蓝根15g，蒲公英30g，秦艽15g，全瓜蒌24g，龙胆9g，柳树枝60g，青苗60g，鲜茅根60g，半枝莲30g，半边莲30g。以上药物可酌选数种。主张治疗时尚应虑及患者体质，体弱者可加参芪以扶正；纳差者可加肉豆蔻、砂仁、藿梗、紫苏梗、生谷芽以醒脾健胃，对宿有胃寒之人或胃有不适者，略加温养胃气；腹胀者加川厚朴、大腹皮以疏畅气机，使其升降有度，开合有常；呕恶者加半夏、竹茹和胃降逆，恢复胃气之正常枢纽；口渴加天花粉、石斛生津养阴止渴；顽固者加活血化瘀药，以下瘀血汤为主。姜氏的经验，一般黄疸型肝炎以茵陈汤为主，重用大黄，并加用上述中草药，大多数患者均能收到一定效果。如果疗效不佳，可用调整机体法，停清热化湿药或酌加少许，或掉换中草药，或暂时停药观察。

3. 重症肝炎的治疗方法　重症肝炎，邪入营血，直须凉血散瘀。现代医学分急性重型肝炎和亚急性重型肝炎。急性重型肝炎病程在1～2周，亚急性重型肝炎自数周至数月，死亡率很高。中医对此早有认识，远在1000年前的《巢氏病源》中即称其“命在顷刻”，清代《医宗金鉴》称其“死人最速”。前人对本病有不少方贴，经使用后认为效果多不理想。宋代《妇人良方》卷七有妇人腹中瘀血方论，附方桃仁承气汤，治瘀血小腹急痛，大便不利，或谵语口干，水不欲咽，遍身黄色，小便自利或血结胸中，手不敢近腹，或寒热昏迷，其人如狂，用桃仁、红花或桃仁、大黄、甘草、肉桂，方中大黄独重，观其症状近似重症肝炎或肝性脑病。姜氏顿受启发，认为此方从药物分析，其功用包括两方面，重用大黄以泄热解毒，以大黄、桃仁祛瘀攻积。古人如此辨证处方，似有深意。

本病因肝炎病毒量大毒盛，有犯人体肝，使肝细胞大量坏死。姜氏认为从中医角度看，可视为邪毒内犯营血，壅塞脉络，阻碍血行，瘀血郁结。邪入营血，故可见谵语神昏；瘀血内结，则胸腹疼痛，手不可近。姜氏创用下瘀血汤与犀角地黄汤合方，以清热解毒，凉血活血散瘀为法治疗本症，竟有病例脱脸。处方：广犀角9g，桃仁9g，生地黄30g，土鳖虫9g，生大黄24g，牡丹皮12g，连翘12g，黑大豆30g，对座草30g，黄连6g，龙胆9g，栀子9g，田基黄30g，茵陈30g，茅根30g。

4. 慢性肝炎的治疗方法　慢性肝炎，正虚邪恋瘀滞，治重祛邪扶正化瘀。对于慢性肝炎，直至肝硬化腹水都以活血化瘀为主，活血化瘀治则贯穿于始终，除非不适合时，如虚证十分明显必须先补虚，等病情好转再用等，著情况允许则化瘀法一用到底。由于本病病程已长，缠绵难愈，久病伤及人体正气，患者表现了各种虚损的症状如气虚阴虚等，且久病不愈，本身就反映出抗病力的不足。通过辨证论治，培补正气，增强抗病力，亦是治疗慢性肝炎的一个重要治法。正确的方法就是辨证与辨病相结合。病程短者，或无症状者及湿热型者，可与清热解毒利湿之法，治同急性肝炎；病程长者，虚证或其他症状较为明显者，以辨证论治为主，加用其他药物。球蛋白升高、白球蛋白倒置，加穿山甲（代）6g，鳖甲9g，蚕蛹9g，白术12g；肝、脾大，以下瘀血汤为主，加用丹参15g，拳参15g，赤芍9g，当归9g，红花9g，泽兰15g；肝区胀痛，加川芎6g，九香虫6g；腰胫酸楚者，加熟地黄15g，牛膝12g，川续断12g；失眠，肝胆火旺者，加栀子9g，豆豉9g；肝明不足者，加白芍12g，枸杞子12g，酸枣仁15g，制何首乌15g，首乌藤30g；痰湿中阻者，加半夏9g，茯苓9g，川黄连3g；鼻衄，加羊蹄根30g，栀子9g，茅花9g，藕节9g，蒲黄9g；面部菩瘰（亦称痤疮），加用防风9g，荆芥6g，蝉蜕9g，薄荷9g，牡丹皮9g，栀子9g，连翘15g，或服防风通圣散，每日3次，每服9g。食欲缺乏：常用“消”“开”二法。胃有积滞，以焦三仙、鸡内金等消导之。“开”分二途，湿郁中焦以草豆蔻、砂仁、厚朴花之属芳香开胃，湿郁化热以黄连苦寒燥湿、健胃开食。肝病外感发热，不能用麻黄汤、桂枝汤之属，应以小柴胡汤为主。

李古松：莱菔子之妙用

莱菔子即萝卜子，为十字花科植物萝卜的种子，味辛甘，性平和，入脾、胃、肺经，能消食除胀，功效显著，有“冲墙倒壁”之称。临床习用于治疗实（食、湿、积滞）证。然而，此药并非仅仅是消食除胀，对虚证用之获效亦佳，因其性和平，其气味又不峻，无偏胜之弊，不可囿于“冲墙倒壁”、有破气之嫌

（实侧是平气之有余）一说而弃之不用。例如，老年便秘与《伤寒论》中的“脾约”相似，“脾约”乃脾弱不能为胃行其津液，故尿数便难，屡发便秘尿频，取炒莱菔子15g研细，于饭后开水冲服，如《医学衷中参西录》中所说“借以消食顺气，转不伤气，因其能多进饮食，气分自得其养也”。临床凡欲除陈荡积滞以通便的，也不必拘泥于寒下、温下、润下、攻补兼施四大法，随证加炒莱菔子多有效应。

病例1：林某，男，69岁。素有腰痛便秘史，近6日来腰痛不利转侧。口干思饮，舌燥少津，舌体胖，剥赤无苔，便秘结，尿频数，脉沉缓。证属脾约、腰痛。处方：炒莱菔子（研）、生白术、生山药各30g，生白芍、肉苁蓉各20g。2剂后，便已下，尿次减，脉细弦。按原方续进3剂，便畅行而腰痛除。嘱常服炒莱菔子末，每日15g，饭后开水冲服。随访2年未发。本例患者年近古稀，精气虚弱而腰痛；肠道失濡而传导艰难。故拟“莱蓉三生饮治之”。方中生白术、生山药、炒莱菔子，运脾以和中，消食以顺气，生白芍酸寒，柔肝养血以止痛；肉苁蓉温补肾阳，温而不燥，兼能润肠以通便。诸药配合，此寓通于补之法也。方中白术、白芍、山药生用脾胃肠道得濡布，传导功能自然恢复，脾约与腰痛并皆治之。脾胃之纳、运、升、降失常，饮食湿浊聚于胃而成痰。而肺之痰，每由肺脏受邪，清肃失司所致。用莱菔子消食化痰、下气定喘，使仓廪无浊聚，求其本也。

病例2：杜某，女，72岁。素嗜肥甘，每入冬春即发哮喘，已连续6年。发则气急痰鸣，不能平卧，服氨茶碱可获缓解。给予食疗法，徐图之。处方：炒莱菔子1000g，生白术500g，生山药500g，杏仁100g，胡桃肉100g。晒干（切勿火烘），共研极细粉末。另用小麦面粉2500g，文火炒熟至微黄，不可炒焦，焦则苦燥。加入前药粉调匀即成。嘱在夏至前1周开始服，每日早晚各取30g，开水调和如糊服用，要持之以恒。药后当年发作减轻，次年又续服，症状消失。嘱来年再服，以资巩固。年迈之人，脾、肾两虚，痰浊内生，肺气上逆，而发哮喘。今遵“冬病夏治”“避实就虚”之训拟食疗法徐治。方中莱菔子能消食化痰而不伤正为主药；白术健脾运，脾气振以杜生痰之源；山药、胡桃肉补脾、肾；杏仁入肺润燥以降气；面粉炒熟，芳香益胃。诸药合用，使脾、胃功能恢复，气机畅达，痰浊得化，而哮喘得平。“冬病夏治”起到扶正气、除伏痰的作用。

莱菔子炒用，降多于升；生用，则升多于降，能涌吐痰涎。《日华子本草》谓其生用“水研服，吐风痰”。如咳嗽痰涎壅盛，或因痰浊上蒙清窍而头重昏眩者，皆可用生莱菔子30g研末调服，探吐之，邪去而正安。然而对吐法之应用，必须体质壮健，正气未衰者宜之。

邓铁涛、任继学：经方广用

“经方”一词，源于汉代班固《汉书·艺文志》，有医经派、经方派之分。医经派长理论阐述，经方派则精于药石性味、选药配方。后汉张仲景将二者结合，著成《伤寒杂病论》，后人称其方为“经方”，故今人所言“经方”多指仲景之方。因其方简而效宏，尊为“群方之祖”。邓铁涛先生、任继学先生乃当代名医，临床上对经方的应用颇多心得。

1. 桂枝汤浴足治失眠　张仲景的桂枝汤能调和阴阳，其变方达21方之多，柯韵伯誉之为“众方之魁”。邓氏亦颇推崇桂枝汤，认为不能把它局服于太阳中风证。桂枝汤在外感、内伤诸病中应用亦很广。邓氏则别有妙用，以本方加减煎水浸足，临卧前浸半小财许，有安神之功，对于心、脾两虚或阳气虚弱的失眠有较好疗效。这是从《灵枢·营卫生会篇》和《伤寒论》中悟出的。《灵枢》认为人的寤寐与营卫运行正常与否有关，卫气昼行于阳二十五度，夜行于阴二十五度，行于阳则寤，行于阴则寐。营卫出于中焦，中虚侧营卫俱不足，营不足则卫气失于所附而悍疾；卫气虚则营失推动而运行失畅，故造成营卫运行失谐，卫气入夜不能正常入于阴，即造成“卫气不共营气谐和故尔”和“卫强营弱”的病理状态。桂枝汤调和营卫、燮理阴阳，为辛甘温之剂。用于浴足，作用于身体下部，上病下取，使心火不亢，心神潜静，契合病机，故可治不寐证。

2. 桃核承气汤灌肠治脑外伤和卒中　桃核承气汤在《伤寒论》中为蓄血证而设，主症是少腹急结、其人如狂，病机乃因瘀热内结于下焦所致。历来对蓄血部位有争议，或云膀胱，或曰子宫，或谓肠腑。邓氏认为不可拘泥于部位，临床上只要是瘀热内结伴有可下之证，都可用之。比如急性烦脑损伤或急性脑血管意外患者，由于猝受暴力或者肝风上僭，导致气血逆乱、脑络受损，血行失常，无论溢于脉外或滞于脉中，皆属于中医瘀证，瘀血阻窍，神机不出，故见神昏。神味不能驭下，肠腑失于通降，一身气机皆滞，“升降息则气立孤危”。故治宜通脑、化瘀，以复升降出入之常。桃核承气汤具二者之功，故邓氏常以此方化裁灌肠来治疗上述疾病。处方：生大黄10g，芒硝10g，桃仁9g，当归10g，地龙12g，红花6g，牡丹皮10g，赤芍15g，牛膝15g，石菖蒲10g，川芎10g。煎成汁约150ml，点滴灌肠或保留灌肠。画桂枝辛甘而温，有助火之弊，故代之以石菖蒲通窍醒神，并加用活血祛瘀之药，其效益彰。任老治疗急性出血性卒中时，亦常用此方，凡发病3日内，必先用此方或三化汤加味以通腑破瘀，以达泄热醒神之功。

3. 猪肤汤治手足皲裂　猪肤汤原治少阴病肾阴亏虚、虚火上炎之咽痛。以猪为水畜，肾为水脏，且血肉有情，大具滋桐之功，不仅滋肾，而且润肺，以金水相生故也；白蜜润肺，米粉养脾，乃子病求母之法。因此本方可以广泛用于肺、肾阴亏之证。邓氏认为，肺合皮毛，肺阴不足，滋养无力，故而皮肤皲裂，仲景猪肤汤能润肾、肺、脾三脏，切合病机，可治本病。

4. 猪苓汤、五苓散治尿崩症　尿崩症以多尿、烦渴为主，因多尿致大量饮水，一般认为属中医“消渴”范畴，多数医家以益肾固摄为主，此为常法。任氏以猪苓汤、五苓散利水之剂为治，大异其趣，是能知常达变者。本病为津液之病，人身之津液随气化而升降出入，故津液之病当求诸气化。究气化则不离乎三焦。《中藏经》云：“三焦者，人之三元之气也，号曰中清之腑，总领五脏六腑、营卫、经络、内外左右上下之气也。三焦通，则内外左右上下皆通。”

本病实为上中下三焦不能交通呼应之象：下焦气化不行，失于蒸腾以济上，则上焦出现烦渴之燥象；上焦气化无力，上虚不能制下，则恒摄不力而水液下趋；中焦则作为升降之枢纽，交通上下二焦。因此，三焦不通、气化失常是本病的重要病机，其中脾之运化转输至关重要，故治疗上则应以通利三焦以复气化之常。五苓散、猪苓汤，医者视为利水之剂，任氏认为此皆未识其奥义。清代钱天来注五苓散云：“其立方之义，用桂以助肾脏蒸腾之气，更用诸轻淡以沛肺家下降之功，使天地阴阳之气交通，气化流行，而上下之气液皆通矣。”故任氏认为此系通利三焦、化气行湿之方，凡水湿留滞、气化不行所致内外上下诸症皆可治疗。水湿留于外者，见水肿或皮肤湿疹，可用之；水留于上之眩晕、痫证可用之；水蓄于中之呕逆可用之；水蓄于下之小便不利可用之……能使津液敷布正常，无有余、不足之患。本病津液不足于上而趋于下，故用此方助脾之转输、肾之蒸腾、肺之通调，使三焦水道通利，气化正常，则尿多、烦渴自消。因此，不能简单等同于利尿之剂而不敢用于多尿之症。临证时见舌淡白、苔润滑者，为阳虚，用五苓散；见舌红、少苔或少津者，为阴伤，用猪苓汤。一阴一阳，不难区分。

5. 乌梅丸治胆胀　“胆胀”一病，首见《内经》。《灵枢·胀论》曰：“胆胀者，胁下痛胀，口中苦，善太息。”相当于现代医学所说胆囊炎。近人多宗“六腑以通为用”之说，喜用大柴胡汤加减治疗，对于实证、热证有效，而临床上有些胆胀者表现出寒热虚实兼见者，从少阳、阳明论治往往无功。依六经辨证，胆属少阳，但中、西医所言“胆”并非完全相同，故不能认为胆囊炎即等同于少阳病。有些胆胀患者，其痛遇冷为甚，甚则肢厥，或兼见大便溏而不实，虽有口苦、心烦、不欲食等似乎少阳见证，但病已非少阳，而属厥阴，呈寒热错杂之候。因少阳、厥阴相为表里，互为中见（《素问·六微旨大论》）；阳气盛多归于少阳，阳气弱则内入厥阴。

因此，邓氏指出，此类胆胀应从厥阴辨治，而以乌梅丸为主方。方中乌梅酸温入肝，以敛补肝之体；细辛、干姜、桂枝、附子、川椒辛温之药以温肝脾，“肝欲散，急食辛以散之……以辛补之，以酸泻之”，辛温之药乃补肝之用，助肝木之升发条达；又厥阴为风木之脏，内寄相火，故以黄连、黄柏之苦寒以制之，使相火不亢；再用人参补气健脾，“见肝之病，知肝传脾，当先实脾”；当归补血，以肝为藏血调血之脏故也。综观本方配伍，顺应了中医肝“体明用阳，其性刚，主动主升……有相火内寄”（《临证指南医案·肝风》）的特性，又照顾到肝木与中土的关系，组方严谨细密，故为厥阴病之主方。多数医家喜用疏肝利胆之方治疗胆胀病，而乌梅丸法则另辟蹊径，正合仲景明阳对待之义。

6. 白通加猪胆汁汤救治心衰　《伤寒论》“少阴篇”第315条云：“少阴病，下利，脉微，与白通汤。利不止，厥逆无脉，干呕烦者，白通加猪胆汁汤主之。服汤脉暴出者死，微续者生。”多数注家认为，本系少明虚寒已极，服白通汤之大辛大热回阳救逆、宣通三焦之阳气为对症之方。然药后反干呕而烦，乃阴寒太盛，与阳药格拒之故，因于白通汤中加入童便、猪胆汁二味苦寒之品，引阳药入阴。而清代章虚谷指出：“……加猪胆汁、童便，反佐苦寒，引阳药入阴，以交通阴阳之气。盖胆汁属少阳，童便入少阴，而少阳少阴皆为枢。运其枢，使表里阴阳之气旋转以和，而制方之妙有如此。”

邓氏在临床中观察到，少酒病心衰者较少密现服热药柄阳格拒现象，而用此方常应手而效，可知加猪胆汁、童便二味非多数注家所谓为防格拒而设。故赞同虚谷的注解，明确指出："此二味不仅是反佐，更有引经作用。胆汁引药入胆"（薛生白《湿热病篇》治湿热余邪留滞、胆气不舒之目不瞑而惊悸，用猪胆皮以入胆。此"胆以合胆"之义），胆为甲木，主春生之气，"凡十一脏皆取决于胆"，阳药入胆，则胆气升发，生机向荣；童便咸味入肾，能引药下趋少阴，则阳药入肾，温肾阳、逐阴寒，使冬寒消而阳春至。二味引经药妙用正在此处。应用此方治疗风湿性心脏病、高血压性心脏病、肺心病、冠心病、肾病等所引起的各种心衰，屡试不爽。肺心病心衰者，合用葶苈大枣泻肺汤。猪胆汁药房不备，用人工牛黄代之，因牛黄为胆中结石，故能入胆，且其透达之力更胜于胆汁。

7. 芍药甘草汤加味治多种痛证　芍药甘草汤出自《伤寒论》"太阳病篇"第29条、第30条，本为治"脚挛急"而设。《素问・阴阳应象大论》云："东方生风，风生木，木生酸，酸生肝……在变动为握。"（清代张隐庵《黄帝内经素问集注》中说："握者，拘急之象。"）因此，拘急之病，多从肝治，用缓肝之法，而芍药甘草汤为缓肝急之第一方。芍药酸苦而寒（一说苦平），酸入肝，合炙甘草之甘温，酸甘化阴，二药相伍，缓肝、柔筋、通血痹，以收止痉、止痛之功。任氏用此方对多种疼痛如筋脉、经络、肌肉之痛均有效验，临证加减，常收桴鼓之效。

仲景原方，二者用量等份，任氏方中芍药为30～50g，甘草为10～15g，基本方为芍药、炙甘草、川椒，随证加减，广泛用于多种痛证如三叉神经痛、坐骨神经痛、胃脘痛、腓肠肌痉挛等。寒客经脉者合甘草干姜汤，并加细辛、炮附子等温经散寒、缓急止痛；热结经络者则以基本方加生地黄、天竺黄、葛根、全蝎；胃脘痛属寒者，芍药甘草汤加公丁香、红蔻仁以温胃散寒、缓急止痛，属胃阴不足者，则加生百合、石斛、金铃子散。任氏还认为，三叉神经痛、坐骨神经痛等病，习用祛风除湿通络之药，风药多燥，多用久用而不注意配伍，每致伤阴，阴血不濡，加重经脉挛急而痛。因此，常用芍药甘草汤既可缓急止痛，又无耗伤阴血之弊。

罗诗荣："长蛇"艾灸治顽疾

罗氏善用"铺灸"疗法，享誉海内外。其"铺灸治疗类风湿关节炎临床研究"的课题研究，获浙江省医药优秀科技成果进步三等奖。

“铺灸”又称长蛇灸，临床多作强壮补虚以治疗虚劳顽痹之证。铺灸疗法时间选暑夏三伏天，以白天为宜。取督脉，从大椎穴至腰俞穴。灸料以斑麝粉、大蒜泥、陈艾绒组成。操作时令患者俯卧，裸露背部。督脉穴（脊柱）上常规消毒后，涂以蒜汁，在大椎至腰俞穴处敷上斑麝粉，铺5cm高蒜泥1条，蒜泥条上再铺以高锥形艾炷，点燃艾炷头、身、尾3点，让其自然烧灼施灸，燃尽后，再铺上艾炷灸治。灸2～3壮，灸毕移去蒜泥，用湿热纱布轻轻揩干。灸后皮肤潮红，让其自然出水疱，在此期间严防感染。用消毒针引流水疱液，揩干后搽以甲紫药水，覆盖一层消毒纱布，隔日1次，直至灸疤结痂脱落皮肤愈合。灸后1个月内忌食生冷辛辣、肥甘厚味及鱼腥发物等。慎洗冷水，可用温水。避风寒，忌房事。本法适用于虚寒性的慢性疾病，如慢性支气管炎、支气管哮喘、类风湿关节炎、风湿性关节炎、强直性脊柱炎、慢性肝炎、慢性胃炎、慢性肠炎、慢性腹泻、慢性腰肌劳伤、增生性脊柱炎、神经衰弱等。孕妇及年幼老弱或阴虚火旺之体者不适宜用本法治疗。

病例：男，16岁，农民。1980年7月16日初诊。咳喘气急反复发作10余年，形体消瘦，面色苍白，自汗畏风，易外感，呼吸短促，舌淡苔薄白，脉象细弱。法当温肾壮阳助运，补肺益气固表。铺灸2壮。经铺灸治疗后3年未发哮喘，参加劳动至今。未服其他药物。

哮喘由痰浊内伏，感新邪触发，肺失宣降所致。本病例系幼年外感伤肺气，后天失于调养，哮喘又反复发作，肺气受损，病久不愈，累及脾胃而致痰浊伏肺。肺为气之主，肾为气之根，肺肾气虚易外感，而致咳喘频作，缠绵难愈。用铺灸法治之，取其温肾壮阳，助运以化宿痰，补肺益气，固表以绝诱发之因，从而使多年痼疾治愈。

刘渡舟：古今接轨用平胃

刘氏临证喜用经方，擅用经方，每以经方起沉疴、愈顽疾，令人称奇。他提出“古今接轨”之法，倡导经方与时方有机结合，以应对现今复杂的临床病情。

平胃散，《医宗金鉴》曰：“一切伤食脾胃病，痞胀呕哕不能食，吞酸恶心并嗳气，平胃苍朴草陈皮。”说明其具有燥湿健脾、消胀宽胸、理气化痰、调和脾胃的作用，凡与湿食有关的疾病，均可加减或合方用之。平胃散由苍术、厚朴、陈皮、炙甘草、生姜、大枣组成，用于治疗脾胃不和及五噎八痞，膈气反胃等证。刘氏用本方着眼于湿、食二证。胃属阳明，其气为燥，当燥不燥而为湿伤，则胃不和，可见心下痞满、嗳气呃逆、胃脘胀痛、饮食不化、舌苔白厚腻之证。平胃者，削平胃中食滞、祛除胃中湿邪之义。湿邪得去，脾胃健运，则饮食自消。如胃为湿伤，郁而化热，心下痞满，口舌生疮者，则用本方与大黄黄连泻心汤接轨；心下痞满而兼见口苦舌红、胁胀脉弦者，则接轨小柴胡汤疏利肝胆气机。他如肝病、肾病以及各种内伤外感疾病，凡有胃部症状而因于湿邪、食滞为患者，均可在辨证论治的基础上合用本方。

刘氏临证，常平胃散与大黄黄连泻心汤接轨。大黄黄连泻心汤，《伤寒论》方，由大黄、黄连，（一方有黄芩）组成，治疗“心下痞，按之濡，其脉关上浮者”之热痞证，具有泻热消痞的作用。平胃散，适合舌苔白腻而厚等证。用两方接轨，治疗食滞伤胃，中焦湿浊不化，湿郁化热，食后胃胀痞满，嘈杂泛酸，以及胃脘疼痛，口舌生疮，舌苔白腻，脉沉滑者，效果明显。《医宗金鉴》歌曰：“清胃理脾治湿热，伤食平胃酌三黄，大便黏滞小便赤，饮食爱冷口舌疮。”其方实为平胃散与泻心汤接轨而成。此方也常用于治疗面生痤疮，其机制和应用指征与口舌生疮基本相同。

另以小柴胡汤接轨。小柴胡汤，和解少阳，治少阳证往来寒热，胸胁苦满，默默不欲饮食，心烦喜呕，口苦，咽干，目眩，妇人热入血室，疟疾等。平胃散平胃中之腐，消脘腹之胀满，对嘈杂反酸，恶心呕吐，心下痞满，凡舌苔白厚腻者，其疗效如神。小柴胡汤与平胃散接轨。古人亦有先例，叫做“柴平汤”。小柴胡汤善治肝胆气火之郁，而平胃散以利气消满、苦温燥湿为长，两方接轨，则疏肝和胃，而使肝胃两顾。

贺裕元：附子温阳治遗传共济失调

病例：胡某，男，47岁。1988年4月2日初诊。患者于1987年12月开始出现写字歪斜，后渐至行走不稳，自觉路面倾斜，双手抓物不准，握物无力。经某医院神经科诊断为小脑型共济失调症，嘱请中医诊治。诊其形体消瘦，面色皖白，步态不稳，上肢颤抖，双目视力减弱，视物变形，语言断续呈暴发性，膝反射和跟腱反射稍亢进，指鼻试验、跟膝胫试验阳性，舌质淡，苔薄白，脉沉细。证属阳气虚衰，阴血瘀滞，风邪留着。治以温阳化瘀祛风法。方用附桂稳步汤。服10剂后，患者感觉无变化，遂将熟附子加至30g，再服20剂，步态不稳及上肢颤抖减轻，病情有所好转。服药个月后，步态已趋稳实，行进已不错位，双手已能难确抓物，食欲增加，小便次数减少。继服3个月后，步态已完全稳定，双手活动自如，已能工作，视物不再变形，诸症悉除。4个月后随访未复发，已恢复正常工作。

本例病主要表现为运动障碍、共济失调、四肢及全身无力，似与“痿证”病相似，但痿证多为热伤津液，阴血不足，损及肌肉筋脉。而本例显系里虚寒证，病由肾阳虚衰，风邪留着，以致寒凝血滞，筋脉肌询失养而得，故以温阳化瘀祛风为法取效。遗传性共济失调是以缓慢进行的共济运动障碍为突出临床表现的中枢神经系统变性疾病，病因不明，但都有遗传史、家族史，西医无法治疗。此症在中医中也无病名，根据症状可归之于“痿证”“痿蹷”“颤证”等范畴，但又有一定区别。《灵枢·根结》篇提到：“骨繇者，节缓而不收也。所谓骨繇者摇故也。”意思是措骨节弛缓不收，动摇不定之意，似与本症表现相合。贺氏此案，达到临床痊愈前程度，表明中医药治疗本病有相当潜力。

谢海洲：生津固本愈尿崩

临床尿崩症的疗效标准，主要依赖于临床症状的改善。根据临床资料，其疗效大体分为：① 临床痊愈。临床症状消失，尿比重正常。② 显效。多饮、多尿症状明显改善，饮水量、尿量均减少1/2以上，但尚未恢复正常，尿比重升高接近正常。③ 好转。临床症状有所改善，尿比重有所升高。④ 无效。临床症状改善不明显。

分型为阴虚燥热。治法：滋阴清热，生津止渴。① 偏于明虚：生地黄30g，熟地黄30g，怀山药15g，山茱萸15g，牡丹皮10g，茯苓10g，泽泻15g，知母10g，黄柏10g，麦冬10g，枸杞子15g，天花粉10g，甘草20g，龟甲30g。口渴明显加乌梅、玄参；大便干结加生大黄、火麻仁；午后潮热加地骨皮、胡黄连；

排尿频数加益智、覆盆子。每日1剂，水煎，分2次服。成方用知柏地黄丸、三才封髓丹、麦门冬汤、二冬丸、地黄饮子。② 偏于燥热：石膏90g，知母15g，生地黄30g，熟地黄30g，葛根15g，黄连10g，大黄10g，玄参20g，羚羊角粉3g（另吞），牡丹皮10g，芦根20g，北沙参10g。心悸失眠加远志、酸枣仁；小便频数加五味子、金樱子；口渴明显加玉竹、麦冬、乌梅。每日1剂，水煎，分2次服。成方用玉女煎、白虎加人参汤、玉泉散、引龙汤。③ 脾肾阳虚，温阳益气，固背缩尿，健脾助运：黄芪30g，党参15g，附子8g，肉桂6g，白术10g，茯苓15g，山药15g，菟丝子15g，覆盆子15g，桑螵蛸15g，龙骨20g，牡蛎20g，鹿茸3g，甘草30g。口渴引饮加葛根、升麻；尿次频数加芡实、益智；肾阴不足加生地黄、龟甲；气短懒言加人参、核桃肉；水湿内蕴加泽泻、牛膝；纳谷不馨加陈皮、山楂。每日1剂，水煎，分2次服。成方用鹿茸丸、缩泉丸、玄菟丸、加味龙骨牡蛎汤。④ 阴阳两虚，温阳滋阴，补肾固涩：附子8g，肉桂6g，生地黄30g，熟地黄30g，怀山药15g，山茱萸15g，益智15g，菟丝子15g，肉苁蓉15g，枸杞子15g，桑螵蛸30g，五味子10g，甘草30g。肺胃燥热加石膏、知母；脾虚失运加黄芪、升麻。每日1剂，水煎，分2次服。成方用金匮肾气丸、右归丸、左归丸。临床以中药治疗尿崩症，虽有的服药6小时后尿量就开始减少，但疗程一般须1个月以上，并须重视善后调理，可予以六味地黄丸、鹿茸丸、全鹿丸调理巩固中药治疗此症效果颇佳，有病后植访13年未见复发的。

本病在中医中无特定病名，在《金匮要略》中有“男子消渴，小便反多，以饮一斗，小便一斗。肾气丸主之”的条文，很贴近尿崩症症候的描述，故一般认为可归属于“消渴”范畴。然而现代均认为“消渴”主要是指糖尿病。刘河间在《河间六书》中虽有“若饮水多而小便多者，名曰消渴；若饮食多而又甚饥，小便数而渐瘦者，命曰消中”之言，以上、下消为消渴，中、下消为消中，似为尿崩症与糖尿病之鉴别，但一直未被公认，尿崩症一直混同于消渴病中，故历来有关中医治疗消渴的文献中就可能包括有尿崩症的病例。

庄奕周：暖肾活血治肾上腺皮质功能减退

原发性肾上腺皮质功能减退症又称艾迪生病，是由肾上腺皮质本身的病变所致，1855年首先由英国医生Addison所描述。其主要病因是结核、癌瘤及特发性萎缩，在我国及日本主要是结核造成的肾上腺组织破坏，约占全部病例的68%。近年来由于结核感染之病例减少，本病的发生也相继下降而较罕见。基于肾上腺储备能力很大，一般须待肾上腺组织破坏达到80%～90%或以上时，临床才出现明显的肾上腺皮质功能低下的症状，西医一般没有治疗办法。

本病与中医学中的“黑疸”“黑瘅”“女劳疸”“虚劳”等有类似之处。《黄帝内经》中首论述了黑色归于背的理论，并在《素问·痿论》中有“肾热者，色黑而齿槁”之病症描述；在《金匮要略》中已定名为“黑疸”，其症为“额上黑”，并指出“此为女劳得之”。嗣后，在《续名医类案》中有“满面皆黑色”的病案介绍。清代张仲华《爱庐医案》中之黑疸病案，其症见“肌肤舌质尽黑，手指肤间俱黯”，不仅有“额上黑”，而且有舌黑、指黑，更酷似艾迪生病。对本病的病因病机，也是从外感六淫，邪气久羁而向元阳不足、命门火衰转化来认识，从肾论治成为治疗本病之大法。运用中医药治疗艾迪生病，最早报道见于1956年，同年以甘草流浸膏或甘草粉治疗艾迪生病的报道就有4篇。近年也有将本病作海疑难病案进行讨论分析，强调本病与肾及命门的关系，且认为病属虚劳。

病例：李某，男，70岁。1981年12月21日就诊。患者于1979年10月发现面部及腋窝皮肤颜色黯黑并逐渐加深，伴头晕耳鸣，腰酸腿软，四肢不温，纳差消瘦，发枯齿摇，精神萎顿，小便清长。患者在40年前染过左上肺结核。舌质淡红，苔黄腻，右脉沉迟，左脉弦涩。体检：血压90/60mmHg（12.0/8.00kPa），发育正常，营养欠佳，身体羸瘦，面部黧黑，尤于两颧及额上有黑色团块，口唇黑紫，腋下及腰脐部位的皮肤色素沉着尤为明显，双肺呼吸音正常，心界不大，心率62/min，律齐，未闻及病理性杂音，肝、脾未触及。胸透：左上肺有陈旧性结核姆化阴影，腹平片见双侧背上腺区钙化阴影。空腹血糖50mg%。尿17-羟皮质类固醇1.1mg，17-醒皮质类固醇2.2mg。ACTH兴奋试验，尿17-羟皮质类固醇及17-酮皮质类固醇之排泄率不增加，周围血象嗜酸性粒细胞降低也不显著。血钠116mmol/L，氯化物98mmol/L，血钾6mmol/L。EKG显示低电压，T波低平，P-R间期与QT时间延长。

西医诊断为艾迪生病。先应用西药治疗年余，疗效不够理想，患者要求加服中药。综观脉证，系属脾肾阳虚，内有瘀血之候。治宜温补脾肾，佐以活血之药。处方：党参15g，黄芪15g，淫羊藿15g，肉苁蓉15g，鹿衔草15g，肉桂6g，生蒲黄6g，当归6g，山茱萸10g，鸡血藤10g，冬虫夏草10g。另鹿茸3g研末分冲。每日1剂，前后共服80多剂，大致守原方略有加减，同时仍服西药。如此经过3个月治疗，症状明显好转，能适当参与家务劳作。患者年已古稀，以往有肺结核史，今腹X线平片见双侧肾上腺区钙化阴影，肾上腺结核病灶已明，故系结核所导致的肾上腺皮质功能减退症。临证以肾阳不足之证为主，兼有纳差形瘦，营养欠佳脾虚之象，脾肾阳虚之证十分明朗。故主用鹿茸、淫羊藿、肉苁蓉等补肾，党参、黄芪益脾，兼以蒲黄活血，当归、鸡血藤养血也寓有气血双补之意。药证合拍，治之奏效。

刘绍武：“一方到底”治红斑狼疮

红斑狼疮是一种自身免疫性疾病。临床上分型较多，但大体可分为盘状红斑狼疮和系统性红斑狼疮两类。前者以在人体暴露部位出现边缘鲜明的红色或淡红色斑点状皮疹为临床特征；后者则可表现为皮疹、关节痛、发热、头痛、纳差等症状，并涉及机体多个器官系统。本病多发于青年女子，迄今确切病因未明。目前西医多使用免疫抑制药治疗，尚缺乏高效而不良反应小的方法。

本病在中医学中没有相应的名称，《金匮要略》中说的“阳毒之为病，面赤斑斑如锦纹”及《医宗金鉴》中说的“丹毒一名天火，肉中忽有赤色，如丹涂之状……有痒有痛”似与红斑狼疮之症状相似。单纯从其皮损的情况而论，则与“红蝴蝶斑”“猫眼疮”“日晒疮”“马缨丹”等病名类似。而本病累及之多脏器病变之症状，则又可归属于“痹证”“虚劳”“水肿”“癥瘕”“胁痛”等病，但这些病名又都缺乏红斑狼疮的特异性。目前有些医者提出把中西医病名结合起来，可命名为“阳毒性红斑狼疮”“狼疮肾性水肿”等。国内1965年开始报道用中药治疗本病，40余年来运用中医或中西医结合方法治疗本病的临床报道越来越多，大都以辨证施治为主，也有制定基本方随症加减治疗的，均取得了较好的效果，并开展了对一些药物（如雷公藤、青蒿）的药理研究和病理组织的扫描电镜观察。

病例：王某，男，41岁，干部。1987年初，患者出现全身酸困，乏力，参加劳动后指甲末端周围皮肤出现血性红斑，1周后双颧发红发痒，出现黄豆大红斑点，经西医诊断为系统性红斑狼疮。1989年2月求治于刘绍武先生。症见：体困，低热，心烦心悸，咳嗽气促，舌尖红，苔薄白，脉弦细，寸脉盛。胸片提示：肺底组织肥厚，合并双下肺感染。方用消斑解毒汤加味。处方：柴胡15g，黄芩15g，紫苏子30g，党参30g，花椒10g，浮萍15g，苦参30g，苍耳子30g，土茯苓30g，车前子30g（另包），丝瓜络15g，生石膏60g，竹叶10g，麦冬30g，紫苏叶10g，杏仁15g，王不留行30g，甘草10g，大枣10枚。服用3剂后热退，精神增；继服30剂，红斑开始减轻，乏力消；服至60剂，红斑消退；服100剂时肺底组织肥厚消除。化验：去氧核糖核酸皮肤试验及免疫荧光抗核抗体阴性。又坚持服药180剂，随访3年未复发。刘氏认为，系统性红斑狼疮患者大多烦躁易怒，遇风湿则病情加重。证属内有肝气之逆，外有风湿之扰，郁久化火成毒，终至整体失调。治当解郁扶正，协调整体，清热除湿。

消斑解毒汤为经验方，组成是：柴胡15g，黄芩15g，紫苏子30g，党参30g，浮萍30g，苦参30g，苍耳子30g，土茯苓30g，金银花30g，丝瓜络15g，车前子30g，花椒10g，生石膏30g，甘草10g，大枣10枚。加水1000ml，煮成300ml，倒出药汁，再加水600ml，煮至200ml，去渣。两次药汁相合，煮沸，分3次空腹温服。忌食肉、蛋及辛辣之药。消斑解毒汤合小柴胡汤、决渎汤于一炉，加浮萍、苍耳子解表祛风湿，苦参、土茯苓苦寒燥湿，石膏、黄芩泻火解毒。诸药合用，数途分消，治疗系统性红斑狼疮，疗效显著。

另有数方，足可参考：① 雷公藤类制剂。组成：雷公藤。用法：雷公藤糖浆，每日3次，每次10ml（相当于原生药每日30g）；雷公藤片，每日3次，每次3～5片（相当于原生药每日30～60g）；昆明山海棠片，每日3次，每次2～4片，1个月为1个疗程，一般1周左右有效。其不良反应：主要有月经紊乱，胃肠道反应如恶心呕吐，外周白细胞、血小板下降等。② 三藤糖浆。组成：雷公藤，红藤，鸡血藤。用法：上药制成糖浆，每日3次，每次10～15ml，2个月为1个疗程。③ 狼疮丸。组成：金银花、连翘、丹参、赤芍、蒲公英、白鲜皮、桃仁、红花、蜈蚣等共17味。用法：共研细末，炼蜜为丸，每丸重9g。缓解期每日2次，每次2丸。急性期每日3次，每次4丸。持续服3～5年。

本病青壮年易患，尤其是青年女性。因系统性红斑狼疮损害广泛，症状复杂多变，临床上每个医生对本病的认识不尽一致，因此各医家在辨证分型及选方用药上见解不一。根据全国多数医家总结出的各种临床辨证施治类型，综合各家的见解及临床经验，中国国家中医药管理局发布了红蝴蝶斑辨证标准。辨证分为6个症型，分别为热毒炽盛型、阴虚内热型、肝肾阴虚型、邪热伤肝型、脾肾阴虚型及风湿热痹型，大致包括了系统性红斑狼疮的急性活动期，稳定期及脏器损伤的一些情况。根据各症型的临床表现，分别选用不同的治疗方剂及药物。一病一方用药法则是根据红斑狼疮病的变化规律，抓住主要病机，针对病机设定治疗方剂，以一方统治。其中有的用滋阴补肾法，有的用活血化瘀法，有的用解毒清热法，有的用祛风除痹法等。

在分型施治及一病一方用药中使用最多猶传统成方有清热地黄汤、六味地黄汤、补中益气汤、济生肾气丸、生脉饮、归脾汤、牛黄清心丸、四物汤、右归丸、左归丸等。应用更多的则是每个医生根据自己的经验创制的自拟方剂，在这些方剂中常用的药物有生地黄、玄参、山茱萸、枸杞子、黄精、麦冬、百部、女贞子、墨旱莲、太子参、人参、黄芪、茯苓、山药、白术、党参、黄连、黄芩、金银花、连翘、石膏、知母、羚羊角、水牛角、当归、紫草、赤苟、丹参、栀子、柴胡、地骨皮、蜈蚣、杜仲、川续断、俯子、肉桂、桂枝、青蒿、牡丹皮、甘草、泽泻、猪苓等。

刘氏临床有年，提醒患者有十大项注意事项：① 注意调养，保持积极乐观的态度。中医学认为，发病与外邪、饮食、七情所伤有关。忧郁悲伤、喜怒无常、情志不畅都能化火，火邪内盛可伤及五脏六腑而诱发并加重本病。因此，保持情志豁达、饮食有节、起居有常，使人沐脏腑功能协调，气血调和，才会有益于疾病恢复。② 注意劳逸结合，适当锻炼，节制性生活。患者在病情处于活动期时，应卧床休息，病情稳定后适当参加一些社会活动，从事一些力所能及的工作，但不宜过劳。适当锻炼身体，注意节制性生活，病情活动期应严格避孕，病情稳定一年以上才可考虑妊娠。③ 注意预防感冒，积极防治各种感染。感冒及各种感染如急性扁桃体炎、肺部感染、肠道感染都易诱发并加重病情。④ 注意避免皮肤直接暴露在太阳光下。外出时要特别注意。另外，一些食物如香菇、芹菜、草头（南苜宿、紫云英），一些药物如补骨脂、独活、紫草、白蒺藜、白芷等能引起光敏感，应尽量不用。⑤ 注意戒烟、戒酒。香烟中的尼古丁等有害成分能刺激血管壁而加重血管炎症，应戒除；酒性温烈，会加重病人的内热症状，不宜饮用。⑥ 有一些西药常能引发或加重本病，注意避免使用。如肼屈嗪、普萘洛尔（心得安）、氯丙嗪、丙硫氧嘧啶或甲硫氧嘧啶、金制剂、D-青霉胺、苯妥英钠、异烟肼、青霉素、链霉素、磺胺类药等。⑦ 注意有的保健品对患者非但无益，反而有害。如人参、西洋参、绞股蓝及其复方制剂，因含人参皂苷，既能提高人体的细胞免疫功能，又能提高人体的体液免疫，但由于这类保健品提高了免疫球蛋白，使免疫复合物增多，激活了抗核抗体，从而可加重或诱发症状。⑧ 注意避免使用含雌激素的药品和食品。紫河车（胎盘）、脐带、蜂王浆、蛤蟆油、某些女性避孕药均含有雌激素，而雌激素正是本病发病的重要因素之一。⑨ 注意不吃羊肉、狍肉、马肉、鹿肉、驴肉。这类肉食品性温热。⑩ 注意补充优质蛋白和多种维生素，少吃含高脂肪、高胆固醇的食物。狼疮性肾炎患者长期蛋白从尿中丢失，故应及时补充。

夏少农：疏肝豁痰治甲亢

甲状腺功能亢进症，是因为甲状腺激素分泌过多所致的一种常见内分泌病。临床以甲状腺肿大、食欲亢进、体重减轻、心动过速、情绪易于激动、怕热多汗、手抖、突眼等症状为主，以女性多见，其发病率甚高，近年似有增长趋势。医学在治疗上有一定的局限性，且可产生不良反应。

甲状腺功能亢进与中医瘿病中的“忧瘿”“气瘿”非常类似。隋代《诸病源候论》指出：“瘿者，忧恚气结所生，亦日饮沙水，沙随气入于脉搏颈下而成之。”阐明了瘿的发生与情志内伤和水土因素相关。唐代孙思邈在《备急千金要方》中介绍了治瘿气的方药和灸法。至宋代《圣济总录》指出，瘿症“妇人多有之，缘忧恚有甚于男子也”，首先观察到本病的发病具有女多于男的特点。清代《杂病源流犀烛》认为，瘿之发生乃气血凝滞而成。1934年出现针灸治疗本病的文章。

20世纪50年代已有用中药治疗本病的临床观察报道，多倾向于清胃胆之腑热。70年代加强了对本病治疗的研究，并主张疏肝化痰、益气养阴为主，重视运用昆布、海藻、黄药子等含碘丰富的药物。80年代以来，通过实践发现，碘剂有缓解持续缚间不持久、容易复发加重的缺点。故自80年代中期以来，逐渐突破传统治疗甲状腺功能亢进所沿用的含碘丰富的中药。甲状腺功能亢进合并突眼症在治疗上是一个难题，目前多主张从肝论治，采用清肝明目、滋阴清热等法。也有人在理气治肝方药中，注重桂枝的运用，获得了比较好的疗效。值得一提的是，针灸治疗本病也获得满意疗效。夏氏治此，以益气养明，疏肝豁痰为法。

病例：俞某，女，43岁。患“甲状腺功能亢进”已7年。曾做吸碘试验，3小时40%，24小时54%。经用西药治疗症状未见好转。症见两服突出，甲状腺肿大，形容消瘦，消谷善饥，烦躁乏力，心悸，双手震颤，怕热，易出汗，舌质红嫩，脉细数。属气阴两虚，痰凝气滞，治以益气养阴，疏肝豁痰。处方：黄芪15g，党参12g，白芍12g，生地黄12g，怀山药12g，何首乌12g，龟甲12g，鳖甲12g，夏枯草30g，制香附12g。14剂。服药后症状有所好转，尤以心悸、震颤改善较速。继续服药治疗10个月后，乏力、善饥、突眼、甲状腺肿大等症状消失。吸碘试验：3小时6.3%，24小时18.9%。已转正常。随访6年，形体增胖，精力亦振，恢复工作后无不良感觉。

“甲状腺功能亢进”属中医“瘿瘤”及“中消”范围，一般用化痰、软坚、消散瘿瘤之法来治疗，往往效果欠佳。通过细致的辨证求因，认为乏力、自汗属气虚；口干、烦热、心悸、震颤、善饥等属阴虚火旺；甲状腺肿及肿块属痰凝气滞。故可用益气养阴为主，化痰疏气为佐的治则。若患者大便溏薄，每日3次以上，须减少养阴药如生地黄、何首乌，待大便正常后再加白术、陈皮等药治疗。

黄文东：柔肝、清肝、畅中治三叉神经痛

三叉神经痛是指三叉神经分布区内反复发作的碎发性短暂剧烈疼痛。临床表现多见于一侧面部，剧痛住往骤然发作，持续数秒或1～2分钟，重者可出现面部抽搐。多在40岁以后发病。原发性三叉神经痛的病因至今不明，现代西医学亦缺乏有效而又无不良反应的疗法。中医学无相类似病名，一般将其归属于“偏头痛”“面痛”等范畴。早在《黄帝内经》中就有类似本病的记载，如《灵枢·经

脉》篇提到颔痛、颊痛、目外眦痛，《素问·缪刺论》有“齿唇寒痛”之症等。后世医家对本病的症候特点有较细致的描绘和较深入的认识。如《医林绳墨》谓：“亦有浮游之火，上攻头目或齿异不定而作痛者。”阐述了其病机与症状。《张氏医通》中云：“面痛……不能开口言语，手触之即痛。”《证治准绳》还进一步加以分类曰：“面痛……暴痛多实，久痛多虚。”《医学纲目》和《普济本事方》尚有面痛治验的记述。这些表明我国古代医家对本病的治疗已积累了一定经验。现代首篇以针灸治疗本病的报道见于1955年，而用中医中药治疗的临床文章则迟至20世纪60年代中期才出现。在治疗上、创制新方，改进剂型、产生了不少重复性强的有效专方，发现了活血化瘀之法对本病的作用，如活血与祛风并用，或突出活血，或加虫类药逐瘀，往往可以明显提高疗效。黄氏治本病，娴熟之至，效验之至，皆可师法。

病例：史某，女，38岁。1964年1月24日初诊。患者自1961年起左侧面部及头部剧烈疼痛，类似触电。经中西药治疗3年，未见显效。最近1个月发作尤甚；头面剧痛并引起呕吐。曾流产5次，失血较多。夜寐不安，舌尖红，苔根厚腻，脉细。治以养血柔肝，和络息风。处方：煨天麻3g，钩藤12g（后下），生石决明15g，牡丹皮4.5g，赤芍9g，丹参9g，炙甘草3g，陈木瓜4.5g，忍冬藤12g，制胆南星9g，茯神9g。2月21日二诊：服药后症减，近日头痛较轻，夜寐尚安，胃痛时作，舌尖红刺，苔薄白，脉细弦。再以平肝理气，佐化痰瘀。处方：石决明15g，蒺藜9g，桑寄生9g，钩藤9g（后下），陈胆南星6g，赤芍9g，丹参9g，木瓜4.5g，茯苓9g，炙甘草4.5g。后以前法出入加减。3月13日五诊：头痛已减，胃中不舒，经脉窜痛，肝胃不和，肝火易动，舌尖红，苔薄黄，脉细弦。再以清肝调气、和胃畅中之法。处方：白蒺藜9g，蔓荆子9g，生石决明18g，稆豆衣6g，菊花9g，陈皮4.5g，香附9g，赤芍9g，木瓜4.5g，嫩桑枝30g。服药后面部抽痛消失，再以丸药调理而愈。本例头面疼痛已有3年病史，痛势剧烈，引起呕吐；5次流产，失血过多，以致阴血不足。风阳扶痰瘀上扰，导致头面疼痛时作，乃本虚标实之证。各诊选用天麻、钩藤、石决明等以平肝息风，丹参、赤芍、木瓜等化瘀通络。最后以丸药调理，3年宿恙，得以治愈。

董廷瑶：滋阴下痰治癫痫

病例：陆某，男，5个月。1982年5月30初诊。患婴初生4个月起，渐发惊搐，近10天发作愈频。每发神识迷糊，四肢抽搐，两目上翻，痰鸣吐涎。脑电图检查见有异常痫波。拟诊原发性癫痫。平时喉中痰多，下颌时颤，眠中作惊，便秘溲黄，唇红干裂，舌红苔薄。证属痰火惊痫。治以豁痰逐涎，清心开窍。处方：川黄连3g，钩藤6g，天浆壳5枚，全蝎1.5g，干菖蒲6g，天竺黄6g，天麻4.5g，胆南星3g，僵蚕9g，竹沥半夏9g，陈皮3g。4剂。另服保赤散0.3g，每天1包，分2次服。药后大便下涎甚多，状如腻油发亮，痰浊得降，近日惊痫不发，痰鸣减少，时有咳嗽，大便停药即结，小便黄赤，口渴喜饮，睡眠略安，唇燥面裂，舌红无苔。痰火初泄，阴液已伤，治以滋阴下痰法。处方：生地黄9g，玄参9g，麦冬9g，钩藤6g，天浆壳3枚，天花粉9g，竹浙半夏9g，胆南星3g，天竺黄6g，天麻3g，生甘草3g。3剂。另服保赤散0.3g，3包，服法同前。连续服药1月余，惊痫不作，形神颇振，便下通调，干渴喜饮，仍闻痰鸣，舌红少津。痰浊大减，气阴两耗，治以滋养安惊。

癫痫是一种以发作性的短暂的大脑功能失调为表现的神经系统常见病。据国内外调查，其患病率大约为0.5%。本病确切的发病机制至今仍未完全阐明。目前根据癫痫的发病是否与某些因素有关而将其分为原发性与继发性两类。继发性又称为症状性癫痫，是指有明显致病因素者如脑血管疾病、颅脑损伤、脑部感染等，也可以是某些全身性疾病如心血管疾病、缺氧、代谢性疾病的结果；原发性又称为特发性癫痫，是指目前尚未查明原因者。值得注意的是，遗传因素在病因未明者中占有相当比例。

我国现存最早的中医药学文献——湖南马王堆汉墓出土的《五十二病方》中，就有关于本病的记载。到《黄帝内经》时期，又进一步对癫痫的病因、病理和临床表现做了更为详尽的阐述。《素问·奇病论》云："此得之在母腹中时，其母有所大惊，气上而不下，精气并居，故令子发癫疾。"《素问·长刺节论》云："病初发，岁一发，不治，月一发，不治，月四五发，名曰癫病。"治疗则以针灸为主。隋代巢元方的《诸病源候论》有“若僵惊，起如狂”的描述，指出了本病的发作也有精神失常的表现。唐代孙思邈在《千金要方》中首次使用了“癫痫”的病名，并将癫痫的临床证候做了较为全面的归纳。金元以降，医家开始重视痰浊与癫痫的发病关系。

朱丹溪认为：“痫证有五，无非痰涎壅塞，迷闷心窍。”《丹溪心法》提出“大率行痰为主”的治则。以后，痰浊成为医家公认的主要病因。到明代，楼英在《医学纲目》中明确指出了本病属脑系疾病的概念。清代李用粹在《证治汇补》中又提出了明痫、阳痫的分类方法。而王清任则对瘀血阻络的病机做了较为详细的阐述，创制出多首以活血化瘀为主的治疗本病的专方。

本病的病因可分为先天与后天两种。先天因素多指母孕时卒受惊恐，或胎育中罹患疾病，误用药物，或父母原有癫痫之患；后天因素则包括七情不遂、六淫外客、跌仆击打及产育损伤等。此外如饮食失慎、劳累少眠、久病体虚等均可诱发癫痫发作。风痰闭阻痰浊内盛，肝风内动，痰随风动，上逆闭阻气机，蒙闭心神，故发癫痫；痰火上扰肝火偏旺，火动生风，煎熬津液，结聚为痰，风动痰升，阻塞心窍而发痫疾；痰瘀阻窍头部跌仆，瘀血内停，气机阻滞，痰浊蕴结，痰瘀互搏，蒙闭清窍，横窜经络，发作癫痫。正气偏虚，痫证反复发作，日久不愈，致心血不足，肾精亏虚，脾气不健，肝失濡润，故见痫证频作及一派虚弱之象。

谢秋声：凉血化湿治多疣

病例：陈某，男，25岁。1977年6月2日初诊。自1974年起双手背侧出现皮肤赘生物，两年来逐步蔓延至面、唇、颈部等处，数量日渐增多。曾用各种中西药治疗，未能见效，而新的赘生物不断出现，尤以口唇及手背越来越多。检查：皮疹为针头样至指甲样大小不等的赘生物，表面粗糙不平，呈花蕊状或乳头状突起，多为污褐色。共计全身赘生物数为289个。诊断为多发性寻常疣。疣色紫褐，舌苔黄腻，舌边有瘀斑，系气血瘀湿热有关，属湿毒瘀滞之证。治以凉血化瘀，清热散风，利湿解毒。处方：当归12g，生地黄30g，赤芍12g，牡丹皮12g，丹参15g，桃仁12g，三棱9g，莪术9g，苦参9g，地肤子12g，僵蚕9g，白鲜皮12g，干蟾皮9g，炙百部9g，生甘草9g，蒲公英30g。每日1剂，水煎2次，分2次服。第三煎加白矾15g取药液外洗。连用42剂，面、口唇、颈、四肢伸侧、足趾、手指处疣全部消退，且皮损部色斑变淡，逐渐与正常肤色一致。舌缘仍有瘀斑，前药续服。7月12日五诊：寻常疣全部消失，仅色素沉着，为巩固疗效，续服原方7剂而痊愈。

寻常疣是病毒引起的皮肤病。本病例疣发多达289个，面积之广，病程之长，实属罕见。患者精神异常痛苦。患者曾服平肝潜阳、活血化瘀之药不效。综观病史、体征，见舌苔黄腻，舌质黯边布紫斑，诊为“湿热”“血瘀”，治以凉血化瘀利湿、散风、解毒之法，收到了满意疗效。

疣是常见的表皮赘生物，由人类乳头瘤病毒感染所致，可分为寻常疣、扁平疣、跖疣和尖锐湿疣四型。以往认为这些病是慢性、良性的，但近来发现此类病毒感染后，亦可导致皮肤癌等恶性肿瘤，因而引起人们的注意。

疣，在中医古籍中称为“疣目”“千日疮”“刺瘊”“扁瘊”，俗称“瘊子”“老鼠奶”等。古代文献对本病的记载首见于《五十二病方》。《灵枢·经脉》认为：“手少阳之别，名曰支正……虚则生疣。”明代薛己《外科枢要》则指出：“疣属肝胆少阳经，风热血燥，或怒动肝火，或肝客淫气所发。盖肝热水涸，肾气不荣，故精亡而筋挛也。”认为本病病在少阳，其病机以虚证为本，本虚标实。《诸病源候论·疣目候》载：“人手足边忽生如豆，或如结筋，或五个，或十个，相连肌里，粗强于肉。”《外科启玄》载：千日疮“生于人手足上……生上千日自落”。在治疗方面，古代以针灸和民间单方验方为主。针灸治疣，《灵枢·经脉》《甲乙经》主张取用支正穴，而历代文献更重视灸法的治疗作用。《五十二病方》《备急千金要方》、清代顾世澄《疡医大全》，都有在疣体上直接灸治的记载，《针灸资生经》建议在灸治的同时配合药物外搽，《医宗金鉴》还列有“灸赘疣穴歌”等。单方验方治疣，以药物外敷、涂搽为主，如《肘后方》用盐外敷，《备急千金要方》用杏仁烧黑研吊或用松柏脂涂疣体，还有甩石硫黄搽的记载，清代《疡医会萃》也有用莴苣汁、蒲公英根汁外涂的记载。此外还有其他外治法，如《本草纲目》用狗尾草穿刺，《医宗金鉴》用药线结扎等。有些方法，具有简便易行的特点，验之于临床，疗效令人满意。现代中医治疣方法甚多，临床资料也很丰富。

熊梦周：生精健脾治斑秃

病例：叶某，男，53岁。患者于1983年3月间，突然头发从前左侧开始，自左至右，自前至后成片脱落而成斑秃。其脱发处皮肤变薄，瘙痒，们之即有头发脱落。伴头痛头晕，心悸气短，夜寐不安，胃纳差，面色无华。舌质淡，苔薄白，脉沉细。证属气血不足，肝肾亏虚。恰当滋养肝肾，养血益气。处方：阿胶珠15g，熟地黄20g，鸡血藤20g，炙甘草5g，炙何首乌15g，桑葚子30g，枸杞子20g，墨旱莲20g，广角参15g，炒白术15g，怀山药15g。服药8剂后，脱发完全停止，头痛头晕、心悸气短、夜寐不安、食欲缺乏均有好转。生精化血，全赖水谷精微转化，当加重健脾益气之药。处方：太子参20g，焦白术15g，怀山药15g，炙甘草6g，阿胶珠15g，熟地黄20g，桑葚子30g，枸杞子20g，广角参15g，鸡血藤15g，炙何首乌15g。服药10剂，头部脱发部位开始有极柔细的新发生出。继服30剂，头发长势良好，浓密如常。

此患者由于长期紧张劳累，眠差纳少，气血大伤，肝肾亏虚之证显见，终至斑秃之疾。发为血之余，为肾所主，肝为血之府库，故滋养肝肾，益气生发为其大法。但须滋不宜腻，腻则碍脾，伐生化之源；养血不宜燥，燥则动血生风。遵此法调治，服药30剂，喜告痊愈。

斑秃，又名“圆秃”，俗称“鬼剃头”，是一种以头部突然发生局限性斑状脱发为特征的常见皮肤病症。其发病原因至今尚未完全搞清楚，一般认为可能与自身免疫、遗传等因素有关，而精神因素则是诱发及加重本病的原因。亦有部分找不到明显原因而发病的，给临床治疗带来一定的难度。

中医学无斑秃之病名，依据其临床症状，多归属“油风”范畴。本病的文献记载，可追溯到《黄帝内经》和《难经》时代，如在《内经》中有“毛拔”“发脱”“发坠”等病名，《难经》称之为“毛落”。历代医家在病因症候及临床治疗方面又进行了补充和发展。如隋代巢元方称之为“鬼舐头”。《诸病源候论》曰：“人有风邪在头，有偏虚处，则发秃落，肌肉枯死，或如钱大，或如指大，发不生，亦不痒。”明代陈实功在《外科正宗》中首创“油风”之名，认为此

“乃血虚不能随气荣养肌肤，故毛发根空，脱落成片，皮肤光亮，痒如虫行，此皆风热乘虚攻注而然”。对本病的病理机制有了进一步的认识。

在治疗上，陈实功采用内治与外治结合的方法，提出：“治当神应养真丹服之，外以海艾汤熏洗并效。”《疡医大全》收集了不少有效的外治单方验方，如“生姜切片，搽落发光皮上，数日即长”等。《医宗金鉴》尚有局部刺络法治疗的记载。这些方法至今仍有其临床实用价值。首篇运用中药治疗斑秃的报道发表于1956年。自20世纪70年代起，集中观察的大样本论文逐步增多。通过40年来的研究工作，医家们对本病的辨治规律的认识日益深入。病因病机方面，在原来“血虚”“血热”的基础上，通过临床观察，发现血瘀亦是导致斑秃的主要病理之一，丰富了病机学说。辨证分型目前虽尚未完全统一认识，但正趋于逐步接近一致。对本病的治疗，多采用益气补血、滋补肝肾、活血祛风为主。在继承传统的内服、外治熏洗方药的基础上，不少医家自拟专方专药，疗效甚佳。

朱仁康：温阳健脾治湿疹

病例：柴某，男，38岁。1970年9月2日初诊。全身泛发性湿疹，反复不愈已3年。患者3年前冬季开始在两小腿起两小片集簇之丘疱疹，发痒，抓破后渗水，久治不愈，范围越见扩大。1969年冬渐播散至两前臂，一般入冬尤甚。今年秋季皮损已渐播散至胸、腹、背部。平时胃脘疼痛，不思饮食，食后腹胀，大便日解1～2次，完谷不化，溏薄。平时不敢食生冷水果。胸、腹及后背、四肢可见成片红斑、丘疹及集簇之丘疱疹，渗水糜烂，抓痕结痂，部分呈暗褐色，瘙痒无度。舌质淡，苔薄白腻，脉缓滑。证属脾阳不振，水湿内生，走窜肌肤，浸淫成疮。治宜温阳健脾，芳香化湿。处方：苍术9g，陈皮9g，藿香9g，淫羊藿9g，猪苓9g，桂枝9g，茯苓9g，泽泻9g，六一散9g（包），蛇床子9g。10剂，水煎服。外用方：生地榆30g，水煎后，湿敷患处；皮湿膏，外敷。复诊：药后皮损减轻，渗水减少，瘙痒不甚，大便溏，胃纳仍差。加健脾醒胃之药再服10剂。三诊：皮损继续减轻，大便成形，胃纳见馨。处方：苍术9g，炒白术9g，陈皮9g，藿香9g，茯苓9g，泽泻9g，车前子9g（包），白扁豆衣9g，炒薏苡仁9g，前后共服药40余剂，皮疹消退而愈。1975年随访，自称几年来未再复发。

本病例系泛发性湿疹，缠绵3年。其突出证候为脾阳不振，运化失健，水湿停滞，外串浸淫肌肤而发浸淫疮，且每逢冬季症状加重，为阳气虚弱之故。治疗上抓住主要环节，采用温阳健脾、芳香化湿之剂。病程3年，服药40余剂，不仅脾胃症状消失，泛发性皮损亦告痊愈。

湿疹是一种常见的易复发的变态反应性皮肤病，好发于头面、四肢屈侧及会阴等部位，常呈泛发或对称性分布。湿疹是多因性疾病，一般认为与变态反应密切相关；部分与内分泌功能紊乱，自主神经功能紊乱有关；遗传因素亦为本病因素之一。病因复杂给本病治疗带来了一定的困难。

古代中医文献无“湿疹”之病名，根据其临床特征，主要归属于“浸淫疮”“湿毒”之范畴。又据其发病部位不同而名称各异，如生于小腿的叫“臁疮”，生于肘窝或腘窝部叫“四弯风”，生于明囊叫“绣球风”等，名称不下10余种。对本病的最早记载，见于《黄帝内经》。《素问·至真要大论》中论及病机十九条中说：“诸痛痒疮，皆属于心。”汉代张仲景在《金匮要略》中指出浸淫疮，黄连粉主之。”历代医家对本病的认识不浙加深，隋代巢元方在《诸病源候论》中记载：“诸久疮者为风湿所乘，湿热相搏，故头面身体皆生疮。”指出风、湿、热三邪为主要致病因素，初步奠定了本病的病因病机基础。明代陈实功在《外科正宗》补充了饮食不当，内生湿热之病因，并提出用蛤粉散外治方法。《医宗金鉴》描述：“此症初生如疥，瘙痒无时，蔓延不止，抓津黄水，湿淫成片，由心火脾湿受风而成。”

胡建华：膏滋妙方愈顽疴

中医膏滋方，渊源悠长，在中医药学宝库中占有重要的地位。胡氏从青年时代起即从事膏滋方的理论与实践探索，对膏滋方的种类、适应证、处方用药步骤、服用和保存方法等传统特色，颇有研究，积累了丰富的经验。尤其是如何在膏滋方中体现既补其不足又攻其邪而达到预期的治疗目的，如何掌握以开路方治标转入膏滋方治本的诀窍，如何在膏滋药方中体现标本兼顾等学术观点，具有独特的见解。1990年其著《中医膏方经验选》出版，成为中医、中西医结合医务工作者学习、掌握、运用膏滋方药的重要参考书。

1. 膏方（膏滋药）的适应对象　膏滋药适应对象非常广泛，只要是体质虚弱的人，患的是慢性疾病，无论是老、少、男、女均可服用。或认为，患高血压病，已有头痛、眩晕、烦躁易怒等阳亢症状者，再服膏滋药，岂不是火上加油？其实，这是对膏滋药作用的误解。因为畏寒、肢冷、面白、神疲的阳虚患者，或者怕热、出汗、面红、烦躁的阴虚患者，都可以根据不同病情给予相应的处方。阳虚者可用温阳散寒的方法进行治疗，阴虚者可用滋阴清热的方法进行治疗。虽然说膏滋药的适应对象比较广泛，但是急性病患者则不适宜服用膏滋药。根据长期临床经验认为，用膏滋药的主要作用是为了“保健强身，抗病延年”。合理服用膏滋药，对少年儿童来说，可以帮助正常发育，提高智力；对中青年人来说，可以增强体质，青春常驻；对老年人来说，可以推迟衰老，永葆健康；而对身体虚弱多病的人来说，可以达到增强抗病能力，提高免疫功能，从而有利于疾病的好转和痊愈。

2. 膏方（膏滋药）处方用药的步骤　膏滋药处方有一基本规律，一般先给予开路药其主要作用是为患者对膏滋药的消化吸收创造条件。例如患者有胸脘懑闷、食欲缺乏，舌苔厚腻等症状，说明是湿困中焦、脾胃运化功能减退，这些症状如果不加以改善，势将影响今后对膏滋药的运化。应先给予陈皮、半夏、川厚朴、枳壳、神曲、山楂等药，煎汤服用，以运脾健胃，理气化湿，改善其运化功能。也可以用开路药先进行试探性的调补，观察其服药后的反应，为开好膏滋药处方作准备。一般开路药处方，可以服1～3周为宜。如果患者并不存在服用膏滋药的障碍，那么不一定服用开路药，可以直接开膏滋药处方及时进补。开膏滋药处方应根据初诊病史，分析病情及服用开路药后的情况给予处方。这种膏滋药针对性强，切合患者的病情和不同体质，所以效果也比较好。在给予处方时，对膏滋药的服法、保藏方法以及饮食宜忌、生活调摄等，均应向患者作详细交代。

3. 膏方（膏滋药）处方的组成　膏滋药的处方，要做到既能“补虚”又能“疗疾”。例如一个哮喘患者，既有肺肾亏虚、脾失健运，又肺失宣肃、痰浊留恋。但处方的原则，应该把补肾纳气、益肺健脾的药物如党参、黄芪、五味子、淫羊藿、补骨脂等放在主位，而把宣肃肺气、化痰平喘的药物如麻黄、射干、紫菀、款冬花、杏仁、紫苏子等放在宾位，同时要注意补而不滞，切忌“蛮补”。因此，在运用滋腻药物时，要适当选用砂仁、陈皮、佛手之类相配，以助运化。如果一味蛮补，往往会使某些脾胃消化功能较差的患者，服用膏滋药后，出现胃脘胀满，食欲缺乏，以致中止服膏，半途而废。处方药物的味数，一般控制在20～30味，相当于汤剂的2～3倍，每味药剂量一般可掌握在100～200g。如党参、黄芪、当归、白芍等，常用100～150g；如铁落、磁石、牡蛎、石决明等金属介壳类药物，用量要大一些，可用300g左右；而砂仁等用量较小，一般可用50g左右。以此估算，一剂膏滋药常用剂量大约在3000g，相当于汤剂的20～30剂。旋覆花含有绒毛，蒲黄系粉末样药物，蚕沙稍煎即成糊状，这类药物，仍需要包煎。在汤剂中需要先煎或后下的药物，则在膏滋药中不一定都按一般常规做。因为膏滋药要求煎3汁，煎的时间很长，所以先煎或后下的意义都不大。如果用人参、鹿茸等贵重药物，则不宜与其他药物同煎，以免造成浪费，应该用文火另煎浓汁，于收膏时将汁冲入，或将人参、鹿茸研成细粉于收膏时调入膏中，这样可以充分提高药效。

4. 服法及医嘱　每天清晨空腹服1汤匙，或早晚空腹各服1汤匙，均用开水冲饮。如方中用熟地黄等滋腻药，而配料胶类剂量较大，则膏滋较稠黏难以烊化，应嘱其隔水蒸化后服用。并嘱如遇感冒发热、伤食腹泻等应暂停服用。服膏滋药期间，应忌莱菔及饮浓茶。如属阳虚有寒，忌生冷饮食；如阴虚火旺，忌辛辣刺激性食物；如哮喘患者，忌虾蟹腥味等。

5. 膏方（膏滋药）服用的最佳季节　中医进补，四季皆宜，但服用膏滋药则以冬季为宜。一般以冬至日起50天左右，即头九到六九（冬至后9天为头九，18天为二九……）为最佳时间，也可以适当提前。选择严冬服用膏滋药，除了易于保藏等原因外，主要是按四季的春生、夏长、秋收、冬藏的规律。冬季是封藏的季节，天气寒冷，食欲旺盛，腠理致密，无论进食的数量和质量需求方面，也较热天为多。《素问·四气调神大论》说："冬三月，此谓闭藏。"因此，冬令正是及时进补的大好时机。

中国民间有句俗语"冬令进补，春天打虎"，说明冬令是进补的最佳时间。采用补法，除分辨五脏不同虚证外，并要区别患者是偏于虚寒还是偏于虚热。用温热药进补，即温补法，主要适用于虚寒患者。然而温补阳气的药物很多，还要区分刚燥剂和温柔剂两大类。刚燥剂如附子、肉桂、干姜等，辛热干燥，温阳散寒作用较强，适用于阳虚寒盛之证；温柔剂如鹿角、淫羊藿、仙茅、巴戟天、补骨脂、肉苁蓉等，温而柔润，既能温阳，又不伤阴，适用于阳虚而阴也偏亏之证。两者各有其不同的适应证，如果能够正确掌握使用，便可提高治疗效果。

病例1：患者下肢凹陷性水肿，面色苍白，唇紫，神疲乏力，畏寒肢冷，尿少，舌质胖，苔白，脉沉细，西医诊断为右心衰竭。中医认为脾肾阳虚，水湿停留所致。故用附子15g（先煎），肉桂4.5g，干姜6g，加黄芪、泽泻、茯苓、丹参、红花等，温阳利水，活血化瘀。这样可使阳气振奋，心衰缓解，尿量增多，水肿逐步消退。此时如果单纯用温柔剂来治疗这位患者，就难以奏效了。

病例2：一位糖尿病（中医称作"消渴"）患者，病已1年余，初起的多尿、多饮、多食"三多"症状已不明显，但见精神困倦，形体消瘦，腰酸，阳痿，头晕，口微干，舌质淡，尖红，苔薄腻，脉细弱略数。这位患者原先是属于阴虚内热，早期应该用滋阴清热的药物治疗。但现在是阴虚及阳，阴阳两虚，应该阴阳并补。故用生地黄、熟地黄各12g，天花粉30g，山茱萸、制黄精、枸杞子、制何首乌、补骨脂、肉苁蓉各12g，再加一些补气的药物治疗。这样综合滋阴、温阳、益气于一方，比较适合病情，可以取得好的效果。此时如果用刚燥剂来治疗这位患者，恐有伤阴之虞。

上面所举，说明了温补阳气的药物应该有刚柔之分，不能刚柔颠倒。当然在某些病例中，亦有需要两者组合使用的，又当别论。此外，在用温阳药时，还常根据中医"阴阳互根"的理论，将补阳药与补阴药相配伍，运用于临床的疑难杂症。正如明代张介宾著《景岳全书》指出："此又阴阳相济之妙用也。故善补阳者，必于阴中求阳，则阳得阴助而生化无穷；善补阴者，必于阳中求阴，则阴得阳升而泉源不竭。"冬令是人们进补的大好季节。此时用温补药物的机会较多，对体质虚寒的患者，尤为适宜。

刘渡舟：抓主证而用经方

在近60年的临床实践中，刘氏总结出一条非常宝贵的治疗经验，即临床辨证一定要抓主证，尤其是运用经方时，抓住主证更是取得最佳疗效的关键。他指出，《伤寒论》是一部辨证论治的临床巨著，它总结了六经病证的基本规律，将理、法、方、药融为一体，对于每一经病证以及每一个方证都厘定出了主证、兼证、变证及夹杂证的层次，为正确地运用辨证论治提供了必要的条件。在这一辨证层次中，应该说抓主证是最重要的。主证是纲，纲举则目张，随之而兼证、变证、夹杂证等也就可以迎刃而解。

什么是主证？主证是指决定全局而占主导地位的证候。如以六经病证而言，太阳病的主证是“脉浮，头项强痛而恶寒”，所以在外感疾病中，凡见上述病证时皆属太阳病范畴，治疗皆宜以发汗法为主；如以方证而言，桂枝汤证的主证是“汗出而恶风”。临床上凡见以汗出恶风为主者，无论外感或内伤，皆可用桂枝汤治疗。古人说：“射人先射马，擒贼先擒王。”所以，抓主证是辨证中最为紧要之举，切不可掉以轻心。在临床上，患者的主诉应该说与主证有关，但在某些时候，患者的主诉却不一定与辨证所需的主证有直接关系。如果盲目地信从患者的主诉而不进行分析，就有可能将我们的辨证思路引入歧途，而不能抓住主证。临床辨证，必须经过细致而认真的调查研究，才能抓住主证，才能进一步认清兼证和变证的层次。一旦抓住主证，一定要紧抓不放，才会显示出其实际应用的价值。

至于兼证，则必须在主证确立之后去发现它。因为兼证是附于主证而产生的，但又补充了主证证候之不全。兼证的最大特点就是它与主证在病机上有着千丝万缕的联系，因此离不开主证发病的范围。如果只抓主证而不顾兼证，就难以做到随证应变，也就不能根据兼证的出现而及时制定有效的治法。所以，主证反映了疾病之常，兼证则反映了疾病之变。能做到知常达变，方可尽辨证之能事。

《伤寒论》中约有1/3的内容是论述变证的。变证是指经过医生误治后而发生的另一种病证。例如，太阳病当发汗而没有发汗，而反误用了吐、下、火、水等治法，或虽发汗但又不及或太过。由于治疗上的差错而使原有的主证不复存在，从而变生出其他病证。对于误治所致的变证，应以“观其脉证，知犯何逆，随证治之”为法度，而不必拘泥于误治的形式和过程。这样，才能够跳出《伤寒》的条条框框而达到论治杂病的目的。

夹杂证的产生涉及到多方面的因素。比如患者体质的强弱、脏腑的厚薄、性别的男女、年龄的老幼、居住的南北、发病的先后等因素，都能导致夹杂证。因此就出现了外感邪气虽同，但具体发病则异的实际情况。所以，不但要在邪气上求原因，还必须要从个体差异上找根据。比如小青龙汤治外寒而内夹“心下有水气”，小建中汤治先内虚而后外感寒邪等。夹杂证的出现，使得新病与旧病、标病与本病、表病与里病等相互交叉重叠，而使症情的变化更为复杂。

在《伤寒论》辨证论治的原则指导下，要分清主、兼、变、夹杂四个层次，确实符合临床运用经方的实际需要。而四者之中，尤其以抓主证最为重要。

胡建华：细辛别用三法

细辛为马兜铃科植物，辛温，入肺、肾二经，具有祛风、散寒、行水、开窍之功，主治风冷头痛、鼻渊、齿痛、痰饮、咳逆、风湿痹痛等证，尤其对风寒外束之头痛、鼻塞及寒饮阻肺之咳嗽痰多者，临床常常为大多数医者取用。还用于明目、利咽、解毒，运用独特，临床每多收奇效。

1. 明目退翳疗眼疾　《本经》谓：细辛“明目，利九窍”，陶弘景也谓其“最能除痰明目”。受其启示，在治疗老年目疾中，每于辨证方中伍入此药，屡获良效。

病例：一黄斑变性之视力减退患者，视物不清，时目生飞蚊，罹病近十载，影响生活，苦不堪言。曾多次住院，经中西医综合治疗，先后服中药近百剂，疗效不显，几经辗转来诊。查阅前医之方，大凡补益肝肾、养血益精、明目退翳之属。观其脉证，乃方证无违。遂宗原法，试伍细辛治之。处方：细辛6g，枸杞子、丹参、决明子、木贼草、密蒙花、熟地黄、菟丝子各15g，龟甲、沙苑子各12g。连服20日，症状明显好转。续服1个月，飞蚊消失，视力较前明显恢复。

2. 利咽消肿除喉痹　慢性咽喉炎乃临床最为常见之顽疾，中西医治疗均感棘手。遇此疾，常在辨证基础上伍入一味细辛，每每应手取效。

病例：女，41岁，教师。患慢性咽喉炎10年余，曾先后服用中药百余剂罔效。症见咽喉肿痛、干涩，声音嘶哑，外感或用声稍过则加重。处方：细辛6g，黄连、生甘草各4.5g，玉蝴蝶、桔梗各10g，射干15g，生地黄30g，肉桂5g（后下）。连服30余剂而告愈，随访半年未见复发。《别录》谓细辛“开胸中，除喉痹”，此言无虚，甚为灵验。

3. 解毒止痛疗口疮　《本草纲目》谓其能“治口舌生疮”，并论曰：“细辛，辛温能散……口疮、喉痹、䘌齿诸病用之者，取其能散浮热，亦火郁则发之之义也。”验之于临床，认为此药既能解毒，又可止痛。每于辨证方中加入本药，治疗慢性顽固性口疮，配合滋阴降火之药，引火归原，每获良效。

除上述3种特殊用法外，对于细辛的用量大小，不必拘泥于“不过钱”之古训。应根据病情，对久病、重病或疑顽宿疾者，用量可达5～10g。从临床应用来看，此药只要久煎，尚未发生中毒现象，而研粉生用则应慎之，若外用可不必多虑。

宋孝志：清血养荣汤的临床应用

宋氏对皮肤疾病的治疗有其独到的见解与立意。在长期的临床实践中，根据皮肤疾病多因风、湿、热等外邪入血分致燥、瘀、虚的病理特点，发于外则为斑、疹、癣、痈、疮等病变形态，临床表现为瘙痒、皮损、脱屑、颜色改变等症状，潜心研究，创立了“清血养荣汤”。用此方治疗以风燥、血虚、血瘀为病理基础的一些皮肤顽疾，疗效甚佳。

清血养荣汤药物组成：金银花、穿山甲（代）、防风、天花粉、赤芍、当归、生黄芪、甘草。宋氏曾谓，方中金银花味甘，性寒，清热解毒，《本草正》中有“金银花，善于化毒，故治痈疽、肿毒、疮癣、杨梅、风湿诸毒”，重用为主药，此药可清肺胃之热、清气凉血。现代药理研究发现它具有广泛的抗菌作用，可消炎、杀菌、抑菌；穿山甲味咸，性凉，消肿溃痈，搜风活络，《本草纲目》云“穿山甲……近世风疟疮科，通经下乳，因为要药，盖此物能窜经络达于病所故也”，此药为消肿破瘀、通经达络、散结败毒之最，可辅助金银花解毒、通络、散瘀；防风味辛甘，性温，功在散风除湿，平肝理血，《圣济总录》中以防风治疗风疮、疥癣、皮肤瘙痒、搔成瘾疹之证，宋氏把此药作为追风搜邪的要药，与金银花相伍以清血分之风热，但用量应视邪之深浅、病之轻重而酌，避免药轻邪重祛邪不利或药重病浅而伤气耗血；天花粉味甘苦酸，性凉，降火润燥，排脓消肿，《日华子本草》载“排脓，消肿毒，生肌长肉，消扑损瘀血，治热狂时疾、乳痈、发背”，取天花粉通行经络，能解疮家热毒之功，协助金银花、穿山甲解毒消肿；赤芍味酸苦，性微寒，活血散瘀，酸缓止痛，《别录》中云其能治“血闭不通，能蚀脓”，配合金银花以清血分之热，配合穿山甲以活血通络；当归味辛，性温，调血和血润燥，《本草纲目》有“润肠胃，筋骨皮肤，治痈疽，排脓活血，和血补血”，以当归配防风润燥祛风；生黄芪味甘，性微温，功在托毒生肌，以散皮肤间之蕴毒，使之荣肤壮肌，与当归伍用可养血，生血。虽性温而升发，因与金银花同用，故无助热动血之虞；甘草味甘，性平，缓急解毒，调和诸药。本方集清热、凉血、解毒、活血、畅络、祛风、润燥、生肌、荣肤多种功效于一方，虽药味不多，但配合严谨，清热而兼润燥，祛风亦顾养荣，凉血活血同用，祛腐以求生肌，降中有升，散中有敛，消中有益，是一个标本兼顾的方剂。

临证时根据症状的不同、病因的差别、治疗过程中症状的改善，病情的进退，随证加减化裁。① 风热蕴蓄肌肤：风热之邪阻于肌肤之间，内不得通，外不得泄，肌肤蒸燔而发风团潮红，骤发骤消，游走不定，或泛发全身，瘙痒，搔抓后更甚，常加紫草、白芷、牡丹皮以加强祛风清热凉血之力。② 湿毒内蕴：外湿内侵或脾经湿热，两湿相合，郁于皮肤而发水疱，瘙痒、糜烂、渗液，缠绵不愈，加黄芩、薏苡仁、苦参、白鲜皮以清热祛湿燥湿。③ 热侵血分：实热之邪蕴积于肌肤，郁久入血，血热外发，表现为皮损颜色潮红、脓疱、灼热痛痒，常加生地黄、牡丹皮、板蓝根、败酱草以清热凉血。④ 风燥血虚：邪郁日久，耗伤气血而气血虚弱，肌肤失于濡养而生风化燥，表现为皮肤干燥、脱屑，或粗糙、肥厚、瘙痒，常加生地黄、熟地黄、何首乌以补虚润燥。⑤ 血瘀络阻：因肝气郁结，或外邪侵入，阻滞气机，血行不畅，络脉瘀阻，表现为斑疹、皮损色暗红青紫或布以瘀点瘀斑等，常加柴胡、桃仁、生蒲黄、丹参等活血通络祛瘀之药。

病例1：段某，女，35岁，工人。1992年10月13日初诊。自述缘患甲状腺腺瘤，于1991年末行甲状腺腺瘤摘除术。两月后，自觉面部瘙痒，并渐感左额部及右颊部皮肤发黑，自以为风吹所致，外敷防晒膏。后日渐瘙痒，黑斑逐渐加深，范围扩大，口唇周围及下颌相继出现黑斑。西医诊断皮肤黑变病，予以维生素类药物口服，病情未能得到控制，遇热瘙痒加剧，情绪烦躁，纳可，二便调畅，月经色暗红，量多，有血块，经期提前。左侧额部及太阳穴处、口唇周围及下颌皮肤泛黑，边界不清，中心颜色较深，向外逐渐变浅淡，无皮疹，肤温正常。舌质暗红，苔薄黄，脉涩。宋氏诊断为手术气血先伤，气虚血涩，注之不畅，瘀于孙络，久而化热。治以清热祛瘀，活血益气。处方：金银花30g，炮穿山甲12g（代），天花粉12g，生黄芪12g，当归9g，防风9g，生地黄18g，甘草6g。7剂。二诊：遇热时颜面瘙痒已除，但服药后腹胀，脘满痞塞，大便不爽。因药虽达病所，但脾气不胜，故去防风，加炒苍术、陈皮各6g以强脾健胃，运气补虚。服7剂。三诊：患者面色红润，黑斑隐约可见，左侧下颌清晰可见一青色筋脉由口角向下颌延伸。面部时有汗出，脉转流利。恐其瘀滞尚未尽去，再服前方1个月。后复诊时，诉月经仍提前，量多，而面色光泽，黑斑尽退，诸症皆消，舌暗苔薄白。虑其气血不和尚存，嘱方中加香附6g以气血双调。7剂后再以加味逍遥丸调服。

病例2：郭某，男，15岁，中学学生。1992年7月7日初诊。因四肢瘙痒，癣疹13年而就诊。自述2岁时接种牛痘后，四肢皮肤起大水疱，随之破溃，渗出淡黄色液体。西医诊断为表皮松解症。经治疗后好转，但遗留胫前皮肤瘙痒，搔抓后，皮肤逐渐呈苔藓样改变，经年不退，以春、夏两季瘙痒为甚，皮肤暴露后瘙痒加剧，皮损范围逐渐增大，以致暑日仍长衣长裤。患者痛苦不堪，常烦躁，坐卧不安，失眠，性格变异，孤僻，独处，甚至时发歇斯底里。多方医治，诊断为毛囊苔藓。曾予口服及外用药治疗，症状时轻对重。四肢瘙痒，双腿胫前为著，遇热加剧，搔抓至渗液流血方可缓解，伴烦躁，失眠，大便秘结。双前臂桡侧皮肤及双腿胫前呈密集样布满苔藓样皮损改变，苔藓顶部皮屑与干痂间见，剥脱干痂后真皮层鲜红，渗血渗液，所附皮屑易脱落。舌红苔薄黄，脉象弦细。证属中医之“痂癞”。多因风毒蕴于肌肤，风不去则痒不止，毒不去则化疮疹；风毒久蕴，入血化热，血燥生风，夏日炎热，两热相加，燔肌灼肤而疹疮愈甚；血燥肌肤不润，风毒相扰而痒愈剧，热扰心神而烦躁。治以清热润燥祛风。处方：金银花15g，当归12g，炮穿山甲（代）9g，防风12g，皂角刺6g，天花粉12g，生黄芪12g，地肤子12g，甘草6g，赤芍6g。7剂。水煎服，并取药渣加水煎后熏其四肢。

二诊：药后瘙痒依旧，但苔藓基底部渗出明显减少，脱屑亦减少。遂于方中加祛风扁燥、通毛窍之白芷9g，润燥养血之何首乌12g，冀以血润而风自灭之意。7剂。三诊：皮损区瘙痒较前明显减轻，苔藓顶部之痂变软，是肌肤荣润之兆，但心烦急躁不减，时有激越之举如毁物。虽病发于皮肤，而实致心火久郁，当标本翩治，方中去防风、生黄芪，加牡丹皮9g，莲子心3g，焦栀子9g，清心泄热，安神除烦。7剂。四诊：双臂前苔藓低平稀疏，胫前苔藓顶痂消失，仅见少许皮屑，几近似于肤色，一直无瘙痒发作。嘱再于上方加桃仁6g调理。

岳美中：提高临床诊治水平的关键，是在专方专药下功夫

徐灵胎说："一病必有一主方，一方必有一主药。"这是徐氏临床心得，医家不传之秘。现在的人，动辄讲辨证论治，漫无边际，让人抓不住重心，这是没有真正读懂读遍中医典籍，还限于一知半解之中。无怪治起病来，心无定见，越旋越远，处方用药，朝更夕改，寒热杂投，以致影响疗效。

岳氏认为目前中医学界存在两种倾向：一是不辨证论治，只强调专方、单药；二是只强调辨证论治，随证下药。两者均有所偏，未能称是。中医治病，必须辨证论治与专方专药相结合，对于有确实疗效的专方专药必须引起高度的重视。北齐徐之才《药对》中早已言及某病用某药、某药用于何证，是相当详细的。齐梁时《小品方》中也有关于处方用药加减问题。《神农本草经集注》对药物主治进行了归纳，列有某病通用药一篇。古人为我们留下了这么多的财富，可惜庸工不学，使得中医今日一蹶不振，诚可叹也！宋代局方，虽然收录很杂，由官药局统一方药剂量，在一定程度上限制了医学的发展，但是对于提倡专方专药起了重要的作用。今天常用的至宝丹、逍遥散、苏合香丸、藿香正气散等都来源于局方。此外，民间采风也是发掘整理专方专药的重要途径，这项工作不重视起来就会使祖国医学的宝贵经验丢失。

专方专药能起沉疴大病，古人就有"气死名医海上方"之说，所以习医者也不可不讲。专方专药的好处收效快、药味少而价廉、一般用法都比较简便，有很高的价值。下面举几个例子来说明专方的重要性。① 小儿伤食，临床最为常见。邑中友人高聘卿曾传一方，治小儿伤食，鼻下人中两旁发炎，垂两条如韭叶之红线，有时发热，不喜食，或有口臭者。用黑、白牵牛子各等份，炒熟，碾筛取头末，以一小撮合红糖少许服下。药后大便微见溏，红线立消，喜进饮食而愈矣。岳氏得此方，屡经投治，其验如鼓应桴。② 小儿慢性肾炎，日久病深，面部多白无血色，或水肿，精神萎靡不振。用玉米须30～60g，每日煎汤代茶，连服6个月，有较好的效验。③ 鹤膝风，膝关节红肿疼痛，步履维艰，投以《验方新编》四神煎恒效。药用生黄芪240g，远志90g，川牛膝90g，石斛120g。

先煎4味，用水10碗，煎至2碗，再加入金银花30g（若以石膏或独活代之则其效更佳），煎至1碗，顿服。历年来余与同道用此方治此病，每随治随效，难以枚举。他如疟疾用常山剂、达原饮（后方为不对证之药），胸痹用瓜蒌薤白剂，肺痈用千金苇茎汤，胃痛用小建中汤，均有良效。凡此都说明专方治专病，疗效确实。

传说孙思邈著《千金方》，内有得自龙宫的秘方，是《千金方》的精髓，孙氏杂合于群方之30首中，后人莫辨。这个传说虽属无稽，但说明两个问题：一是古人十分重视疗效确实的专方，甚至视为治病的特效剂；二是要摸索出一个病的专方，必须在众多方药中去粗取精，不断筛选，才能得到，唯其如此，才更觉其可贵。为医者欲使医业精进，还必须在专病专方上认真下一番功夫。专病专方是医学的基本思想，《伤寒论》各篇皆标明“病脉证治”。

何谓病？何谓证？岳氏认为，病者本也，体也；证者标也，象也。有病始有证，辨证方能识病，识病然后可以施治。六经皆有主证、主方，如桂枝证、白虎证、承气证等。此皆有是证即用是药，故一证有一证之专方。又如《金匮要略》中百合病，尽管见证不同，而有百合知母汤、百合地黄汤、百合鸡子黄汤、滑石代赭汤之异，但都以百合剂为专方；阴阳毒用升麻鳖甲汤为专方；血痹以黄芪桂枝五物汤为专方。此皆有是病即用是药，故一病有一病之专方。岳氏指出，这种专方专药与辨证论治相结合的治疗方法，正是中医学的根本所在。否则，不能辨病，焉能识证；不能用方，焉能施治。可见研读经典，必须入细，对其精神，差之毫厘，则谬之千里。甚望学习中医者，当随时留意专方，才不负仲景“博采众方”之意。

高辉远：同出一物中药的区别使用

高氏认为，同出一物的中药，因入药部位及炮制方法不同，其性味归经、升降浮沉、作用强弱、毒性峻缓等性能亦不相同，为提高临床疗效，应鉴别分晓。其提出4条方针，很值得借鉴。

1. *性味归经之差* 中药具有的性和味是构成药物性能的重要部分，归经是指药物选择性作用于机体的某部位而言。同出一物的药物，其性味归经亦常不尽相同。

(1) 生姜与生姜皮：生姜为姜科多年生草本植物姜的根茎，其根茎切下的外皮为生姜皮。生姜性温味辛，功能发表散寒，温胃和中，温肺止咳，兼解毒，主治外感风寒表证、胃寒呕吐、风寒客肺咳嗽等症；生姜皮则性寒味辛，具有“以皮行皮”的特性，功能利水消肿，主治肌肤水肿、小便不利等症。

(2) 花椒与椒目：花椒为芸香科灌木或小乔木植物花椒或青椒的干燥成熟果皮，花椒的种子为椒目。花椒性热味辛，功能温中止痛，杀虫，主治脾胃虚寒之脘腹冷痛、呕吐、泄泻等症；椒目则性寒味苦，功能利水行气，平喘，主治水肿胀满、痰饮喘咳等症。

(3) 橘皮与青皮：橘皮为芸香科常绿小乔木植物橘皮及其同属多种植物的成熟果实之果皮，其未成熟果实的果皮为青皮。两药性味均辛苦温。橘皮归脾、肺经，功能理气和中，燥湿化痰，主治脾胃气滞之脘腹胀满、嗳气、恶心呕吐及痰湿壅肺而致肺失宣降之咳嗽痰多等症；青皮则归肝、胆、胃经，功能疏肝破气，散结消滞，行气之力较橘皮大而猛，主治肝气郁滞之两胁胀痛、乳房结块、疝气痛及食积气滞、胃脘胀痛等症。

(4) 地骨皮与枸杞子：地骨皮为茄科落叶灌木植物枸杞的根皮，其成熟的果实为枸杞子。地骨皮性寒味甘淡，归肺、肾二经，功能清热凉血而退虚热，主治阴虚血热、骨蒸劳热、疳积发热等；枸杞子性平味甘，归肝、肾二经，功能滋补肝肾，明目润肺，主治肝肾阴虚之头晕目眩、腰膝酸软及阴虚劳嗽等。

2. 升降浮沉之异　药物的升、降、浮、沉是指药物的趋向而言。由于各种疾病在病机和证候上，常表现出向上、向下、向外、向内等病势趋向，因此能够针对病情改善或消除这些病症的药物，相对来说也常分别具有升、降、浮、沉的作用。虽同出一物的药物。也常有升、降、浮、沉性能的不同。

(1) 紫苏叶与紫苏子：紫苏叶为唇形科一年生草本植物紫苏的叶，其成熟果实为紫苏子。二药均性温味辛，紫苏叶主升浮上行，重在发散表寒，主治风寒表证；而紫苏子则主沉降下行，偏于降逆平喘、润肠通便，主治肺气上逆的咳喘或肠燥便秘等。

(2) 桂枝与肉桂：桂枝为樟科植物肉桂的嫩枝，其干皮或粗枝皮为肉桂。二药均为辛温之品，都具有温运营血，通阳散寒的作用。桂枝以辛为主，偏于发散表邪，走表力胜，主上行而通经脉，主治外感风寒之恶寒发热、鼻塞、脉浮等症；肉桂则以走里见长，偏于温里散寒，入下焦而补肾阳，尚可引火归原，主治里寒之畏寒肢冷、腰痛、脉沉等症。

(3) 桑叶与桑白皮：桑叶为桑科落叶小乔木植物桑树的叶，其根皮为桑白皮。二药均为寒凉之品。桑叶主升浮，疏风清热，清肝明目，主治外感风热之发热头痛、咳嗽、咽喉肿痛及肝经实热所致目赤涩痛等症；桑白皮则主沉降，偏于降气平喘，利尿消肿，主治肺热咳喘、水肿等症。

(4) 荷叶与莲子：荷叶为睡莲科多年水生草本植物莲的叶，其成熟种子为莲子。二药均性平味涩。荷叶升消耗散，清热解暑，升阳散瘀，主治暑热证和头目昏眩及多种出血等病症；莲子则偏于向里，收敛固涩，养心安神，补脾固泻，益肾固精，主治惊悸失眠、脾虚久泻、肾虚遗精等。

3. 功能毒性之别　药物治病的性质和作用，统称为药物的功能。毒性是一种偏性，亦是药物的功能之一。同出一物的药物，因入药部位等不同，其功能的强弱、毒性之峻缓亦有区别。

(1) 枳实与枳壳：枳实为芸香科小乔木植物酸橙或香橼和枸橘（枳）的未成熟果实，其接近成熟的果实（去瓤）为枳壳。二药虽为一物，但药物功能因采取期不同而异。枳实破气消积，化痰散痞，其性较猛，作用较强，主治食积停滞、腹痛便秘、痰浊阻塞气机、胸脘痞满等症；枳壳理气宽中，行滞消胀，其性较缓，作用较弱，主治食积不化，脘腹胀满较轻之症。

(2) 佛手与佛手花：佛手为芸香科常绿小乔木或灌木植物佛手的果实，其花朵和花蕾为佛手花。两药性味功用相近，均能疏肝理气，和中化痰，主治肝气郁滞之胸闷、胁痛和脾胃气滞所致的脘腹胀满、胃痛纳呆、嗳气呕恶等症。但佛手作用较强，佛手花作用缓和。其他如砂仁与砂仁壳、白豆蔻与豆蔻壳、扁豆与扁豆花、白果与银杏叶等均属此类。

(3) 附子与乌头：附子为毛茛科多年生草本植物乌头的子根，其块根为乌头。两药均为温燥有毒之药，但其功能主治有别，毒性峻缓不同。附子辛热，有毒，善入脏腑，功能偏于回阳救逆，温肾助阳，主治亡阳及诸脏阳气虚弱之症；乌头辛温，毒性比附子更强，善入经络，功能偏祛风除湿，散寒止痛，主治寒湿痹痛及跌打损伤疼痛等症。

(4) 蟾酥与蟾皮：蟾酥为蟾蜍科动物中华大蟾蜍和黑眶蟾蜍的耳后腺所分泌的白色浆液，经收集干燥而成，蟾蜍的皮为蟾皮。两药性味、功能主治、毒性均有区别。蟾酥性温，味甘辛，毒性较强，功能解毒消肿，止痛开窍，主治痈疽疔疮、咽喉肿痛及痧胀腹痛吐泻、昏厥等；蟾皮则性凉，味辛，毒性缓弱，功能清热解毒，利水消胀，主治疳积腹胀及皮肤肿毒等症。

4. 炮制方法不同　炮制是药物在应用或制成各种剂型以前必要的加工过程。中药炮制历史悠久，方法多样，内容丰富。炮制的目的是使药物更符合治疗的需要，充分发挥其药效。同源一物的药物，因炮制方法不同，则药物的性能亦常迥然有别。

(1) 生何首乌与制何首乌：何首乌为蓼科多年生草本植物何首乌的块根，洗净，切片，晒干或烘干。若以黑豆煮、拌、蒸，晒后变为黑色，则为制何首乌。生何首乌、制何首乌作用截然不同，不能以生代制或以制代生。生何首乌性平，味苦涩，具润肠通便，解疮毒之功能，主治肠燥便秘、痈疽、瘰疬等；制何首乌则性温，味甘苦涩，具补肝肾，益精血，壮筋骨之功能，主治头晕耳鸣、腰膝酸软、头发早白、肢体麻木等症。

(2) 生地黄与熟地黄：生地黄为玄参科多年生草本植物地黄的根，除去须根，干燥切片，生用或鲜用；若以酒、砂仁、陈皮为辅料，反复蒸晒至内外色黑，油润，质地柔软黏腻，则为熟地黄。生地黄、熟地黄作用明显有别，不可混淆。生地黄性寒，味甘苦，具清热凉血，养阴生津之功能，主治温热病，热入营血、身热、口干渴、舌红绛或血热妄行之吐、衄、尿血及消渴等症；熟地黄则性微温，味甘，具养血滋阴，补精益髓之功能，主治血虚萎黄、眩晕、心悸、月经不调及潮热盗汗、头晕眼花、腰酸膝软、遗精等症。

(3) 制天南星与胆南星：天南星为天南星科多年生草本植物天南星及东北天南星或异叶天南星的干燥块茎，除去茎叶、须根和外皮，洗净晒干，即为生天南星；经白矾水浸泡，再与生姜共煮，切片晒干，即为制天南星；取生天南星研宋，与牛胆汁加工制戒小块状或圆柱状，即为胆南星。生天南星毒性较大，一般不做内服。制天南星与胆南星其性味、功效均不相同。制天南星性温，味苦辛，具燥湿化痰，祛风止痉之功能，主治顽痰咳嗽、胸膈胀闷和卒中痰壅及癫痫等；胆南星则性凉，味苦，具清热化痰，息风定惊之功能，主治痰热惊风抽搐及癫狂等症。

(4) 生大黄与制大黄：大黄为蓼科多年生草本植物掌叶大黄及唐古特大黄或药用大黄的根茎，生用为生大黄，酒制贝为酒制大黄，炒炭称为大黄炭。生大黄、制大黄作用同中有异，各有侧重。生大黄通腑泻热力强，主治温热病热结便秘、高热不退、神昏谵语等症；酒制大黄虽泻下力较弱，但活血祛瘀之功较佳，主治瘀血之证，如妇女瘀血经闭、产后恶露不下、癥瘕积聚及跌打损伤等；大黄炭则以止血为优，主治血热妄行之吐、衄、便血等症。

潘澄濂：拯危救急话“三宝”

中医临床上常用紫雪丹、至宝丹、安宫牛黄丸三方用以治疗多种疾病，特别是急性热病过程所引起的痉厥、狂躁、昏迷等热入心包、肝风煽动的危症，为急救的重要方剂，被誉称为“三宝”。但潘氏认为，这三方的作用和适应证，虽有其共性，又有其特性，值得研究。

1. 方剂概述

(1) 紫雪丹（散）（《和剂局方》）：犀角15g，羚羊角15g，麝香9g，生石膏144g，寒水石144g，生滑石144g，磁石144g，沉香15g，丁香3g，青木香15g，升麻48g，玄参48g，玄明粉96g，芒硝96g，炙甘草24g，朱砂9g。剂型：粉剂，每管装1.5g重。用量：每次服1～3g，开水送服，或以开水化鼻饲，日服2～4次。功效：清热解毒，镇痉开窍。适应证：暑温温热，时疫瘟症，烦热不解，狂越躁乱，神昏谵语，抽搐痉厥，便秘尿赤，以及斑疹不透等症。（附注：本文3方各药分量，系照浙江省卫生厅1960年所主编的《浙江中药制剂经验集成》的用量，可能与其他地区的分量有所不同，特此注明。）

本方中石膏、寒水石、滑石甘寒清热；犀角、玄参、升麻凉血解毒；羚羊角、磁石平肝息风；木香、沉香、丁香调气畅中；芒硝软坚通便；麝香开窍；朱砂安神。综观其作用，是以清气营之热，并导之而下行，以抑制炎上之火，为全方之要键。盖毒解而热清，火降而风息，此为因高热而引起痉厥昏迷之基本治则。但热毒上炎，心包被扰，开窍安神，亦为当务之急。且本方之妙，尤有滑石的通调水道、芒硝的软坚导结，其与现代医学之脱水疗法，似出一辙，值得重视。

(2) 至宝丹（《和剂局方》）：犀角30g，朱砂30g，雄黄30g，玳瑁30g，琥珀30g，麝香3g，冰片3g，牛黄15g，金银箔45g。（附注：上海中医学院编的

《中医方剂手册》方中尚有人参30g，制无南星15g，天竺黄30g，在浙江省称为“人参牛黄至宝丹”，附之以供参考。）剂型：各取净粉研匀，用金银箔化烊为丸，每重2g，蜡壳固封。服法：每服1颗，重则日服2颗，研末送下，或鼻饲。功效：开窍通闭，化痰镇痉。适应证：伤寒温病，热入心包，神昏痉厥，中风中恶，口噤不语，四肢厥冷。本方重在冰片、麝香开窍；玳瑁、琥珀、朱砂安神镇痉；少佐犀角、牛黄、雄黄凉血解毒。故通闭开窍之力较胜，而清热之功略逊，对急性热病，应配合其他清热药同用。如系卒中暴厥，喉中如有痰声辘辘者，可用人参至宝丹。

(3) 安宫牛黄丸（《温病条辨》）：牛黄30g，朱砂30g，生栀子30g，郁金30g，冰片7.5g，犀角30g，麝香7.5g，黄芩30g，黄连30g，珍珠粉15g，雄黄30g。剂型：各取净粉用炼蜜150g打丸，每颗潮重2.4g，蜡壳封固。用法：每日服1～2丸，水调送下，或鼻饲，小儿减半。功效：开窍镇痉，清热解毒。适应证：热陷心包，神昏谵妄，痰热壅盛，甚或痉厥。本方用黄芩、黄连、栀子清热消炎；牛黄、犀角凉血清营；麝香、冰片开窍；朱砂、珍珠安神镇痉；雄黄辟秽解毒。本方清热开窍之功并重，故适于多种急性热病所引起的昏迷、痉厥之症。（附注：醒脑静是注射剂，即由本方减味而成，肌内注射2～4ml，每日2～4次。）

2. 临床应用举隅

(1) 紫雪丹的临床应用：有4例病毒性脑膜脑炎，入院时体温均在39.5～40℃，伴头痛、呕吐。3例深度昏迷，1例半昏迷。有抽搐者2例。检查中均有瞳孔不同程度的散大和对光反应迟钝，克氏征和巴氏征阳性，其中1例伴有两侧腮腺肿大。舌质均红绛，苔薄而干，或白如粉末，脉象滑数。实验室检查：白细胞均增高，最多为26×10^9/L，中性均在75%以上；脑脊液均透明，蛋白定量增高，潘氏试验阳性，糖与氯化物测定在正常范围；白细胞（0.54～0.6）$\times10^9$/L，曾做血、脑脊液培养，血肥达试验和抗“O”试验均阴性。治疗方法：先服紫雪丹，每次1.5g，每日2次，以3天为1个疗程；大青叶30g，金银花30g，生石膏30g，菖蒲9g，郁金9g。煎服，每日1剂；配合应用鼻饲脱水药、激素和抗生素。通过治疗，体温均于第2天开始下降，第5～7天恢复正常；昏迷于第3～4天清醒。4例均无后遗症。比较以往治疗方法，在临床症状和实验室检查等恢复时间上亦均有缩短。此外，还应用以治疗了3例急性白血病之高热患者，亦有较好的退热作用。

(2) 至宝丹的临床应用：杨某，男，38岁。1971年7月6日入院。身热达40℃，今中午突陷昏迷，头汗如淋，四肢瘛疭，呼吸喘促，两目对光反射迟钝，瞳孔散大，角膜呈混浊，舌苔黄燥、质淡红，脉象细数。证属暑热挟秽之邪蒙蔽心包，肺失清肃，肝风煽动。治以清暑宣肺，开窍息风。处方：鲜竹沥60g，石菖蒲9g，郁金6g，川贝母6g，白扁豆花12g，六一散9g（包），麦冬6g，远志4.5g，鲜芦根30g，金银花18g，人参至宝丹1颗。浓煎，分2次鼻饲。本例患者虽作了腰穿、血象等检查，而原因未明，除应用抗生素、脱水药等西药外，并进如上所拟之中药。于治疗第3天后，至宝丹改为每日2颗，汤剂依方加减，至治疗第6天始神志略清，身热减轻。后因肺部感染真菌，身热又升，自动转上海治疗而无效死亡。（附注：在同一段时间中，遇有3例肺部真菌感染病例，均医治无效。本例亦为真菌继发感染，故家属要求转院。）临床上对至宝丹的应用，除用于热邪内闭心包之证外，对脑出血之闭证伴有发热、瘛疭或瘫痪者，亦常用之。

(3) 安宫牛黄丸的临床应用：① 李某，女，50岁，农民。1972年6月29日入院。面目遍身发黄，神志昏迷不清已两昼夜，腹胀满，肝触及，小便失禁，舌质红，苔厚腻，脉象弦。肝功能化验：黄疸指数65单位，谷丙转氨酶400单位。证属湿热内蕴，肝失条达，移热于心，致陷昏迷。治以清热化湿，辛凉开窍。处方：茵陈30g，黑栀子15g，郁金9g，石菖蒲1.5g，厚朴1.5g，制大黄9g，枳壳9g，黄柏12g，白茅根30g，荷包草30g，安宫牛黄丸2丸。1剂。服药后，大便得通（2次），神志略清。6月30日，方中去厚朴、大黄，加茜草12g，继进2剂，神清欲食，腹胀足肿亦消。继续调理30余天，黄疸消退，肝功能基本恢复正常而出院。② 患者潘某，女，22岁，农民。面目、遍身发黄，神昏狂乱，身热37.7℃，纳呆呕恶，大小便失禁，舌苔黄燥，脉象滑数。肝功能：麝浊10单位，谷丙转氨酶500单位，黄疸指数50单位。血常规：白细胞8.2×10^9/L，中性0.76，淋巴0.23，嗜酸0.01。证属湿热炽盛，热蒙心包，肝胆郁结，胃失和降。治以茵陈蒿汤加减。处方：生绵纹9g，黄柏12g，茵陈30g，黑栀子12g，枳壳9g，过路黄30g，荷包草30g，白茅根30g，安宫牛黄丸2丸。服2剂后，神志转清，即去大黄、安宫牛黄丸，改用万氏牛黄清心丸，黄疸逐渐消退，调治月余而出院。此外，对乙型脑炎神志昏迷，呼吸喘促，痰涎壅盛者，以安宫牛黄丸加入菖蒲、竹沥等，亦有较好的疗效。

3. 主要药物的功能　犀角、麝香3方均有之；牛黄、朱砂、雄黄、冰片4药，至宝丹与安宫牛黄丸2方用之；羚羊角仅紫雪丹用之，余2方未用。由此可见，开窍作用，至宝、安宫之力较胜，而平肝息风（即镇痉）之功，则以紫雪为佳。且紫雪配有四石、三香、升麻、玄参和芒硝，清热、镇静、泻下作用是其长；至宝丹有玳瑁、琥珀之安神、利尿，此为与紫雪、安宫所不同点；而安宫用栀子、黄芩、黄连、郁金清三焦之火、泻肝胆之热，为至宝、紫雪所未备。故3方虽都有开窍作用，而紫雪重在清阳明之热，安宫主以泻肝胆之火，至宝长于宁心安神，其功效各有所不同，故其适应证，亦有差异。明此，则临床应用时，可有选择，不至于盲目乱用。

潘氏临床体会到，古代开窍醒脑的成药如万应锭、紫金锭、八宝红灵丹、人马平安散、白痧散、灵宝如意丹、观音救急丹、卧龙丹、痧气夺命丹、辟瘟丹、诸葛行军散、蟾酥痧气丸、苏合香丸、琥珀抱龙丸等方，大都有麝香、冰片，由此可见，麝香、冰片、是开窍醒脑成药中的主要药物，对昏迷、痉厥均有较好疗效，值得重视。凡昏迷、痉厥的患者，大都吞咽不灵，口服药物，确有一定的困难，可选择麝香、冰片，加牛黄或朱砂等主要药物制成注射液，以便于给药，可能会提高疗效。这一问题，已引起有关方面的重视和研究，有的已研制成功，如北京的“清开灵注射液”和上海的“醒脑静注射液”等。但这方面的工作尚需进一步的研究实验。由于这几种成分所组成的药物中含犀角、羚羊角等，必须寻找疗效好、货源多且价格便宜的药物以代替。

周次清：从“效不更方”谈起

在医疗上“效不更方”和“不效更方”依理似无非议，但在实际临床中是更方好、还是不更方好？回答这个问题，无论是初涉杏林的新秀，还是久经沙场的老将，都颇感为难。周氏认为医者常因辨晰不清，把握不准而有所失误，当更而不更、不当更而更或当更而更之不当。论及如何避免问题的发生，周氏“效不更方”的若干认识很有见地。

1. 效不更方　这是中医临床经常遵循的一项基本原则，也常作为尊重他人医疗成果的一种表现。如果对服之有效的方药，一概不加分析，无限度地盲目使用，在治疗上常因超越病机、药过病所而失误。因此，要坚守“效不更方”时，应当考虑以下几点：① 患者服药后，原有症状部分改善，有的症状消失，而疾病病因、病机的实质没有改变，如服补心丹后，口干咽燥、口舌生疮、盗汗遗精、心悸失眠、便干尿赤等症状有的改善有的消失，而舌红少苔、脉象细数等肾阴不足、心火亢盛的本质未变；② 服药后次要症状改善或消失，而主要症状无明显好转，如服补心丹后，虚热盗汗、口干咽燥、头晕目眩、口舌生疮、大便干结等症状有所改善或部分消失，而虚烦不眠、心悸不宁、梦遗滑精的主症仍在；③ 服药后疾病的病因病机、病证均有改善，部分症状消失而未能达到痊愈。符合上述条件之一者，都应坚守“效不更方”的原则，否则，即便有效，也要考虑更方。

2. *效要更方*　“效不更方”在情理之中，而“效要更方”在常规之外，所以如果没有十分把握，往往容易出现失误。因此“效要更方”必须认清以下几点。

① 或有症状已解，必有症状未消除。例如，由脾胃气虚引起的头痛、发热，采用顺气和中汤或补中益气汤后，头痛、发热的或有症状已解，而面白、食少便溏、神疲乏力、舌淡脉虚等脾胃虚弱的必有症状没有消除。前方对头痛、发热的治疗虽然有效，但也必须改用甘温益气、健脾养胃的四君子汤来固复本症。如果仍用前方，继服川芎、细辛、蔓荆子等辛散止痛的药物，仍用升麻、柴胡升提清阳的方法，不但无益，反而会耗散气血，干扰气机，促成新的病症。

② 疾病的阶段不同，治疗方法各异。如治疗肾阴阳两虚而偏于阴虚的病症，用甘温补阴、育阴涵阳的左归丸，可使阴虚阳亢的症状消失，而要填精补髓、恢复真元，必须改用阴阳双补的肾气丸或大补元煎。如果坚持“效不更方”，继续使用滋补肾明的药物，势必导致阳虚阴寒的病症出现。

③ 疾病由原始病因引起新的病因，发生另一种病变。如因肝气郁结引起的胁胀疼痛、寒热往来，而病情又进一步由气滞发展至血瘀，由血瘀而引起发热，这时采用疏肝理气的方法可显一时之效，停药后症状又可复发。必须改用活血化瘀的血府逐瘀汤，治疗后因后果的病症。如果不识次第，认为前方有效便继续服用，可因病深药浅而贻误病机。

④ 脏腑同病，病异而症同，病证混淆。如患者既有胸膈痞闷、脘腹嘈杂的“郁证”，又有胸阳闭阻、胸闷胸痛的胸痹，这时采用行气解郁，或宣痹通阳的方法，皆可改善或消除部分症状，看来有效，实际有得有失。因为行气解郁的越

鞠丸只适于郁证，而不适于胸痹；栝楼薤白半夏汤则善于宣痹通阳，而不适于行气解郁。遇到这种情况，“间者并行”的方法似可考虑.但不如按疾病的先后缓急，采用“甚者独行”的方法有利。因为这两种病证，不但在症状表现上可相互混杂，而且郁证可以诱发胸痹，胸痹可以加深郁证。因而分别治疗，可以识别哪些症状是郁证引起的，哪些症状是胸痹引起的，有利于分清疾病的界限，集中药力，逐个解决。对此证有效，彼证更方的依据就在于此。但是，有的病证更方也不见效，那就要考虑下一个问题。

3. *不效更方* 周氏指出，“不效更方”，看起来容易，实际上要改得准确，并不是一念所得。首先要考虑不效的原因在哪里，大体有以下几种情况。

① 方证相违。辨证时对疾病的病因、病机、病证认识不清，或被假象所迷惑，治疗时采用了与病证相反的方法，如虚证误用泻法，实证误用补法，寒证投以凉剂，热证用了温药，患者服药后不但不见效果，反而出现恶心呕吐、昏瞀瞑眩、满闷腹泻、汗出肢冷等危急症象。同时也必须意识到，“实而误补，犹可解救；虚而误泻，莫可挽回”“阳证热劫，阴可复；阴证投凉，阳即熄”的不同后果。另外，服药后见到这种反应，更不能抱有“若药不瞑眩，厥疾弗瘳”的希望，一错再错，延误病机。必须采用反其道而行之的解救措施，纠正逆乱，稳定病情，而后调治。的确，有的患者即使方药对证，服药后也可出现一时性瞑眩不适的症状，但反应消失后，病情明显好转。这和药证相反，病证急剧加重的表现是不同的。

② 方药组合失宜。病重药轻，不及病所，如阴阳两虚、真元不足的病症，应该使用肾气丸、大补元煎之类的重剂补益明阳、化生肾气，却用了调补脾胃、升阳益气的轻剂；病轻药重，过于伤正，如肺不布津、肠失滑润的大便秘结宜用肃肺化痰、润肠通便的五仁橘皮汤而用了滋阴润燥的增液汤，阴津不足的大便秘结应当使用滋阴润燥的增液汤却用了泻热通便的承气汤；病证虚实混淆，方药主次颠倒，如脾虚不运，湿邪中阻，治疗应当采用健脾为主、化湿为次的香砂六君子汤，却用了化湿为主、健脾为次的藿朴夏苓汤；法对方不对。如营卫失调、阴不恋阳的自汗症，使用的是调和营卫、益阴敛汗的方法，而采用的方剂却是玉屏风散；方对量不符，如左金丸证中黄连与吴茱萸的用量不是6：1，当归补血汤中当归的用量多于黄芪。上述种种，服药后不可能见效，但也不会出现明显的不良反应。也可能有的症状见好，有的症状变坏，这也和药证相反、所有的症状都见

加重有所不同。

4. 不效不更方 有的疾病，发展至真元亏乏，成为沉疴痼疾，治疗时即使药证相符，“而积日之虚，岂能暂补所能挽回”，近期也难以显效。再因医无定见，患者求愈心切，一不见效，便要易方更医，结果越改越错，最后归咎于病症疑难，复杂缠手，从而失去施治信心。因此医生对久虚正衰之沉疴痼疾，必须有明确的认识和长期施治的规划，否则，常因“不效更方”而失误。

① 对久虚的病症，辨证时只要能够把握阴虚阳乘，阳衰阴犯的因果关系和气虚血滞、血少气衰的相互作用，服药之后主观上没有不适的感觉，客观上不见不良现象，说明治法适宜、调补得当，“王道无近功”，即使疗效不显，也不要更方易法。待胃气始苏，肾元渐复，远期疗效自然显现。例如治疗阳衰阴乘、右心衰竭的阴水证，初用真武汤合五苓散温阳利水，可获明显疗效，及至归复到四逆加人参汤、六味回阳饮、济生肾气丸等温阳固本扶正、调整整体时，则缓慢的效果一时难以得见、如果认为方不见效而改用其他方法，不但久治之功废于一旦，而且阳衰水犯的现象又可重现。所以对阳气虚衰的病症，纠正阳衰以后，进入燮理阴阳、调和气血之时，只要服药平妥，不效不要急于更方，必待阳生阴长、气行血活而后效。

② 对积滞的辨证，关键在于分清气、血、痰、湿积滞的先后、新久，确立攻逐、消补的施治方法。服药后只要没有明显乏力、食减、患处疼痛加剧的表现，就证明攻伐无过、补无偏执，必待正气渐复，积滞渐消，始见后效。例如治疗气虚不能行血，右心衰竭所致的肝瘀血或心源性肝硬化，运用温阳利水法后，阳复肿消，而胁下胀痛、腹满、不思饮食的症状一时不易改善。如证属积滞未坚的肝瘀血，每当祛其湿、补其气、调其血，导达经脉，荣卫流畅，则瘀血自消。如证属癥积坚实、正气衰败的肝硬化，必须坚守久虚缓补、久实缓攻、鼓扶正气、养血柔肝、攻补兼施的方法，始得后效。如果一不见效即改用活血祛瘀、行气止痛的膈下逐瘀汤，这样不但不会有效，反而因攻伐太过，气衰血滞而出现神疲乏力、食欲顿减、肝区胀痛的不良后果。周氏指出治疗一些慢性疾病，不能坚持有法守方、着眼于整体的恢复，常是治疗失败的主要原因。用药如用兵，医生临阵，务必有一清醒的头脑，免得在更方问题上心无定见、束手无策。

米伯让：清瘟败毒，力挽急危

米氏运用余师愚清瘟败毒饮治疗各种不同病因所致急危重症，经实践证明，用之得当，效如桴鼓，确有提高存活率、降低死亡率的奇效。

1. 一方治多病与辨证论治　方是理、法、方、药中的一个环节，必须在辨证立法的基础上才能正确使用，一般来说，有法则有方，有方则有法，方从法立，以法统方。在临床辨证论治过程中，方是从属于治法的。审证立法是运用古方或创造新方的依据，一方何以能治多病，关键在于掌握好异病同治的法则。所谓异病同治，就是指不同的疾病，若促使发病的病机相同，可用同一种方法治疗。如对脾虚泄泻、脱肛、子宫下垂等不同的疾病，通过辨证，认为俱属中气下陷的就都可用补中益气的方法治疗。米氏诊治的9种不同的疾病，主症表现相同，发病机制相同，皆为热毒侵入营血化燥，三焦相火亢极所致，同用清热解毒、凉血救阴之清瘟败毒饮方治疗而愈。说明了一方治多病，关键在辨证。

如余氏创制之清瘟败毒饮，为专治瘟疫火斥三焦而设，经后世医家临床验证疗效确切。但由于受当时历史条件的限制，古人无法对温疫的含义、清瘟败毒饮方的药理作用进行微观的分析，仅是一些宏观的认识。如《诸病源候论·疫疠病候》中云："其病与时气、温热等病相类，皆由一岁之内，节气不和，寒暑乖候，或有暴风疾雨，雾露不散，则民多疾疫，病无长少，率皆相似。"吴又可在《温疫论》中又指出："杂者，方土之气也。盖其气从地而起，有是气必有是病。"又云："气者物之变也，物者气之化也。"说明了气是物质反映的现象，认为本病是由杂气流行所致。我国第一部临证专著《伤寒杂病论》云："是以一岁之中长幼之病，多相似者，此则时行之气也……更遇温气，变为温疫。"说明温气或称疫气、杂气。但此病源学说，对每一具体的热性病来说，则失之过于笼统。清瘟败毒饮方的创制者余师愚氏辨证遣药的特色，是"非石膏不足以治热疫"。今从米氏的病案中，就明显地揭示了中医所讲之瘟疫，属于现代医学热病范畴，包括各种急性传染病和其他疾病。如文中所载西医之病名流行性出血热、流行性乙型脑炎、急性重型肝炎并发胆囊炎、斑疹伤寒、流行性出血热并发脑水肿、蛛网膜下腔出血、烧伤继发败血症等病，其致病因素各不同，但米氏用清瘟败毒饮皆获效。究其原因，一是米氏临证紧握患者共同出现高热、神昏谵语、斑疹、唇燥、舌绛苔黄或干黑如煤，脉沉细而实或大而数的主要症状；二是米氏深究这些病症的共同病因和机制是疫毒侵入营血化燥，三焦相火充极，气血两燔；三是米氏审证求因，确立上述各病应设清热解毒、凉血散血之同一治疗方法；四是充分认识急危重症发展的共同规律，发挥中医“异病同治”的特长和“急则治其标，缓则治其本”的法则。因此，米氏用清瘟败毒饮治疗西医不同病因而致病名不同的疾病，多获良效。

2. 方药剂量与随症应变　方剂是治疗的主要手段，一般是按君、臣、佐、使的配伍组成的。其临床运用是指方剂的功效、主治、随证加减、煎服方法以及古方新用、使用注意事项等内容。临证应灵活化裁，随症应变，加减运用，这是常规的处理方法。

(1) 强调用量：余氏之方，组成合理，量味严谨，毋须添足。若要加减，定要有度。因本方皆用于抢救急危重病患者，一旦加减不当，其后果不堪设想。一方之功效，用量是关键。根据米氏多年临证之经验，方剂用量皆取余氏原方的中剂量。米氏认为，中剂即可药到病除。因余氏方中之药，多为清热泻火、清热凉血、清热燥湿、清热解毒之类，性味皆苦寒，若用大剂量，一旦病机掌握不当，即可造成过寒而损伤人体之阳气，导致病情极度恶化，甚至无法救治。

(2) 加减有度：尊古而不泥，多年运用古方，一般不轻易加味，若需加味亦不过二味。常道前人之方是从无数患者生命中总结而组成的，若要予以肯定或否定，务必通过自己的再实践。临证加味或减味，均应慎重考虑，切勿因加味不当而影响治疗效果。

(3) 注重煎服法：方药的煎服方法正确与否，是直接影响临床疗效的主要因素之一。依据实践经验，本方每剂加水不得少于800ml，并必先煎犀角、生石膏20分钟，再入诸药慢火煎煮40分钟，过滤出药汁300ml，连煎3次，除去沉淀药渣，共量为800ml，每6小时取200ml，1昼夜分4次服完，以维持药物有效成分在人体血液内的浓度而达抗病之作用。只有这样，才能取得显著疗效。否则，不说明煎服方法，别人重复实践则难以取效。先生临证对每一患者均详嘱其煎服方法，不仅体现先生对患者认真负责，而且反映了先生对煎服法不掉以轻心，以求最佳疗效。只有深刻理解方药、功效，才能讲究其煎服法。

(4) 活用递减法：灵活使用递减法，是多年运用清瘟败毒饮方总结的经验之一。常道古方只有通过会用、活用，才能在临证遣方用药时有所创新，提高疗效。米氏使用递减法，就是对凡服用清瘟败毒饮之后，症见热退神清者，即可减去犀角一味（一是中病即止，二是由于犀角短缺，三是减少患者的经济负担），继服2剂后，再减去黄连等苦寒败胃之药，以达祛邪而不伤胃之目的。此即中病即止，无太过或不及之失。

(5) 注意补后天：注意补后天是先生治疗急危重症后期恢复而采用的有力措施，亦是扶正祛邪的一种辅助疗法。因脾为后天之本，胃为水谷之海，脾胃乃气血生化之源，脾胃虚弱则化源不足，机体无力抗邪外出。又急危重症患者后期皆出现严重的津液亏损，元气大衰，若调理不当，易致死灰复燃，其后果不堪设想。观米氏所治病例，善后治疗气阴两虚、余热未尽，用益气养阴之竹叶石膏汤、生脉散、麦味地黄汤；脾胃虚弱，用健脾养胃之六君子汤及大、小米粥之类调理，均获痊愈。反映了米氏临证始终贯穿“存津液，保胃气”和“扶正祛邪”这一治疗中心思想。

(6) 试图替代犀角：使用清瘟败毒饮治疗危急重症，方中之犀角是主要药物，但由于此药价格昂贵和极为短缺，往往给医生抢救病人时带来许多困难。过去犀角未被列为禁用药品，米氏以余氏原方犀角用之。考虑犀角来源已绝，建议临床开阔思路，探索以水牛角或其他药物替代犀角，以求不减此方之功效。近年来，医疗上常用价廉的水牛角以代犀角，其用量必须是犀角的10倍，因此促进了对于2药成分的研究。2种药都含胆固醇、丙氨酸、精氨酸等多种氨基酸、蛋白质成分，药理实验证明，水牛角对心血管系统、血液循环的作用及解热凉血、抑菌等作用与犀角的作用基本相似。这就说明了米氏用水牛角代替犀角用于急危重症的可行性，同时开阔了广大医务人员临证用药的思路。

3. *古方治今病* 用古方治疗今病，就是用古人创制之方法治今西医所命名之病。根据治疗病例表明，古方不仅能治今病，而且疗效显著。如米氏清瘟败毒饮治疗的流行性出血热、流行性乙型脑炎、急性重型肝炎并发胆囊炎、斑疹伤寒、败血症、蛛网膜下腔出血等病所表现的热毒侵入营血化燥，三焦相火亢极之症，皆是在西药治疗无效的情况下诊治的。这些不同的疾病，不同的致病因素，米氏皆以余氏清瘟败毒饮一方治愈。

近年来对体外抑菌实验和药理研究结果表明，清瘟败毒饮方中的14味药物，对常见的痢疾杆菌、伤寒杆菌、副伤寒杆菌、大肠埃希菌、霍乱弧菌、变形杆菌、铜绿假单胞菌、百日咳杆菌、结核杆菌、链球菌、肺炎双球菌、金黄色葡萄球菌、脑膜炎双球菌、皮肤真菌、流感病毒抑制作用较强，提示了抗菌及抗病毒作用是此方的主要特点。方中犀角、石膏退热，生地黄、玄参、知母消除症状，进一步证明了清瘟败毒饮可以广泛治疗不同疾病在热毒侵入营血化燥，三焦相火亢极诸证。

第三部分

辨证思路

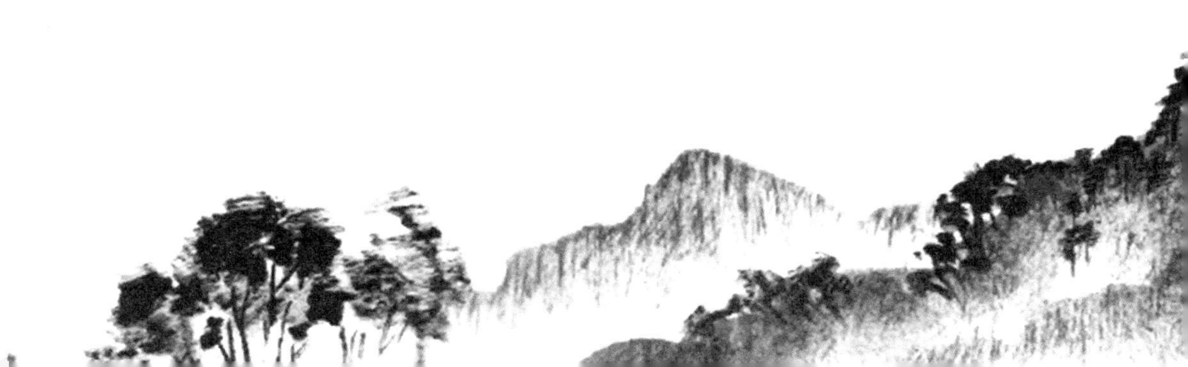

何承志：35 年治血液病真谛

1. 再生障碍性贫血　再生障碍性贫血是由骨髓造血功能不良或衰竭引起的一种进行性贫血、出血或伴感染为主要临床表现的疾病，可分为急性型与慢性型。慢性型再生障碍性贫血归属于“血虚”“虚劳”，病机主要在脾肾二脏亏损。《灵枢·决气篇》谓：“中焦受气取汁变化而赤，是谓血。”肾主骨生髓，若肾精亏损，骨髓不充则精血难以复生。二者之中尤以肾脏更为重要。

① 属脾肾阳虚者，主症面色苍白无华，畏寒肢冷，头晕目眩、耳鸣腰酸，纳呆便溏，舌体淡胖有齿痕，苔薄腻脉沉细。治以脾肾双补，益气生血。药用黄芪、黄精、女贞子、熟地黄、淮山药、白术、当归、鹿角霜、淫羊藿、紫河车等。② 属肾阴虚者，主症面色苍白或萎黄，头晕，心悸，自汗盗汗，低热，心烦口渴，大便干硬，或有鼻衄、肌衄，舌质淡红，苔少或光剥，脉细数。治宜滋阴补肾养血。药用炙黄芪、当归、女贞子、羊蹄根、熟地黄、甘枸杞子、制何首乌、白芍、阿胶、龟甲、仙鹤草、磁石等。若有热象可酌加黄柏、知母、牡丹皮。③ 属阴阳两虚者，同时兼有上述二型的症状。治宜阴阳双补、益气生血。药用黄芪、黄精、羊蹄根、制何首乌、二至丸、熟地黄、鸡血藤、紫河车、阿胶珠、磁石等。临床上多同时配合猴骨粉或猪骨髓（牛骨髓）口服。

2. 血小板减少性紫癜　主症为以皮肤和黏膜发生瘀点、瘀斑，《至济总承》称之为“紫癜风”，《丹溪心法》称之为“阴证发斑”，《东医宝鉴》称为“内伤发斑”，是有别于外感温病的发斑出疹。原发性血小板减少性紫癜，起病较骤，不论其为急性型或慢性型，主要分为热证（血热妄行）与虚证（气血两虚）。① 热证（血热妄行）以发病急或有寒热，斑色鲜红，融合成片或兼有牙宣、鼻衄、便血等，舌质红绛，脉多细软，多因血热迫血妄行，络伤血溢。治宜凉血止血。可以犀角地黄汤加减，（犀角用牛角或水牛角代）。② 虚证（气营两虚）发病缓慢，瘀斑、瘀点时疏时密，时发时愈，或月经过多，如崩如漏。由于气血流散，症见面色少华，精神萎软，舌质淡红，脉多细缓或细数。证属脾不统血，血不归经。治以益气养营，填精补髓。方用三奇汤或归脾汤加减。

此病临床错综复杂，往往气虚血热互见，用药不仿参合配伍。基本方为党参、黄芪、当归、生地黄、熟地黄、女贞子、墨旱莲、阿胶、大蓟、小蓟、仙鹤草、炙甘草等。方中党参、黄芪益气；当归、熟地黄、阿胶、女贞子、墨旱莲养营生血；生地黄有滋阴清热之效。若有紫癜、鼻衄等出血倾向或伴有虚热者，可酌加牡丹皮、羊蹄根；脾胃虚弱便溏纳呆时可加怀山药、茯苓、陈皮、姜半夏、白术、山楂、神曲以健脾和胃。

3. 白血病　白血病是一种造血系统恶性肿瘤样病变，有急性、慢性之分，又有粒细胞性、淋巴细胞性和单核细胞性之别，病死率较高，对于儿童及青壮年危害极大。本病主症有贫血、出血、发热、肝脾和淋巴结肿大等，常可合并感染。急性者可归属于中医“血证”“急劳”之列。对于此病，何氏主张中西医结合，扬长避短。西药化疗固然能有效抑制与杀灭恶性血细胞，然常因克伐太过，导致气阴两虚及脾、胃、肝、肾受损危候，配合中药抑邪可以改善症状，增强自身调节功能，使正气渐复，病情得到缓解。临床上据患者病程的不同阶段，不同见证，使用扶正与抑邪应有所侧重。急性期是因温热邪毒炽盛所引起，常见壮热口渴，汗出烦躁，尿赤便秘，或口舌生疮，咽喉肿痛，甚至可有发斑、衄血。治宜清热凉血解毒。方用清瘟败毒饮加减。常用药有生地黄、赤芍、牡丹皮、玄参、麦冬、金银花、连翘、板蓝根、黄芩、生石膏、白花蛇舌草、龙葵、半枝莲、小蓟。见有高热不退，可酌加犀角粉（用水牛角粉代）、羚羊角粉、安宫牛黄丸等；如伴有咳嗽痰黄可加鱼腥草、桔梗等宣肺化痰。本病的施治，何氏积35年的临床经验，认为一要清热凉血、解毒祛邪；二要养阴生津扶正。对于屡经化疗，克伐太过，常见气阴两虚之象，面色无华，唇舌淡白，形削气怯，脉象数疾，头目眩晕，纳呆便溏乏力等，此时邪热已微，正气虚亏，治疗当以扶正为主，抑邪祛邪为辅。扶正当用益气养阴、补益肝肾、健脾和中法，常用药有黄芪、党参、白术、云茯苓、生地黄、熟地黄、玄参、天冬、麦冬、枸杞子、当归、龟甲、阿胶、黄精、制何首乌、淫羊藿等；为预防复发，常酌加龙葵、黛蛤散、牡蛎、羊蹄根，以清热解毒、软坚散结，并加当归、丹参以活血祛瘀。经过治疗，往往低热消退，精神好转，纳谷增加，一般情况明显好转，病情得到缓解。

严世芸：心房三病的细辨分证

1. 房颤　在中医学中属“心悸”“怔忡”“促脉”的范畴。脏腑虚损为本病的发病基础。常因各种原发病或其他因素如先天禀赋不足、劳欲过度、后天失养等，使心气耗伤而致心气不足，血脉瘀阻，乃致心律失常。若有情志不舒，气机郁滞，瘀久化热，或热邪内侵，壅遏于里，气机逆乱，而发本病。也可由久病伤气、劳心过度或重病失养、耗伤心阴，或情志不遂、气郁化火、耗伤阴血而引发本病。严氏一般将房颤分为两阶段治疗。

(1) 发作期的治疗：根据各种房颤发作时均有不同程度的心慌气短，胸闷憋气，动则加剧，乏力，口干，头晕，心烦，舌红有瘀斑或瘀点，苔薄白，脉结代等。证属气阴亏虚，心血瘀阻。方用生脉饮和补阳还五汤加减。基本方：党参12g，麦冬12g，五味子6g，生黄芪30g，桃仁12g，酸枣仁12g，川芎12g，当归12g，红花6g，地龙12g，乌梅9g，灵磁石40g（先煎）。亦有患者出现心悸怔忡，胸闷胸痛，气短头晕，唇甲青紫，舌质紫黯，舌苔白腻或有瘀点，脉沉经结代。治宜活血化瘀，除痰通络。方选瓜蒌薤白半夏汤加减。处方：瓜蒌皮15g，薤白头10g，半夏12g，生黄芪30g，桃仁12g，酸枣仁12g，川芎12g，当归12g，红花6g，地龙12g。凡伴有心悸气短者，均可合用真武汤（附子、茯苓、猪苓、白术、白芍）；有阴寒凝滞、心络不通、胸痛肢冷者，加附子12g，桂枝12g；若湿热内阻，口苦脘痞，苔黄腻，可先用温胆汤加黄芩、川厚朴、滑石、薏苡仁以清热利湿，腻苔化开后再用活血通络方药。

(2) 复律后的治疗：房颤因劳累、情绪等因素的影响极易复发。肾为先天之本，为元阴、元阳之所寄，是五脏六腑之根，对整个机体有温煦、滋润作用。心依赖于肾的滋助才能发挥心主血脉的功能。故治宜采用补肾化瘀法。拟方：鹿角片10g，淫羊藿20g，桑寄生30g，生地黄20g，熟地黄20g，生黄芪30g，桃仁12g，枣仁12g，川芎12g，当归12g，红花6g，地龙12g，苦参20g，灵磁石（先煎）40g。真武汤也可选用。

2. 房室传导阻滞　据房室传导阻滞的证候表现，可将本病归之于“眩晕”“心悸”“怔忡”或“晕厥”等范畴。在脉象方面，本病以缓、迟、结脉为主，有时与代、促、细、弱等脉相杂。临床应根据脉象情况辨证施治。

(1) 缓脉：多见于一至二度房室传导阻滞患者。

(2) 结脉：多见于二度房室传导隆滞患者，以脉率不快或缓慢兼有间歇为结脉特点。

(3) 迟脉：多见于三度房室传导阻滞患者，以脉率迟缓<50/min、律齐为特点。本病病位在心，而心阳不足，心气虚损，血脉鼓动无力为其主要病机。但也见于心阴不足，心失濡养而致心脉搏动徐缓者。

严氏指出，心本乎肾，肾为阴阳之根，为先天之本，若肾阳亏虚不能助心阳搏动，肾阴强壮则心阳当然也可得以扶植，所以心脉正常运行也“资始于肾”。由于本病临床上多以心肾阴气不足为主，故应心肾同治，气血兼顾。治以益气温阳活血。基本方：附子12g，淫羊藿20g，桂枝12g，生黄芪30g，川芎12g，当归12g，党参12g，麦冬12g，五味子6g，炙甘草6g，白芍12g，木通6g，细辛6g。方中附子配仙灵脾，以通行十二经脉，振奋心肾之阳；伍当归四逆汤，能和络活血，调畅心脉；合党参、黄芪，则补益元气，鼓舞血行；又以麦冬、五味子养心护阴，兼制阳药之燥烈。诸药相配，具有温壮肾元、振奋心阳、益气活血、利血脉之功效。兼痰湿者，症见胸闷，苔白腻，脉结代，加瓜蒌皮、薤白头、半夏；兼脾肾阳虚者，加补骨脂、山药、仙茅、白术、鹿角片等。

3. 病态窦房结综合征　病态窦房结综合征的发病关键是“寒”，即阴寒或寒痰凝结，而心肾阳虚是其根本因素，血脉瘀阻是其重要环节。引起血脉瘀阻有以下几个方面。

(1) 心肾阳虚，寒瘀内生：禀赋薄弱，或老年脏气虚衰，劳倦过度，房事不节，久病失养，暴病伤阳等，均可导致心脾肾阳虚、阴寒之邪内生。寒邪主凝，遂致心脉瘀阻。

(2) 心脾肾虚，寒痰凝结：脾肾阳虚，心阳失于温煦，则心脾肾阳虚，虚寒内生。脾肾之阳在人体三焦水液代谢方面起着重要的作用，脾肾之阳可相互济生，肾阳可温煦脾阳，脾阳可补充肾阳，故脾肾阳虚可同时存在，导致水液代谢紊乱，水湿内停，痰湿与寒相结，凝滞血脉而致心脉瘀阻。此外心脾肾阳虚日久，阳损及阴，阴血不足，而罹本病。

严氏认为，病态窦房结综合征的发病关键是“寒”，其病在心，涉及心、脾、肾三脏。由心、脾、肾阳虚而致，亦由寒痰凝结，郁久化热，致使时而出现热证者，为病态窦房结综合征快-慢综合征。可通过诊察脉象的变化，认识病态窦房结综合征患者心率或节律的异常改变。迟脉是病窦常有的脉象，是由于脏腑虚损、阳虚阴损、气虚寒凝所致；若迟脉与数脉交替出现，表明这种脉象是疾病处在阳损及阴、寒热交错的阶段；涩脉是指脉细而迟，往来艰涩，迟钝不畅，多因精伤血少、气滞血瘀；结脉表现为脉率缓慢，时而以止，止无定期，其病因为气滞血瘀，痹祖心阳，血脉不通而产生间歇脉；代脉是指脉来中止，良久复动，止有定数的脉象异常，其病因多因气衰、阴阳之气不相顺接所致；极脉、脱脉为脉率较快的异常脉象，常为阴气虚脱的征兆。

病态窦房结综合征患者的脉象以迟、结为多见，临床表现以气短、胸闷、疲乏无力、畏寒肢冷、眩晕黑矇为主症，舌质多为淡紫舌。综合舌、脉证，其治疗应抓住心、肾、脾三脏之阳虚等方面，重用温补方药。温补方药具有温性、热性和补益扶正的功能，能助阳温通、消散阴寒，故既能纠正虚寒之性，又能治疗阳气之不足。由于阳虚、气虚可引起血行不畅、气机郁滞、痰浊内蕴、心脉瘀阻等症状，因此，临床上必须从整体观念出发，在以温补方药为主的基础上，适当配合行气、活血、化痰、养阴之药，标本兼治，往往能取得比较好的效果。严氏临床治疗此证的基本方：生黄芪30g，党参15g，附子10g，桂枝10g，淫羊藿20g，巴戟天12g，鹿角片10g，熟地黄20g。方中黄芪、党参益气强心；附子、桂枝、鹿角片温阳通脉；淫羊藿、巴戟天温补肾阳；熟地黄滋阴，也是大队温阳燥热之药中的佐药。气阴两虚者加北沙参12g，麦冬12g，五味子6g；兼瘀血者，加桃仁12g，川芎10g，红花6g，地龙12g；兼气滞者，加柴胡12g，枳壳12g，郁金12g；兼痰浊者，加瓜蒌皮15g，薤白头10g，半夏12g。临床也可用麻黄附子细辛汤治疗病态窦房结综合征。

姚培发：老年高血压，肝肾阴虚为本，血瘀为标

姚氏认为，老年高血压病为本虚标实之证，其病位在肝，根源在肾。肾气亏虚，精髓不足，水不涵木，肝阳亢于上，进而导致五脏功能失调，出现各种变证。正如陈修园所言："究之肾为肝母。背主藏精，精虚则脑海空虚而头重，故《黄帝内经》以肾虚及髓海不足立论也。其言虚者，言其根源；其言实者，言其

病象。理本一贯。”

高血压病的明显遗传倾向及年龄增高而患病率明显增加的现象，以及临床表现为头晕、头重、头痛、健忘失眠、烦躁、视物昏花、腰膝酸软、耳鸣耳聋、性功能衰退等，都反映了老年高血压病的肾虚的客观存在。老年高血压者，即使属肝火亢盛，亦应考虑乙癸同源；虽共有肝阳亢于上，或阳亢风动的上盛之证，还应顾及老年人有否潜伏之肾阴亏于下、阴液日耗的下虚之候。在立方遣药中，对于肝肾阴虚者，常用生地黄、熟地黄、白芍、杜仲、桑寄生、何首乌，以滋补肝肾，毓阴潜阳；若肝肾阴亏日久、阴损及阳者，常取二仙汤、右归丸，以温补滋肾、阴阳平补，以顾其本；对于阳亢之证，则用自拟熄火平肝降压汤（方中天麻、石决明、钩藤以平肝镇潜，夏枯草、黄芩、野菊花以清肝泻火，桑寄生、杜仲辅以补益肝肾，川芎、益母草以活血化瘀利水，共奏平肝息风、清热活血之功）。

老年高血压病患者因肝肾阴虚，阳亢无制，日久化火，热入营血，血热互结，血为之瘀结，故还存在不同程度的血瘀征象。从现代医学角度分析，老年高血压病患者若血压长斯得不到控制，就会出现各种器官的损害，由此产生冠状动脉粥样硬化、心绞痛、脑动脉硬化、卒中等，这无不与血瘀有关。从微观辨证来看，老年高血压病患者血液黏稠度增高、甲皱微循环障碍等，都存在着血瘀的表现。姚氏在补肾毓阴潜阳方中，常佐川芎、益母草、丹参以活血化瘀，对血液黏稠度增高者加生山楂、虎杖。由此可见，同血压病有着肾虚和血瘀两种病理变化。但姚氏认为这两种改变并非孤立存在，而是有着密切的相关性。肾虚是本，血瘀是标，血瘀是在肾虚的基础上逐渐发展而来，并进一步加重肾虚。二者相互影响，形成了一个密切相关的病理链，并且导致本病的各种并发症的产生，贯穿于老年高血压病的始终。因此，肾虚与血瘀结合起来，更能反映老年高血压病的中医病理本质。

另外，姚氏善于结合现代医学理论，特别重视老年人的降压幅度。如血压骤降，易引起血液不能上荣于脑窍，不能荣养脏腑，导致变证丛生。对老年人的降压治疗主张微调缓降，让患者有一个逐渐适应的过程，从根本上稳定血压。经常用生槐米、小蓟以降血压，辨证结合辨病用药，临床多可获效。

裘沛然：治慢性胃炎，辛散苦泄，甘缓酸收

西医对胃炎分类有多种，最常见的有浅表性胃炎、萎缩性胃炎，但总属中医“胃脘痛”范畴，病机涉及胃、脾、肝、胆等脏腑。胃与脾以膜相连，胃以和降为顺，脾以健运为常；脾健令精气敷布于全身，胃和则浊气转输于魄门。胃有病，必令脾无所输化；脾失健，每致胃不能纳谷。胃炎病虽在胃，与脾不可分割。一般胃炎初期，多表现为胃失和降，症见痛、胀并作，以后波及于脾。健运失职，症见神疲、纳呆及气血生化不足的虚象。脾虚反过来又影响胃的通降功能，形成脾胃皆病，虚实互见。肝胆与脾胃是木土相克关系，肝胆主疏泄条达，也着重以脾胃的升降功能。若肝气横逆，木旺乘土、木郁不达，中土壅滞；肝火亢炽，迫灼胃阴；肝血不足，胃失滋荣。胆与胃皆主降，《内经》有“邪在胆，逆在胃”之说，可见胆有邪可影响及胃。临床上某些胆汁反流性胃炎，出现口苦、呕逆、泛酸诸症，大多因胆有郁热、胃气上逆，故见是症。胃炎的发作或症情的进退，常与情志变动有关，其病机离不开气机郁结，肝胆失于疏泄，进而殃及脾胃的升降使然。故裘氏认为，胃炎病虽在胃，而病机与脾、肝、胆的关系至为密切。

胃炎的病机特点为虚实夹杂，寒热交错。虚，重在脾胃气（阳）虚；实，主要是气滞、血瘀、湿阻等；寒，多由饮食生冷，积冷成寒，或脾胃阳气虚弱，寒从内生；热，因嗜食辛辣酒醴，湿热内蓄或脾胃阴分不足，阴虚而生内热等。故裘氏治疗慢性胃炎崇尚辛散苦泄、甘缓和中或加酸收之法。

辛散苦泄法针对胃炎出现寒热互结、升降失司而设。《内经》云：“辛以散之，苦以泄之。”本法以苦辛合用、寒热兼施，一阴一阳，一升一降，有开泄痞塞、解散寒热、调节升降、疏利脾胃气机的治疗作用。裘氏选用的辛药有半夏、干姜、高良姜、桂枝、厚朴等。大凡气得寒而凝滞，得热则散行，故用辛药有开结散痞、温中散寒、通阳运滞之功。苦药常用黄连、黄芩、龙胆等。有人认为“苦寒败胃”，似不宜用于胃炎，裘氏认为，苦寒药不仅可降上逆之胃气，清泄胃中之蓄热，且有健胃之功。即以龙胆为例，一般将其作清泄肝胆之火药用，裘氏则用其清胃、健胃。《医学衷中参西录》有载：“龙胆草，味苦微酸，为胃家

正药。其苦也，能降胃气，坚胃质；其酸也，能补胃中酸汁，消化饮食。凡胃热气逆，胃汁短少，不能食者，服之可开胃进。”胃为六腑之一，有“传化物而不藏”的生理功能，以通过补，苦以降逆，正顺应了胃的生理特征。与辛药配伍，既可制其寒，又相反相成。若再稍佐柴胡、木香、八角茴香、香附等疏理肝胆、调畅气机之品，则其功益彰。

至于甘缓酸收法，针对胃炎久病脾胃虚弱而立。其中脾胃气虚者，用甘缓以建中，药用党参、黄芪、白术、茯苓、甘草、大枣等；胃阴不足者，用甘酸以化阴，药用乌梅、诃子与党参、玉竹、麦冬、甘草等。尤其要说明的是，对慢性胃炎出现心下痞胀一症，一般受“甘令人中满”说的束缚，而不敢采用甘药治痞。裘氏则破后世的偏见，辄用甘草、党参、大枣等甘药（甘草一般用量15～30g），与辛散苦泄的半夏、干姜、黄芩、黄连并用，使痞消结散，胃脘畅然，其他症状也明显改善。裘氏说，此法乃师从仲景甘草泻心汤证治。《伤寒论》曾明示此方主治“心痞硬而满，干呕，心烦不安”。柯琴注：“本方君甘草者，一从泻心除烦，一补胃中空虚，一以缓客气上逆。”《别录》也载甘草“温中下气”，“可治烦满短气”。可见心下痞满忌甘草之说乃是偏见。甘草本身具有下气除满之功，与辛散苦泄药相配伍，立意缜密，功效卓著。

裘沛然：老慢支、肺心病，宜辛温蠲饮，苦寒泄肺

外邪引动伏饮，小青龙饧变法。裘氏认为，慢性支气管炎的基本病机是“外邪引动伏邪”。饮为阴邪，性质属寒，外邪入里易化热，故本病表现为外邪与伏邪胶结、寒饮与痰热混杂。病变迁延，久咳肺气渐虚，故又有虚实相夹的情况。至于病变部位，裘氏欣赏陈修园“咳嗽不止于肺，而亦不离于肺”的观点。脾虚生痰，肾虚泛饮，木火刑金，均可波及肺。但当慢性支气管炎发展到肺源性心脏病肘，病变就由肺波及心、脾、肾、肝等脏。慢性支气管炎的主症是咳、痰、喘，如演变至“肺心病”时则伴见水肿、心悸等。病机的中心环节是“痰”和“气”。痰滞气道则咳、则喘，痰饮泛滥则肿、则悸；肺主气，肺气壅满、上逆，也可致咳、致喘，肺气虚弱亦能出现虚喘；气虚津化为痰，则痰益甚，两者

可互为因果。治疗之法主要是化痰饮、调肺气。治痰饮之法，仲景早有“当以温药和之”的明训；治气之法，《顾氏医镜》有“一曰补气，二曰降气，三曰破气”的记载。裘氏根据上述认识，主张辛温蠲饮、苦寒泄肺为大法。

“肺欲辛”，辛能散邪结，温可化痰饮；苦能降上逆之肺气，亦可清内蕴之痰热。常用小青龙汤变法，药用麻黄、桂枝、细辛、干姜、龙胆、黄芩、甘草、五味子（或诃子）、桃仁、杏仁、制半夏、紫菀、前胡、枳壳（或枳实）等。方中麻黄、桂枝疏解表邪；细辛既可表散风寒，又能内化寒饮，并有止嗽之功，一药三用，其功颇宏，《长沙药解》云其能“敛降冲逆而止咳，驱寒湿而荡浊，最清气道，兼通水源，温燥开通，利肺胃之壅阻……专止咳嗽”，其与五味子配伍，一散一收，既收敛耗散之肺气，又不致碍邪；干姜为温化寒饮之良药，“同五味则通肺气而治寒嗽”（《本草求真》）；龙胆、黄芩苦寒，降肺气，清痰热，其与细辛、干姜相伍，寒温并用，相激相成；尤其甘草一味，书皆云其有调和诸药之功，裘氏根据多年临床经验认为，甘草还是一味极良好的止咳药，即使胸满痰涌之症，但用无妨，《汤液本草》有：“中不满而用甘为之补，中满者用甘为之泄，此升降浮沉也”之说；枳壳（枳实）利气宽胸，古贤所谓“治痰先理气”是也；余皆为化痰止咳之药。

全方清肺与温化合用，辛散与酸收并投，化痰与顺气兼顾，对慢性支气管炎的病机颇为切合，故有较好疗效。应用时，如气喘较剧，加葶苈子、马兜铃、紫苏子；痰多加竹沥、天南星；肢体水肿加猪苓、茯苓、车前子；气虚加党参、黄芪；肾虚加补骨脂、巴戟天。

宋孝志：从血论治水肿证

水肿是临床常见病症，其发病有多种原因，临床症状复杂多变，并常以反复发作、缠绵不愈为特点。对此症的辨治，如仅从水论治，往往疗效短暂，唯有从本论治，方可获得根治的效果。

水与血均为构成人体的基本物质，是维持机体生命活动的基础，二者均为阴液，在生理病理上密切相关。《灵枢·痈疽篇》指出：“中焦出气如露，上注溪谷而渗孙脉，津液和调，变化而赤为血。”在生理上，水与血相互倚伏，互相维系，相互转化，形成了“血与水本不相离”的津血同源理论；在病理上，水与血又互相影响，如津枯血燥、血耗津伤等。《灵枢·营卫生会篇》云：“夺血者无汗，夺汗者无血。”在水肿的形成上，二者的互相影响成为临床主要的发病机制。《金匮要略·水气病篇》曰：“经为血，血不利则为水……血分者，因血而病水也，水分者，水病而及血也。”说明水湿停留可致血行不畅，瘀血内结则使水湿为患，水瘀互结可以在水肿症中并见。因此治疗上出现了治水即治血、治血即治水和治水需治血，治血需治水的原则和方法。

在临床上，因水病及血或血病及水的水肿症均有一个较长的发病过程，故常见于水肿后期或顽固性水肿的患者。前者因水湿停留，三焦不畅，久则脾肾阳衰，肝肾不足，水寒搏结，寒凝气滞，经脉不畅，瘀血内结；后者因瘀血互结，经脉失和，气机不利，水湿凝聚。治疗的重点应根据湿阻、血瘀、气滞、虚损的先后及轻重不同辨证论治，各有侧重，灵活变通。

水血相关理论在水肿症的治疗上有着重要的临床指导意义，特别是用于一些难治性水肿的辨治。水瘀互结型水肿见于任何水肿症的患者，特别以女性为多。因女子以血为本，以冲任督带为根，其经、带、胎、产均以血为用，并常处于“有余于气，不足以血”的状况，故病变以血证为主。当临床出现气血失调，血瘀脉络，血病及水或因水湿不利影响至血分时，即出现经水不利和水肿。治疗时如果不了解其内在的关系，则易顾此失彼，常难奏效。凡出现水瘀互结型水肿时，应从水从血同时论治，特别应从血论治为主。因水道易通而血道难开，瘀血证常常作为一些顽症之始和痼疾之根而很难调治，只有在气血调畅之后，水湿才易彻底地消退。

水瘀互结型水肿的常见症状有周身或四肢头面水肿，按之凹陷，皮肤血丝隐隐，红痕赤缕；或肿在少腹，胀在肢节，肢体麻木，腹大胀满；大便骛溏，小便不利；病程久，女子经水不调，甚则经闭，腰酸腹痛，痛有定处；舌黯紫或有瘀斑；脉见沉弦涩。临床根据发病前后及轻重，又分为水病及血型及血病及水型。

水病及血型：水肿在先，血瘀后发并以水肿症为主、瘀血症为辅。水湿停留，浸渍肌肤，发为水肿。久则水阻血道，血行不畅而致瘀血内结。此型因水湿引病血瘀，因而治疗比较容易，以疏通水路则经脉易畅。治宜温阳利水为主，活血祛瘀为辅。方用五苓散合桂枝茯苓丸加减。如脾肾阳虚可加附子、肉桂、吴茱萸、炒花椒等；如瘀血明显加生蒲黄、泽兰叶、益母草、桃仁、红花等以活血祛瘀、利水消肿。

血病及水型：血证在先，水肿后发且血瘀明显，水肿尚轻。症见月事不以时下，经行腹痛，痛有定处，伴经行不畅，胸胁刺痛，小便不利等。继见水肿，并于经前、经期加重。此属气血失和，血瘀水道，湿聚于外，治疗较为棘手。治当活血化瘀为主，利水消肿为辅。方以蒲灰散合防己黄芪汤加减。如瘀血症较明显者，可加桃红四物汤或选加乳香、没药、三棱、莪术等以活血破血；血虚者，可加当归、白芍、阿胶、熟地黄等；水肿较甚者，可合用五皮饮加减。

徐景藩：辨治胃肠说四要

徐氏认为，慢性胃肠炎病位当以脾胃为主，且可旁涉肝、肾二脏，病机往往虚实相兼，并据此形成了辨治慢性胃肠炎的诸多方药。

1. 脾胃气虚阳衰，据证治之　慢性胃炎、肠炎兼病者，一般以脾胃不和居多。由于脾胃气虚，和降失司，运化无力，治当健脾和胃，理气助运。如常用香砂六君子汤。具体用药时应据证加减。如气虚及阳，肾火不足，当佐温肾；胃阳不振者，宜祛饮温中。

(1) 健脾益气，兼护其阴：黄芪甘温，升阳补气，能改善消化道的蠕动和分泌功能，提高免疫功能，故对一般脾胃气虚证者，可据症选用，凡脘腹疼痛不堪、舌无厚腻苔、舌质不红（剥）者，均可随证加入；山药甘平，健脾益胃，补气养阴，补气而不滞气，养阴而不滋腻，配黄芪则增强健脾之功而又兼护阴，对慢性胃肠炎兼有溃疡之脾胃气虚证，尤为相宜。

(2) 助胃消谷，当是关键：增强胃的收纳、腐熟水谷功能，是治疗慢性胃肠炎的重要措施。故在补益脾胃的同时，必须随证酌加消食助运之药不一定要出现食滞中阻证候时才用。如谷芽、麦芽、神曲（或建曲）、山楂等均为常用配药。又如炙鸡内金，助胃消谷功用最佳，对胃酸分泌具有双向调节作用，故适应证较广。不仅如此，鸡内金尚有化瘀消坚及强壮作用，常用久服没有不良反应。

(3) 温肾助阳，止其泻利：凡症见便溏次多甚则完谷不化，腹鸣，畏寒，神怠，脉细，甚则面肢微肿、腹部膨胀者，显系脾病及肾，火衰不能暖土。此类患者不仅肠炎较重，也常导致胃炎加剧，两者又相互影响。治疗当重在止利，健脾温肾和胃。常用方如附子理中汤、四神丸，重者配真人养脏汤加减。徐氏经验，常于健脾温肾药中加益智。此药兼顾胃、肠，温肾摄涎，提高肠管对水分的吸收功能，服后可使粪便中水分减少。四神丸中补骨脂治泻作用最好，一般用量为10～20g，加入少量黄连以反佐（比例为7.5：1），如此配伍，治泻功效尤著。此外，如附子理中汤再加肉桂，或肉桂、附子同用，也可加入少量黄连，配用苦辛而平的仙鹤草15～45g，止泻功用更佳。待便次减少，粪渐转稠，巩固5～7日，再随症调治。

(4) 消其痰饮，振其中阳：不少慢性臂肠炎患者主诉兼有眩晕，脘腹部辘辘有声，这是中焦痰饮的症状表现。胃中痰饮盛者，可兼呕吐；肠中痰饮盛者，下痢次多，便中黏液较多，肠鸣而痛不甚，诚如前人所称“痰泻”。对此类患者，当以消痰饮为要。欲祛其饮，常用温药，并须利其小便。宜用苓桂术甘汤、茯苓泽泻汤等方。徐氏常用桂枝、炒白术、泽泻、茯苓、法半夏、陈皮、煅赭石、炙甘草、干姜（或高良姜）等药，泽泻应重用（25g）。脘腹畏寒较著者，酌加桂心。

(5) 辅以外治，调畅气机：可用丁桂散（丁香与肉桂名等份），置少许于中脘、气海、天枢等穴，外贴胶布1～2层，使药物经皮肤吸收，利于改善症状。亦可再加灸治，以艾条在上述胶布外温灸，调畅气机，效果颇好。

2. 肝与脾胃同病，治肝调中　有的因脾胃气虚而致木乘，也有因肝（胆）先病，犯及脾、胃，最后均导致肝、脾、胃同病。对此类患者，必须以治肝和调理脾胃妥为兼顾。在某些病例的某一阶段，治肝尤重于治脾、胃。

(1) 木郁宜疏：如胃炎症状较著之肝胃气滞证，治宜疏肝和胃。常用药物有炙柴胡、白芍、炒枳壳、制香附、广郁金、广木香、橘皮、佛手片等，尤以紫苏梗具有宽胸利膈、顺气疏肝功用，不必拘于“性温”而远之。肝脾不和者，药用白术、山药、茯苓、甘草，可选配疏肝之药，并可加入乌药。乌药功擅顺气开郁、散寒止痛，实际上并无耗损之弊，配用此药可提高疗效。

(2) 气散须敛：如脘腹胀甚，或甚隐痛，经久不愈，舌红，脉细而弦。此因肝气横逆、肝阴不足，气散而不收敛。治以白芍（药量应适当加重）配乌梅、木瓜、绿萼梅、合欢花（皮）等。肝脾阴伤者，配加五味子、石榴皮等。古方用合欢皮治肺痈脓尽而未敛，徐氏据肺与大肠相表里之机制，常用其治溃疡性结肠炎脓黏大便已消失、腹痛不著的患者。也可以协同他药止泻而利于溃疡的愈合。

(3) 郁热当清：清肝之法，适用于肝胃郁热证候如胃脘嘈痛，灼痛，口干，口苦，或见泛酸、呕恶，舌苔薄黄，脉象略数等症。亦可用于肝脾郁热如心情烦郁，下痢腹痛，肛门灼热。清肝胃郁热的常用药有黄芩、牡丹皮、浙贝母、竹茹、石见穿等；清肝脾之郁热，用黄连、苦参、白芍、瓜蒌、败酱草、贯众等；如肝脾胃均有郁热者，以上方药随证选配同用。据叶桂经验（《临证指南医案》卷6郁证），桑叶、牡丹皮同用，擅清肝经气血之郁热。凡慢性胃肠炎肝经有郁热而症兼形热、手足心热，头额昏痛、性躁、脉弦等症，配加二味，颇有良效。

(4) 胃风宜平：按喻昌“胃中空虚若谷，风自内生”（《寓意草》第36论案例）之说，后人简称为“空谷生风”。关于脾胃病如呕吐而致目眩，不思饮食，脘腹中辘辘鸣响，大便溏泄等症象，即属“空谷”之风。此类患者，常兼痰饮，也常伴有头痛、肢麻、肉瞤等症。当选配平肝息风之药。肝阳犯胃者，徐老常用白蒺藜、钩藤、牡蛎、瓦楞子、菊花、白芍、半夏等药；兼犯脾土者，配加白术、茯苓、莲肉、山药、麦芽等；症状重者，酌配龙齿（或龙骨）、赭石、琥珀。

上述治肝数法，常须据证与健脾和胃之法参合配用。临证凡善于参用治肝者，确能提高疗效。

3. 肠胃湿热内蕴，分别清化　胃中气滞，水反为湿。脾气久虚，必生内湿。湿胜则困遏脾气，两者又常互为因果。湿郁于内，可以化热，或肝胃郁热及于脾土。故当审证而视其湿、热之偏胜，分别清化。

(1) 胃湿脾湿，治法同中有异：脾胃湿盛，共同的临床表现为舌苔白腻，食欲缺乏，脘腹痞胀，大便易溏，神倦乏力。药用苦温、芳香化湿之品，如藿香、佩兰、炒苍术、厚朴、陈皮、茯苓等，均可随证用之。胃湿盛者，不思饮食，胃脘胀甚，或兼泛恶，宜加半夏、干姜或生姜，湿盛者加草豆蔻、薏苡仁、石菖蒲等。薏苡仁与陈皮除煎服之外，还可泡茶顿服，俾药力持久，不失为方便有效之法。脾湿盛者，便溏便泄无著，腹胀腹鸣，宜配健脾化湿之药如党参、白术、茯苓、甘草、山药等，佐以防风、羌活，或加秦艽等祛风胜湿，或稍佐黄连苦以燥湿、补骨脂或益智温肾以祛湿。

(2) 胃热肠热，用药各有所归：胃热肠热一般共有之症为口干，舌黄。胃热者，脘中胀痛有灼热感；肠热者，大便黄臭或带血黏液，肛门灼热。治胃肠之热，黄连、黄芩均为适用。一般胃热者，蒲公英、石见穿常可配入，脘痛者配加青木香行气清热。慢性胃肠炎虽有胃热，但不同于急性热证，故一般不宜用生石膏。肠热甚者，败酱草、金银花炭、地榆、秦皮等均可参用。胃热者服药即可；结肠疾患热盛者，服药以外，宜配用药物保留灌肠，尤以下段结肠疾病，利于直达病所，虽其药量加大，亦不致过寒胃戕。灌肠之方甚多，徐氏经验主要用地榆、石菖蒲。

4. 脾佐阴液亏虚，甘凉甘酸　病久由于气虚及阴，或因素体阴虚，或因湿热久蕴耗阴，以致出现脾胃阴虚之证。舌质红或光红，胃纳甚少，胃中嘈痛，大便或干结难解或溏泄而量少次多，形瘦无力，脉细或细数。阴伤甚者，一般预后较差，调治颇为棘手，一般宜用养阴之剂。但须注意以下几点。

(1) 阴虚多兼气虚：胃肠炎久病，必然损伤脾胃之气，因而症见阴虚而实质上每兼气虚。故于养阴方中必须佐以健脾益气之药，但须补气而不滞气，健脾而不使过温。徐氏认为，一般以怀山药、太子参二药较好，补脾益胃之力虽不强，但能兼顾气阴，补而不滞，清而不凉，实为健脾养胃佳品。又如夏季病发加重，神怠，脉细，或伴低热者，太子参尤为适宜。如气虚显著必须用黄芪、党参者，宜配以白芍。

(2) 药以甘凉为主：慢性胃肠炎之脾胃阴虚证，一般每多胃阴先虚，故药以甘凉濡润为主。诚如吴瑭所说："欲复其阴，非甘凉不可。"所立沙参麦冬汤、益胃汤均为甘凉养胃之常用方。沙参、麦冬、石斛、玉竹、天花粉之类，甘能入脾胃，凉而不寒，不致窒碍脾胃中气。养脾阴如白扁豆、莲肉、山药，随证而兼筹并顾。甘凉为主，配以甘平，若再佐酸味，既利于滋阴敛液，又兼能化生阴液，利于脾胃阴虚的恢复。

(3) 养阴配以理气：脾胃阴虚者，津液不足，胃中失濡，胃气不和，常兼气滞，故患者常有脘腹痞胀得嗳气矢气则舒等症。应于甘凉濡润方中，佐以理气而不致伤阴之药。疏理胃气如佛手片（或花）、橘皮、砂壳、枳壳之类；兼肝郁者配绿萼梅、合欢花、广郁金；脘痛甚者配用娑罗子；腹痛隐隐、气滞不畅者，加煨木香；夹湿者佐以厚朴花、薏苡仁、冬瓜子、法半夏、佩兰等。此外，对慢性胃肠炎患者除汤剂以外，可配用散剂。随证选用药物研极细末，适量分次吞服，或加温开水调成糊状服。也可用药粉加米粉1～2倍，加水调匀，文火煮熟，入少量白糖服之。药食相兼，益脾胃，疗病损，护胃肠之膜，实为方便有效之法。

徐氏根据多年临床经验，体会到慢件胃肠炎以脾胃气虚阳衰、土虚木乘、肠胃湿热、脾胃阴虚四种证型最为多见。其中脾胃阳气不足者，又有护阴、消谷、温肾、除痰之治；土虚木乘者，尚有疏郁、敛气、清热、健脾之分；肠胃湿热者，须有化湿、除热之别；而对脾胃明虚津亏者，又有兼挟气虚、气郁以及在脾与在胃之辨。辨治慢性胃肠炎以四证为纲，下列诸多兼症，临床使用能执简驭繁，便于掌握，临证亦有所遵循。

涂仲才：小儿哮喘，辨治内因

小儿哮喘的发生和发展有外因和内因两方面，而以内因（体质因素）尤为重要。在内因方面，肾阳的盛衰与哮喘的关系至为密切，这是由于阳气在生理情况下是生命的动力，在病理情况下又是机体抗病的主力。肾主一身之阳，命门也是肾，是生命的根本。哮喘患者常常表现出肾命火衰症候群，肾气失于摄纳，因而病情日趋严重。

小儿哮喘与成人不同，且较难治，其原因在于小儿稚阴稚阳之体，脏腑娇嫩，五脏未充，易虚易实，伏痰深处，不易拔除。先天禀赋不足者，多肾气不足，故临床以分期论治。发作期的，寒喘，系风寒之邪外束和体内伏痰互阻肺络。发病时喘促气急，喉有水鸣声，痰色白而清稀，胸膈胀闷，面色晦滞，口不渴；舌苔薄白或白腻，舌面滑润，水分多；脉弦滑或浮紧。常用温肺化痰，止咳平喘法治疗。

方用小青龙汤合三子养亲汤加减：麻黄4.5～9g，细辛1.5～3g，干姜1.5～6g，半夏6～12g，五味子1.5～3g，甘草3～6g，紫苏子6～9g，白芥子6～9g。用此方治疗寒性哮喘，往往收到平喘化痰的效果。应用时还须掌握以下几个要领：① 麻黄为宣肺平喘主药。麻黄有生、炙两种，生麻黄一般用4.5～9g，炙麻黄一般用6～9g。临床体会，小儿哮喘病变较为迅速，兼之体质多见虚弱，“无粮之师，利在速战”，根据病情需要，不失时机地重用、多用麻黄，以宣肺平喘。对个别顽固病例，可在取得疗效的基础上逐步增加剂量。② 本方取小青龙汤中六味药物，即麻黄、干姜、细辛、五味子、半夏、甘草，具有温肺镇咳、化饮止呕、纳气和中的功效。伴发热者可用桂枝、白芍，对汗多患者可去桂留芍。③ 三子养亲汤是治痰良方，紫苏子、白芥子、莱菔子三药功能降气豁痰，可增强小青龙汤平喘化痰的作用。其中莱菔子稍有异味，能消导破气，对气虚明显者不用。④ 常用哮喘丸治疗寒性哮喘。哮喘丸又名寒喘丸，由白信石、豆豉、枯矾、面粉组成，每粒含砷量0.0016～0.002g，服用时一般每日1～2次，每次2～3粒，根据病情和年龄酌情增减。急性发作时，哮喘丸与上述方药同用效果较好。有些患儿在白天不发，至半夜则出现哮鸣音，此类患者往往在临睡时服1次即可。亦有在气候变化或患孩有胸闷呼吸不畅等发病先兆时，立即吞服哮喘丸，有时亦能阻止或减轻哮喘发作。

寒喘兼阳虚类病症，大抵是素禀阳气偏虚，再或病精演变，由肺及肾，肾阳虚亏，影响肾气摄纳。常见于反复发作的顽固病例。临床多见畏寒肢冷，精神疲软；张口抬肩，端坐呼吸；小便清长；面色苍白或青灰，口唇发紫，头汗涔涔；舌质淡胖；脉濡细无力。往往在上述寒喘方中加入局方黑锡丹9g（包煎），以摄纳肾气，并用熟附子9g（先煎），以壮火益元，加强其温肾纳气之功。局方黑锡丹的成分，除黑铅、硫黄外，尚有附子、肉桂、胡芦巴等温肾药共12味。方书载称可医治“真阳暴脱，阴火上冲，痰喘昏迷，四肢厥冷”等危症。但据分析，其中附子含量极低，如每日吞服9g，附子仅占0.6g。方中附子也是治疗哮喘的温阳要药，和温肺化痰，止咳平喘法配伍应用，以中有补，往往取效。

附子气味辛甘，性温大热，温肾阳而去沉寒。处方中用熟附子，先煎15～20分钟，一般剂量在9g左右，个别病例尚可增加。临床上为了使附子专于温肾，常加龙骨、磁石等潜阳药配合应用。通过病例总结体会到，对于寒喘兼阳虚者，附子与局方黑锡丹同用，则温阳纳气之力较强，常收到明显的平喘效果。

寒喘兼阳虚者一般都有程度不等的汗出，而麻言是发汗解表的药物，用后是否会引起阳随汗泄而更加虚亏？在多汗的情况下用大量麻黄，这是因为麻黄平喘作用较其他中药明显之故。实践证明，这样用药，并未遇到汗出亡阳的例子，多数患者在哮喘缓解后汗出逐渐减少。因汗出不已是喘甚之故，喘平汗自止，这里用麻黄是作为治喘的手段。麻黄不与桂枝同用，其发汗作用本来不大，况与黑锡丹、附子同时并用，加强固真元、纳肾气、防虚脱的功用，这是本着历来中医主张“治病务求其本”的精神而设想的。

热喘多系痰热蕴肺为患，但不少病例由寒喘演变而来，寒邪郁久化热或部分化热，因而表现寒热夹杂。热喘可伴有阴虚内热，也可兼有阳虚证候。热喘临床见症有胸闷息粗，咳呛阵作，痰黄稠厚难以排出；口干口苦，喜饮水或欲饮冷水；身热多汗；舌质较红，苔黄腻，一般有苔，也有到舌光的；脉象滑数。常用麻杏石甘汤，可再加清化痰热药物，如胆南星、瓜蒌、黄芩、鱼腥草等。其中生石膏剂量应不少于30g，布包先煎，否则汤药腻口难吃。如热象较轻者，也可用定喘汤，方药组成有麻黄、杏仁、款冬花、姜半夏、紫苏子、桑白皮、黄芩、甘草、银杏（白果）等，本方配伍实际上是温凉并用，也适用于哮喘偏热证或寒热夹杂之症，临床应用较为广泛。

热喘见症兼有心烦、手足心热、舌质绛红少津、苔少而花剥、脉来细数，当考虑到痰热蕴肺，阴分亦伤。可用麻杏石甘汤加黄芩、瓜蒌仁、贝母以清肺化痰平喘，再加沙参、麦冬、玉竹以益阴生津。对于热喘兼有阴虚内热者，有人认为麻黄性味辛温，虑其伤阴而不用。其实麻黄乃是中医平喘要药，只要配伍得宜，用之无妨。再如热喘见症兼有面色苍白、神疲肢软、手足欠温、脉濡细者，辨证为上见痰热蕴肺，下见肾阳亏损，肾气不纳。在这种情况下，不必拘泥于成法套方，以采用清上（肺）温下（肾）法为宜。如用麻杏石甘汤以宣肺清热，再加附子、局方黑锡丹以温肾纳气，上下兼顾，温凉并用而取效。

因哮喘有发作于清晨白天、夜间或全天发作不休者故服药时间亦应根据发作的具体情况而定。全日发作不休者，可将2剂药同煎后，于一昼夜内分4～5次服；发于午夜者，一半白天服，另一半于临睡前服；发于白天者，可用1剂药煎2次，分2次服；发于清晨者，隔夜煎好，次晨3～4点时服头煎，二煎于白天服。

何世英：智力低下，法取平肝风，填精髓

病例：高某，女，6岁。1974年3月7日初诊。患儿出生后4天发高热，伴有黄疸，热退、黄疸消失后，遗下点头、摇头等症状；至半岁后，常出现抽搐；1岁后，抽搐虽消失，但常出现点头、摇头、流口水、两手内翻而摆动、走路不平衡等症状；3岁后又出现语迟，其症状呈进行性发展。现已6岁，智力迟钝，对事物无反应，经某医院脑系科诊断为大脑发育不全。舌质红，脉象弦细。证属肝风未息，脑髓不充。治宜平肝息风，滋补肝肾。处方：生紫贝齿60g，生紫石英60g，

生石决明30g，珍珠母30g，墨旱莲30g，合欢花15g，蒺藜25g，女贞子25g，益智25g，蜗牛壳12g，天竺黄12g，胆南星12g，天麻18g，麝香1g。共研细末，制为蜜丸，每丸重6g，每日早、晚各服1丸，长期服用。半年后，患儿智力明显进步，已能说简单的话，对事物有反应，并可提出问题或回答问题；点头、摇头、双手摆动等症状已基本控制，其他症状均有好转。

中医认为，肾为先天之本，主骨生髓，脑为髓海；心为君之官而主神明；肝为将军之官而主谋虑。小儿先天不足或后天失养，均可导致心、肝、肾三脏的损伤，使髓海不充，神气不明，谋虑失常，而产生智力低下。何老以“益智丸”为主方，治疗小儿智力低下症。方中女贞子、墨旱莲、杜仲、何首乌等药滋补肝肾精血，精血充足则脑髓旺盛，促进生长发育；用合欢花、石菖蒲、远志、益智等益智安神；更佐以麝香开窍醒脑；其他药则以治疗兼证为主。诸药配伍，共奏促进智力发育之效。

智力低下，主要指儿童因各种因素引起的智力发育障碍，包括各种脑炎、外伤的后遗症及先天性脑发育不全等。其患病率，我国城市为1%，农村为2%～3%。根据残疾人调查公报推算，我国现有智力低下的儿童约1017万人。西医对此病的治疗迄今仍缺乏良策。病属中医的“痴呆”“五迟”“五软”“惊胎”“解颅”等症。《黄帝内经》有脑髓主神明，而脑髓又由肾所生，所谓“肾生骨髓”“脑为髓海”。隋代巢元方《诸病源候论·憎塞候》中把病因责之先天禀赋不足，后天患病所致，病机为阴阳不和或不足，致使心神悟塞，神识不明。其后，历代医家如钱乙、朱丹溪、王肯堂、徐春甫等多有论述。徐春甫在《古今医统》中清楚地提到父母精血不足、孕期多病、早产、产妇高龄或堕胎不成等与本病密切相关。《小儿卫生总微论方》说：“心气怯者，则性痴而迟语。”都从不同角度阐述了本病的病机。对于有关临床症状，古人也有比较细致的观察。如《婴童百问》中所载：“五软者……又有口软，则虚舌出口”，颇似伸舌样痴呆。在治疗方面，则多从心、肝、脾、肾四脏着手，但对本病疗效较差，预后不良，古人也颇有同感。如王肯堂在论解颅时指出：“凡得此疾，不及千日之内，间有数岁者，偶因他疾攻逐，而成废人。”《小儿卫生总微论方》等著作中也强调治疗的困难。

现代中医有关智力低下的治疗，最早的报道见于20世纪50年代末，近几十年来，治疗大多为针灸或针药结合，特别是头针、水针运用较多。中药治疗，主要从补肾、养心、调肝三方面入手，也有用醒脑开窍法，辅以活血、化痰、补肾、消积等法治疗的，疗效尚佳。

朱南荪：乳病责肝乃常法，临证毋忘求其肾

经行乳胀，非独肝郁。足厥阴肝经循上膈，布胸胁，绕乳头而行；足阳明胃经起于鼻翼两侧，从盆腔部直行之脉经乳中直至足背上。故前人有“乳头属厥随，乳房属阳明”之说。恚怒、忧思、抑郁伤阴，疏泄失常，乳络阻滞不畅，日久成结成核，经前阴血聚下，冲脉气盛，发为经前乳胀。故前人治疗经前乳胀（也含其他乳症）惯以从肝论治，养肝、猜肝、疏肝也。

乳病责肝乃常法，临证毋忘求其肾。女子以血为用，经孕产乳，数耗阴血。女子乳房在经络归属、生理活动、病理变化上固与肝、肾二经有密切关系，但与肾的关系更为紧要。肾藏精，主生殖，肾之经脉起于涌泉，由内廉而上，在太阴经之后行入乳内，旁近膻中，肾经与乳房直接或间接相连。女性乳房是女性第二性征，其发育早于子宫（月经），肾虚先天禀赋不充则两乳平塌，发育欠佳。肾司生殖，“经本于肾”，乳房的生理活动、病理变化皆随妇女经、孕、产、乳而变化，故肾对乳房的发育、生理病理都起着关键作用，可谓“女性乳房亦属肾”。肾水亏乏，水不涵木，肾虚肝旺，每见经前乳胀，甚则接近排卵期已胀痛难忍，有的经净后乳胀不休，心烦易怒。若此时延用疏肝，则阴血更虚，乳胀乳痛愈甚，有的虽能获效一时，终难免复发。习用滋肾清肝法，滋水涵木，虚热得平，乳胀亦消。常用药物有生地黄、熟地黄、女贞子、墨旱莲、桑葚、玄参、淡黄芩、青蒿、川楝子、蒲公英。有乳核结块者，选广郁金、夏枯草、猫爪草、黄药子、三棱、莪术等；更年期天癸将绝，肾水亏于下，肝火旺于上，加紫草、白花蛇舌草、生牡蛎等，效果尤佳。

罗元恺：不孕症证治分五型

女子不孕，病因复杂，治疗亦难。罗氏对不孕症的治疗，提出了自己独特的

见解，平中见奇，常中寓巧，疗效显著。治疗妇女不孕症，首重调经。如有带下病，则要首先治疗；若经带均正常，则宜根据身体情况加以调摄，并辅以心理治疗，才易收效。

1. 肾虚不孕　肾藏生殖之精，肾虚则生殖功能低下，天癸亦不能按期而至，导致冲任不盛，月经失调，不能摄养成孕。或由先天肾气不足，后天损耗太过所致。可分为肾阳虚、肾阴虚。

(1) 肾阳虚：症见月经后期经水清淡稀薄，腰膝酸冷或少腹寒冷，四肢不温，怕冷，面色灰黯或颊部有黑斑，眼眶发黑，性欲淡漠，小便清长，夜尿较多，大便稀溏，舌淡嫩，苔白润，脉沉迟或沉细无力，尺脉尤弱。治宜温肾暖宫，方用右归丸（熟地黄、山药、山茱萸、枸杞子、鹿角胶、菟丝子、杜仲、当归、肉桂、附子）加淫羊藿、艾叶。不排卵多属肾阳虚衰，方用促排卵汤（菟丝子20g，巴戟天15g，淫羊藿10g，当归12g，党参20g，炙甘草6g，附子6g，熟地黄20g，枸杞子15g）。经净后连续服10剂，可促进排卵。

(2) 肾阴虚：症见月经量少或月经后期，经色鲜红，自感五心烦热，眠差盗汗，形体消瘦，腰酸腿软，舌红少苔，脉细弱或略数。治宜补肾养阴，方药可用左归丸（熟地黄、山药、枸杞子、山茱萸、川牛膝、菟丝子、鹿角胶、龟甲胶）或左归饮（熟地黄、山药、山茱萸、枸杞子、茯苓、炙甘草）加金樱子、桑寄生、地骨皮等。

2. 气血虚弱　妇女以血为主，经、孕、产、乳都以血为用。气血虚弱，则冲任失养，以致月经失调，不能摄养成孕，其成因可由素体不足或久病耗损气血所致。症见经候不调，偏血虚者则月经量少，偏气虚者则经量过多，但色淡质薄，经后少腹疼痛，面色晦黄或萎黄，头晕目眩，心悸怔忡，肢麻体倦，舌淡红，苔薄白，脉细弱。治宜大补气血，佐以温肾。方药可用毓麟珠（人参、白术、茯苓、炙甘草、当归、熟地黄、白芍、川芎、菟丝子、杜仲、鹿角胶、花椒）去花椒加淫羊藿、制何首乌。偏血虚者再加枸杞子、大枣，偏气虚者加黄芪。

3. 气滞血瘀　气滞血亦滞，血滞则瘀阻，以致冲任不畅，月经失调，或经行不畅，或经病腹痛。《济阴纲目·论经病疼痛》云："经水来而腹痛者，经水不来而腹亦痛者，皆血之不调故也。"这与痛经的主要区别是经水不来少腹亦痛，与盆腔炎症状颇相似。盆腔炎多因气血瘀滞。丹溪云："经水将来作痛者，血实也。"本证型包括输卵管阻塞不孕，成因可由小产、人流、经期不洁、行经游泳等所引起。症见月经失调，前后多少不定，痛经，经病疼痛，血块较多，经色紫黯，舌黯红，或尖边有瘀斑、瘀点，或唇色紫黯有瘀斑，脉沉弦。治宜行气活血，化瘀通络，调经。偏热者，可用丹栀逍遥散（牡丹皮、栀子、当归、白芍、柴胡、茯苓、白术、甘草、薄荷、生姜）合金铃子散（延胡索、川楝子）去白术加青皮、五灵脂、穿破石（桑科，芝属，别名野梅子、山荔子，系广东中草药，味淡微苦凉，凉血散瘀，可治闭经）；偏寒者，可用少腹逐瘀汤（当归、赤芍、川芎、五灵脂、蒲黄、延胡索、没药、小茴香、肉桂、干姜）加皂角刺、青皮。《医林改错》在对少腹逐瘀汤评价后云："种子如神，每经初见之日吃起，一连五付，不过四月必成胎。"以逐瘀法求嗣，是王氏的创见。罗老认为由慢性盆腔炎或输卵管阻塞所致不孕，用活血化瘀之法施治，一般经过3～6个月，多可炎症愈，输卵管通畅，自易成孕。

4. 肝气郁结　精神因素，亦可影响生殖功能。如七情过度，心情紧张，思虑过多，忧郁，以致肝气不舒，血行不畅，月经失调，便难于摄精成孕。本证除药物治疗外，须辅以心理治疗，才易收效。症见月经先后、多少不定，经行不畅，经色黯滞，夹有小血块，或经前乳房、少腹胀痛，烦躁易怒，或抑郁寡言，精神不宁，甚至悲伤欲哭，舌黯红，苔薄白，脉弦细。治宜疏肝解郁，行气养血。方用开郁种玉汤（当归、白芍、白术、茯苓、香附、牡丹皮、天花粉）去天花粉加郁金、合欢花、女贞子等。

5. 痰湿内阻　本证多见形体肥胖，面色苍白，病机主要是气虚不运，以致湿邪停滞，聚液成痰，痰湿凝坠下焦，壅阻经隧，胞宫胞络受阻，冲任失调，经行不畅，经血清稀或经闭，以致难于受孕。主见月经不调，或经闭，或带下增多，疲劳多汗，不耐寒凉，胸闷呕恶，纳差便溏，舌淡嫩而胖，苔白腻，脉沉滑。治宜健脾燥湿化痰，佐以养血。方用苍附导痰丸（香附、苍术、炒枳壳、陈皮、茯苓、胆南星、甘草、姜汁、神曲）合四物汤去地黄加白术、艾叶。

钱伯煊：治崩漏以虚瘀热辨

崩漏是指妇女经血非时而下。然崩与漏又有区别：经血暴下如注谓之崩，淋漓不断谓之漏。以证候而论，崩证有虚有实，漏证虚多实少，且在疾病过程中二者又互有联系，相互转化。崩中日久可转而成漏，漏下不愈或变为崩。故古人曾云："漏为崩之渐，脂为漏之甚。"

钱氏认为，治疗崩漏，既当辨明气、血、阴、阳诸虚之别，更宜详察血热、郁热、血瘀之异，方能切中病机，取得满意的效果。临证时，对崩漏的辨证，首当分清气虚与阳虚、血虚与阴虚、血热与郁热以及血瘀之不同。只有辨证准确，施治方不致误。故掌握崩漏各种症型的证候特点，在辨证时具有重要意义。

1. 气虚　在崩漏的范围内，气虚是指中气虚弱。脾胃居中，所以脾胃之气，都属中气。气虚的原因，大都由于饮食不节或思虑过度，或努力伤气，致使脾气损伤。望诊每见面白微浮，舌质淡，苔薄白腻，边有齿痕；切诊每见细软之脉。症见气短，畏寒，自汗，四肢肿胀，纳减，便溏，月经量多如冲，经血稀薄等。若气虚下陷，必兼少腹胀坠。气虚无以生血，不能荣之于面，故面白微浮；气虚血少，心失所养，心开窍于舌，故舌质淡；脾弱则生湿，故舌苔薄白腻；舌边属脾，脾弱舌边有齿痕；气血两虚，故脉见细软；中气不足，故气短，畏寒，自汗；脾主四肢，脾弱则四肢水肿；脾胃不健，故纳减便溏；气虚不能摄血，月经量多如冲；气虚不能生血，故经血稀薄；脾主升，脾虚不能升阳，则气从下陷。

用四君子汤为主，以补益中气。如胃纳呆钝，加橘皮、半夏，以和胃气；如大便溏薄，腹中胀气，加木香、砂仁，以行气和中；如腹胀较甚，加香附，取其疏利气滞；如有呕吐，加藿香，用其取其祛秽和中；如气虚甚，可加黄芪，以大补元气；如崩漏不止，正气将脱，急用独参汤，以补气固脱；如阳气将亡，急用参附汤；如中气虚而下陷，方用补中益气汤，以补气升阳；如心脾两虚，方用归脾汤，以补益心脾。

2. 阳虚　是指脾肾阳虚。肾阳虚则命火衰，火衰则不能蒸发于脾，于是脾阳亦衰。望诊每见面浮，舌质淡；切诊见脉沉软，右部更甚。症见畏寒肢冷，大便晨泻，腰背酸痛，月经淋漓，量时多时少，血色稀淡等。脾气虚者面浮；阳气虚者舌质淡；阳虚故脉每见沉软，右脉属气主阳，阳气弱，故右部更甚；阳气衰，不能行之于经脉，故畏寒肢冷；命门火衰，故大便晨泻；腰为肾府，背为阳，肾阳虚故腰背酸痛；阳气虚，气不生血，故经血稀薄。用右归饮，以温阳滋肾。

3. 血虚　指肝脏血少。因肝为藏血之脏。血虚的原因，大多由于产多乳过，消耗营血，或因平素善怒多郁，郁怒则伤肝，肝伤则血不能藏，火郁则营血被灼，以上情况都能酿成血虚。望诊每见面色苍白，头发干枯，舌质淡红有刺；切诊每见细濡弦脉。症见头痛头晕，目眩目涩，月经淋漓不断，血色淡红等。方用四物汤，以养血。如虚甚，可用当归补血汤，以补气生血；如兼有虚寒，用胶艾汤，以补血温经；如有热象，用芩连四物汤，在养血之中，佐以清热。

4. 阴虚　指肾脏真阴虚也。肾为封藏之本，精之处焉，精不足则肾阴虚。阴虚的原因，大都由于频频流产，或用脑过度，皆能使肾阴受损。望诊可见火升面赤，发无光泽，舌苔花剥，舌红有刺；切诊脉象虚细，或细软数。症见头晕耳鸣，内热咽干，手足心灼热，腰部酸痛，小便夜频，月经暴下量多，血色深红等。

阴虚则阳易亢，阳亢则火升面赤；肾者其华在发，肾虚则发无光泽；阴损则舌苔花剥；阴虚生内热，故舌质红有刺；虚脉迟大而软，按之无力，细脉不独血虚，阴虚亦见，阴血虚损，每见此脉；肾虚不能养肝，水不涵木，阳亢不能潜藏，故头晕耳鸣；阴虚则热自内生，故见内热；少阴三脉循喉咙，足少阴经属肾，肾阴虚故咽干；手足心皆属于阴，阴虚则内热，故手足心灼热；腰为肾之府，肾虚故腰部酸痛；肾司二便，夜属阴，肾阴虚，故小便夜频；阴虚则血少，血少则营热，故月经暴下量多，血色深红。用左归饮，以滋阴补肾；或用六味地黄汤合三甲煎，以补益肝肾。如兼有上亢，加生龙齿、生龙骨，以潜亢阳；如兼肝阴虚，可加枸杞子、菊花，兼补肝阴；如相火盛，可加黄柏、知母，以泻相火；如津液不足，可加麦冬、五味子，以益气生津。

5. 血热　指营血有热。根据中医理论，营之与血，基本上是一种物质，不过营有气化的功能，而血由于营气而生长。再从营与血的分布情况来说，营在经脉，血在脏腑，是有区别的。关于血热的原因，大都由于火邪入营，营热如沸，《黄帝内经》所谓天暑地热，则经血沸溢；或平素喜食辛辣，使胃中积热，胃为足阳明经，冲脉隶属于阳明，冲为血海，阳明热盛，则血海不宁，故血妄行。望诊见面有红点，舌苔深黄、质绛有刺，唇部燥裂；切诊脉象洪数。症见烦热，鼻衄齿血，渴喜冷饮，大便燥结，小便短赤，月经量多如崩，经色紫黑等证。如胃火热，用玉女煎，泻火以清胃；如营热炽盛，病势急迫，用犀角地黄湯泻火以凉营；发三焦热甚，用黄连解毒汤，苦寒以清热。

6. 郁热　指肝经郁热。郁热的原因，大都由于平素多优善怒，肝气不舒，郁而化热，所谓“气有余，便是火”，火郁于内，扰动血海，血海失守，故血内溢。望诊见面呈忧愁，舌苔黄、质红有刺；切脉见，弦数或细涩。症见头痛胸闷，腹部胀痛，胀甚于痛，胁胀胁痛，心烦恶热，口苦而渴，月经量少淋漓，色深红而凝块等。用丹栀逍遥散，以疏肝清热。

7. 血瘀　指经血凝结而为瘀。血瘀的原因不一，因负重努伤，气与血并而为瘀，或经行感受风寒，血流不畅，或经行饮冷而凝阻，或经多固涩太早，均能血滞而为瘀。望诊见舌边质紫或尖有瘀点；切脉沉实。症见下腹疼痛拒按，月经淋漓不爽，血色紫黑有块，下则多快等。如负重努伤，用四物汤合失笑散，以养血化瘀；如偏于气滞，用延胡索散，以行气化瘀；如经行感受风寒而致瘀积，用桂枝汤合芎归汤，以养血祛邪；如经行饮冷而成瘀，用良附丸合芎归汤，以养血行气温中；如兜涩过早而凝瘀，用备金散，以调气化瘀。

治疗时，也可加止血药辅助。如气血两虚，可加赤石脂、禹余粮；如气虚，可加升麻炭、乌梅炭；如阳虚，可加姜炭、艾叶炭；如阴虚，可加侧柏炭、瓦松；如血虚，可加血余炭、棕炭；如气郁，可加藕节炭、莲房炭；如血热，可加地榆炭、槐花炭；如血瘀，可加蒲黄炭、茜草炭；如出血过多或淋漓不止，可加三七末或三七根；如腹痛，可加云南白药；如气血虚甚，可加河车粉或紫河车。

刘奉五：妇科肿瘤化疗后的中药辨治

近几十年来，中医治疗肿瘤的药物治疗已经有了很大的发展，对于妇科某些恶性肿瘤来说，可作为首选的治疗方法，并可作为配合手术或放射治疗的主要辅助措施。但是，在治疗过程中也会出现一定的不良反应，如胃肠道反应多见有恶心、呕吐、食欲缺乏、腹痛、腹泻，口腔溃疡，甚至可以伴发高热。

1. 预防为主防治结合　从整体观念出发，注意调整脾胃的功能。在化疗过程中所出现的胃肠道反应，程度有轻有重，出现的时间有早有晚。从中医观点来看与整体情况、平素脾胃功能状况密切相关。轻者仅有恶心、食欲缺乏，停药后可以自愈；重者前述症状俱见，虽然停药也难以自愈。所以，在使用化疗之前，应当根据中医的基本理论全面地分析其整体和脾胃功能情况，最好能在胃肠反应发生之前或初期即开始调治，不要等到反应严重再配合中药。

从其反应的情况来看，以脾虚胃弱，胃气上逆，或夹寒湿，或夹湿热，致使中焦阻塞，脾运失常，脾胃升降功能失调为主。脾气主升，当升不升则运化失职，上不能输送精微，下则泄泻不已；胃气主降，当降不降，则胃气上逆，浊气不能下行，上逆而作呕，壅滞而蕴热。所以，要以调整脾胃的升降功能为主要法则。同时也要注意到肝气为害。若肝郁气滞，横逆犯脾胃，则脾胃升降失司，也会诱发前述症状。另外，妇科恶性肿瘤的药物治疗，又往往在手术或放射治疗后配合进行，所以对于接受过这些治疗的体质特点也应当予以重视。一般认为，手术后多表现为阴虚、血虚或气阴两伤。

放射治疗后多因放射线的灼伤而出现阴虚血少、津液灼耗、气阴两伤或热蕴胃肠等证候。因此，在术后或放疗后及时根据四诊所见，辨证地配合中药治疗，以纠正机体气血阴阳之偏向，就有可能避免或减轻化疗的不良反应。总之，应当从整体观念出发，注意调整脾胃的功能，预防为主，防治结合。

2. *辨证论治不要拘于一方一药*　对于中医治疗化疗后胃肠道反应的报道为数不少，已积累了丰富的经验，提出过一些有效的方药。但是，在实际临床应用中，如果不能很好地掌握中医辨证，仍然不能达到预期效果。所以，应当根据中医的理论体系，密切结合患者的实际情况辨证论治。

(1) 分清虚实：化疗后胃肠道反应，虽然都可以见有恶心、呕吐、腹痛、腹泻等，但是从中医观点来看，仍需根据其兼证和四诊所见分辨虚实。

病例：王某，女，53岁，外院会诊病历。会诊日期：1975年8月26日。患者原为子宫颈黑色素瘤，于1975年8月14日在连续硬脊膜外腔神经阻滞麻醉下，行广泛性子宫全摘除术。术前曾每日静脉注射环磷酰胺0.2g，共计4次。手术经过顺利，术后第2天及第3天继续静脉注射环磷酰胺0.2g，胃肠道反应较重，恶心，呕吐剧烈，以后即停止化疗。至8月17日因胃肠道反应有所减轻，又开始静脉注射环磷酰胺0.2g。次日，患者出现恶心，胃脘堵闷又加重，口干苦，不思饮食，小便次数增多，大便干，进食很少，食后即吐，甚至吐出苦绿水。因反应较重不能坚持化疗。现症见胃痛似针扎，恶心，呕吐，不能进食，头晕，气短，脑冷，腰背、少腹及手脚发凉，腰酸腿软，小便次数增多而量少。曾服加味温胆汤近7天，症状仍同前，舌质淡，苔白，脉沉细。证属脾胃虚弱，寒湿伤胃。治以健脾除湿，舒气和胃。

处方：藿香9g，紫苏梗6g，厚朴6g，砂仁9g，陈皮12g，焦白术6g，茯苓12g，半夏9g，竹茹9g，枇杷叶9g，当归9g。8月29日：服上方3剂后，恶心减轻，纳食较前增加，头晕，气短减轻，小腹仍觉发凉，夜尿多。原方厚朴加至9g。9月2日：服上方3剂后，症状大减，偶有恶心但未吐。昨日开始静脉注射环磷酰胺0.2g，今日见有纳差，口干。原方当归加至9g，继服。9月5日：服上方3剂后，症状减轻，昨天又静脉注射环磷酰胺1次，反应不重。9月16日：药后情况尚好，仅有纳食不香。原方加炒谷芽、炒麦芽各30g。9月19日：药后情况良好，纳食仍欠佳。处方：藿香9g，砂仁9g，厚朴6g，陈皮6g，竹茹9g，当归9g，炒谷芽30g，炒稻芽30g。9月23日：昨日自感恶寒欲吐。上方加紫苏梗3g。9月26日：药后已不恶心，因过食油腻又有恶心。上方加焦楂炭9g，鸡内金9g，炒莱菔子9g。9月29日至10月5日：继服上方。患者自8月26日服中药后，能够坚持每周化疗2次。从9月29日至10月10日，每日静脉注射环磷酰胺0.2g，未见恶心，呕吐，食欲尚好。

本例系宫颈黑色素瘤手术后，因严重胃肠反应不能坚持化疗。开始曾因兼见口干、便干、胃脘堵闷等症，辨证属于肝热气逆，使用加味温胆汤治疗（其中有黄芩、黄连、枳壳等，均为苦寒行气降逆之属），结果未效。详细审证后，认识到患者曾经做过广泛性子宫全摘除术，气血已伤，见有剧烈呕吐、胃病、头晕、气短、怕冷、腰背少腹及手脚发凉，小便频而量少、舌质淡、脉沉细，并非实证热证，而是脾胃虚弱，寒湿伤胃。所以改用健脾除湿、舒气和胃法，使用安胃饮（经验方）加焦白术、当归，配合茯苓健脾补气养血，以扶正固本；竹茹、枇杷叶和胃气。当虚实分辨清楚之后，改变原治法，不但纠正了胃肠道反应，而且在中药的配合下圆满地完成了化疗疗程。

(2) 辨别寒热：对于化疗后胃肠道反应不但虚实应分，寒热亦当辨。若属于实热证，不但不能妄补，反而应当清热导下。

病例：沈某，女，26岁，外院会诊病历。会诊日期：1976年3月6日。患者系因葡萄胎于1975年7月份住院刮宫3次。1975年12月份随诊，查尿妊娠试验1：200阳性。于12月5日第2次入院，确诊为恶性葡萄胎。于12月17日开始使用氟尿嘧啶治疗。当进行到第3个疗程的最后阶段，反应较重，口腔黏膜充血潮红并发溃疡，恶心，呕吐，腹痛较重，大便稀，日解2～3次。3月2日：大便日解10多次，水样便，发热（体温持续在38.5～39.4℃），曾使用过庆大霉素、新霉素、红霉素、链霉素、吐灭灵。3月3日：又配合服用中药（方中有白术、茯苓、白扁豆、炒薏苡仁、滑石、黄芩、马尾连、白芍、甘草、车前子、金银花、连翘、败酱草、蒲公英）3剂，症状仍未改善。因反应较重已停止化疗。3月6日（停化疗的第7天），发热已7天（体温高达40.2℃），症见恶心，腹泻，满腹胀痛，胸中烦热，口渴，两颧红赤，喜冷饮，大便日解10多次，水稀样便，小便量少黄赤，舌质红，苔薄黄，脉弦滑数大。查白细胞14.6×10^9/L。证属胃肠滞热，湿阻中焦。治以清热和胃，佐以消导。处方：黄芩12g，黄连面3g，瓜蒌18g，石斛12g，竹茹12g，枇杷叶12g，白芍9g，炒枳壳6g，鸡内金9g，大黄2.1g，天花粉9g。3月7日：上方服1剂后，体温下降至38.9℃，大便次数减少至每日3～4次，腹痛见轻，恶心、呕吐也减轻。继服前方1剂。3月8日：体温下降至正常，仍有腹痛，恶心，大便次数每日7～8次，口渴喜冷饮，尿少，舌质红，脉滑数。处方：黄芩12g，黄连面3g，生白芍15g，甘草3g，车前子9g，木香3g，陈皮6g，竹茹9g，滑石粉15g。3月9日：体温正常，口腔溃疡已愈合，精神好转，腹泻已止，大便日解1次。复查白细胞6.1×10^9/L。继服前方。3月11日：体温一直正常，腹痛已止，精神好，仅有食欲稍差，苔薄白，脉弦滑。前方加减以巩固疗效：黄芩9g，生白芍9g，黄连面15g，甘草6g，竹茹9g，枳壳6g，木香3g，枇杷叶9g。

本例胃肠道反应较重，且以发热、恶心、腹泻，腹满痛为主症。虽有水稀样大便日解10多次，但是两颧红赤，口渴喜冷饮，小便黄少，舌质红，苔薄黄，脉滑大弦数。开始曾虑其脾虚，曾使用过白术、茯苓、白扁豆、炒薏苡仁等健脾之剂，症状非但不减，反而体温上升至40.2℃。详细审证，认识到虽有正虚，但是以胃肠滞热、湿阻中焦为主，湿与热邪互结，壅滞中焦。

脾胃升降失司，胃气不降，则呕逆频作；腑气不行，则腹满痛；湿浊下迫，则泻痢不止；清浊不分，则小便短少而大便水泻；湿热相搏，胃津不布，则口渴喜冷饮，口舌生疮。以滞热中阻为主，兼见胃津被劫，若用白术等温燥健脾之剂反而助热，应当使用清热导下之法。具体到本例来说，大便水泻10余次，又与阳明实热里结不同。对于阳明腑实证邪热在里，劫灼津液，下之宜猛。而本例为湿热内搏，下之宜轻，所以仅用大承气汤中的大黄、枳壳（未用枳实），用量也轻（大黄仅用2.lg）。配合黄芩、黄连苦寒清热燥湿，竹茹、枇杷叶清热和胃，瓜蒌、石斛、天花粉清热利气、养阴生津，生白芍和肝缓急偏于凉血，鸡内金消食导滞。寒热辨清，虚实分明，舍温燥健脾、补气血之剂不用，药后体温逐渐下降，滞热已通。但是大便次数仍多，说明湿热未尽。这一点也证明了阳明里实证与湿热里结阳明有所不同。腑实证下之宜猛，若见溏便，表明里热已解，中病可止。而本病系因湿热郁滞，相互搏结，下之宜轻。虽见溏便，下法仍然要继续用。只有见成形便，或软便，湿热已尽，才能停用下法。所以本例第1剂药后，大便仍每日3～4次，再进1剂，大便反而每日7～8次。此时仍不能补，而使用芩连芍药甘草汤，佐以车前子、滑石分利清浊，木香、陈皮、竹茹行气和胃，疏调气机，最后治愈。

通过上述两例的治疗，说明了对于放疗后胃肠道反应的中医治疗，一定要按照中医的理论体系辨证论治才能奏效。刘氏说，其治疗肿瘤由于实践较少，体会也比较肤浅，所提出的看法，仅供中西医结合攻克癌症，防治化疗不良反应时参考。这也体现了一代名医的谦虚和谨慎。

俞慎初：从肝立论治妇科

俞慎初善于从肝论治妇科经带诸病，认为肝与妇女的经、带、胎、产关系密切。《名医汇粹》曾云："女子……以肝为先天。"肝藏血功能健全则能下注冲脉，血海盈满，月经自调；冲任血海的充盛流通又有赖于肝之条达。气机疏利，血脉畅通，冲任协调，经潮如期。若肝之气血失调，常能病及冲任，不但会导致血海失充，经量减少，甚至经闭不行，而且因损伤冲任、肾精亏虚而崩中漏下。肝失疏泄，气滞血瘀，常导致痛经、闭经、月经滞延量少或癥瘕不孕等。所以俞氏认为妇女经、带、胎、产诸病以肝的功能失常所致为多见，故临床上诊治妇科疾病，多从肝立论。

1. 疏肝解郁，注重调经　治月经病，注重调理气机。认为女子虽以血为本，但是气为血之帅，气行则血脉通畅，气滞则血脉瘀阻，治血必须理气。而女子以情志怫郁为多见，肝气郁结则血行不畅，常能出现月经先期、后期、前后不定期、量多、量少或闭经等月经不调症候，所以妇女疾患以疏肝解郁、调理气机尤为重要。常用柴胡疏肝散或逍遥散结合症状的寒热虚实而灵活加减，如热者清而调之，寒者温而调之，瘀者行而调之，虚者补而调之，以期气血调和，冲任通盛。

(1) 月经先期：月经先期以血热者居多，常因平素肝郁气滞，郁久化热，邪热迫血，而致冲任不固，月经先期。俞氏每以清肝解郁调经法治疗，方用丹栀逍遥散加减。

病例：魏某，女，27岁。1992年5月4日初诊。每次月经均提前近10天，伴头晕胸闷，性急易怒，倦怠纳少，心烦难寐，口干欲饮，大便干结；经量少，色黯红，偶见血块；舌边尖红，苔白；脉弦细数；证属肝郁脾虚，郁热迫血致月经先期。治以清肝理脾解郁，兼以活血调经。处方：毛柴胡6g，杭白芍10g，当归尾6g，制香附6g，漂白术5g，茯苓10g，炙甘草3g，牡丹皮10g，栀子6g，京丹参12g，白桃仁6g，干地黄12g。水煎服。5月9日二诊：上方药服5剂后，胸闷心烦减轻，夜寐改善，胃纳尚少，口干，大便干结。脉弦细数，舌边尖红苔白。仍按前法。处方：毛柴胡6g，杭白芍10g，制香附6g，漂白术6g，茯苓10g，粉丹皮10g，山栀子6g，麦芽15g，谷芽15g，干地黄12g，干瓜蒌15g。患者连服5剂后，诸症著减。又嘱其续服4剂以善其后。经过3个月调治，患者经行如期而至。

(2) 月经后期：月经后期，常因忧思郁怒而致气机郁结，血为气滞，血海不能按期盈满。症见月经延后，常兼有经前乳房胀痛、胸闷不舒，月经量少等。俞氏治疗月经后期并兼有肝气郁结的病患，常用疏肝理气调经法，多以逍遥散加减治之。

病例：林某，女，20岁。1992年7月22日诊。月经延后1周，经量少，色黯红，兼胸胁胀闷，乳房时胀痛，头晕不适，纳食减少，口于，脉弦细，舌质稍红少苔。治宜疏肝解郁，理气调经。处方：毛柴胡6g，杭白芍10g，当归身6g，漂白术6g，麦冬15g，黑玄参12g，炙甘草3g，茯苓10g，干地黄12g，盐陈皮5g，益母草12g，制香附6g。

俞氏嘱其连服3个月，每次经前5天服药。经服15剂后，月流如期。治妇科疾病喜用逍遥散加减，因此方重在疏肝解郁、养血健脾，是调和肝脾的良方。脾土得木疏则健，气血生化有源，经水自然应时自至。

(3) 痛经：痛经为妇科常见病，其病因多有气血郁滞、气虚寒凝、肝肾虚损之异，然而临床尤以肝郁气滞为多见。肝气条达，则经行畅运，若情志抑郁、肝郁气滞，常引起冲任气血郁滞，血运不畅，而见经期腹痛。故疏肝活血是俞氏临床治痛经的常用法。对症见胸胁胀闷，经色紫黯，夹有血块之痛经，每治以疏肝理气、活血调冲法，常用逍遥散合失笑散加香附、益母草。

病例：何某，女，30岁。1992年11月5日来诊。一年来，每于行经时腹痛，经色黯红，夹有血块。本次经潮至时，小腹疼痛，伴胸闷心烦，口干不欲饮，舌质稍红苔薄白，脉弦细略数。证属肝气郁结、气滞血瘀之痛经。治宜疏肝理气、活血调冲法。处方：毛柴胡6g，杭白芍10g，当归身6g，茯苓10g，盐陈皮5g，漂白术5g，炙甘草3g，生蒲黄6g，五灵脂6g，益母草12g，制香附6g，延胡索10g。

服5剂后腹痛明显减轻，原方加麦冬12g，续服5剂后，诸症悉除。嘱其下月来经前5日仍服前方5剂。经3个月的调理，痛经已愈。

经行腹痛常因气滞血瘀、血行不畅所致，其病机与“瘀”“滞”有关，故临床治疗多运用疏肝解郁、行气活血法，方选柴胡疏肝散或逍遥散合失笑散加减，每可应手取效。腹痛甚者加川楝子、延胡索等理气行血止痛之药。

(4) 经行头痛：妇人经行以气血流畅为顺，气血协调，血运不息，通则不痛，自然无经期诸痛之忧。经行头痛，多因素常情志不舒，肝气郁结，气机不利，而导致血行不畅，瘀血阻滞脉络，上至清窍，则每逢经期血行而发作头痛。常以理气活血通络法治之。方用柴胡疏肝散加赤芍、当归尾、白芷、藁本、薄荷等药物。

病例：胡某，女，40岁。1992年4月30日来诊。近5年来每逢经期即见左侧头痛，时缓时剧。今正值月经来潮，头痛发作，经自服止痛片未见改善；伴胸闷不舒，乳房胀痛；月经量少，色黯红，夹血块，舌淡红，苔薄白；脉沉弦略数。证属气滞血瘀，脉络不通，上至清窍。治宜疏肝理气，活血通络。处方：毛柴胡6g，赤芍10g，白芍10g，当归尾6g，制香附6g，川芎5g，白芷5g，藁本5g，细辛2g，薄荷叶6g，炙甘草3g。水煎服，4剂。5月4日二诊：药后头痛减轻，精神尚佳，舌淡红苔薄白，脉沉缓。处方：毛柴胡6g，杭白芍10g，当归尾6g，制香附6g，益母草15g，川芎5g，香白芷5g，薄荷叶6g，北藁本5g，盐陈皮5g，炙甘草3g。4剂，水煎服。5月8日三诊：服药后，头痛已愈，胸闷改善。处方：毛柴胡6g，粉葛根6g，川芎5g，白芷5g，菊花6g，北细辛3g，薄荷叶6g，北藁本5g，蔓荆子10g，赤芍10g，白芍10g，甘草3g。4剂，水煎服。俞氏嘱其续服，以巩固疗效。次月，经潮将至，患者恐头痛发作又就诊，俞氏仍按前方加减施治，头痛没再复发。

本病例经行头痛，运用理气活血通络法治疗取效。方中以柴胡、香附、白芍疏肝理气解郁；赤芍、当归尾、川芎活血通络，行血中之滞；又配白芷、藁本、细辛、薄荷以疏散上部风邪而止头痛。全方理气兼以活血，通脉络配合祛头风。因药切病机，故二诊后头痛即解，三诊而收全功。

(5) 经行水肿：每逢经行前后，或正值经期，出现头面四肢水肿，经净则水肿渐消。虽然此病可见于脾肾阳虚、气化不行的病患，但临床上大多与肝郁气滞有关。因七情郁结，肝失条达，疏泄无权，气机不畅，常常影响水液的正常输布而导致水肿。如果水肿与月经周期无关，或经净后水肿仍不消退者，应结合其他有关检查，以明确诊断。

2. 补益肝肾，顾护冲任　治疗妇科疾病，应强调整体调治，既重视调理气机，条畅气血，也注重补益肝肾。妇女的疾病重在血分，肝主藏血，肾主藏精，精血互生，乙癸同源。肝肾为冲任之本，精血充足，奇经得以洒利，太冲脉盛，任脉气通，月事以时下。若肝肾不足，冲任应之，月事随之干涸，致使月经失调。俞氏重视补益肝肾，调养冲任，临证常用八珍汤或六味地黄丸加减。

(1) 月经量多：本病常因素体虚弱，或饮食劳倦，久病伤脾，中气虚弱，冲任不固，每次月经来潮时，经血失约，出血量多。俞氏每在养肝益血的同时，加入补气药物，以摄血固冲。

(2) 月经过少：妇人来经量少，甚至点滴即净，其病因有血亏与瘀滞之不同，有因化源不足、血海亏虚者，也有因肝郁气滞、痰凝血瘀而致血不畅行。临床应细加详辨。

(3) 闭经：临床多分虚实。或精血不足，血海空虚，无血可下；或肝气郁结，气血瘀滞，经闭不行。俞氏指出，禀赋不足及久病伤肾所致的闭经为临床常见病因，患者多因素体虚弱、肾气不足、冲任未通，或久病及肾精亏耗、冲任虚损以致丹经停闭，当以补肾养肝调经，常用左归丸或六味地黄丸加减；如因气滞血瘀导致的经闭不行，则治以疏肝理气、活血通经，常用柴胡疏肝散加赤芍、桃仁、当归尾、益母草等。

3. 调肝理气，利湿止带　带下的病因虽有多种，但总离不开湿邪为患，《傅青主女科》有“带下俱是湿症”之说，而其中以肝脾失调致水湿下注为临床常见病因。此病每因平时忧思恼怒或精神郁闷，肝失条达，肝气横逆克脾，致脾失健运，水谷精微未能上输化血而反聚成湿，水湿流注下焦累及任、带而为带下。如《女科经论》所云，白带“皆由肝木郁于地中使然”。此类带下病常伴有胸胁胀痛、情志不舒、心烦性急、脉弦等肝郁气滞之候，故俞氏每以疏肝理气、利湿止带治之。常用柴胡疏肝散加榆根皮、鸡冠花等药。如属肝肾不足，脾土虚弱所致，当滋补肝肾、健脾利湿为治，宜用六味地黄汤加减等。

焦树德：治喘两纲六证三原则

古人有“内科不治喘”之说。焦氏根据多年临床实践，认为治喘须掌握两纲、六证、三原则。

1. 两纲　由于体质、病因、年龄、环境等不同而临床表现也有所不同，基本上可归纳为虚、实两大纲。① 实喘：“邪气盛则实”。特点为呼吸有力，胸满气粗，声高息涌，欲长呼以为快，两胁胀满，张口抬肩，摇身撷肚，神情不衰，舌苔厚腻或黄或白，脉数有加。② 虚喘：“精气夺则虚”，特点为呼吸短促难续，气怯声低，慌慌然若气欲断，欲深吸以为快，精神倦怠，舌苔薄白，脉弱或浮大无力。

2. 六证　① 寒实证：临床特点是每遇受凉及冬季容易发病或病情加重，痰白而稀，喜暖喜热饮，舌苔白，脉象滑或迟缓。治宜温宣肃降。方用焦氏自拟麻杏苏茶汤。② 热实证：临床特点是气喘声粗，痰黄，口渴，悲热喜凉，每遇受热或夏季病情加重，舌苔黄，脉数。治宜宣肺热，降气豁痰。方用焦氏新拟麻杏萎石汤。③ 痰实证：临床特点是胸闷，痰稠，咳吐不爽，甚则痰鸣有声，痰多，气道不利而气喘，舌苔腻，脉滑。治宜祛痰平喘。方用焦氏自配麻杏二三汤。④ 肺虚证：临床特点是气短而喘，气怯声低，易感冒，面白，脉虚或濡。治宜补肺益气平喘。方用焦氏新拟麻杏补肺汤。⑤ 脾虚证：临床特点是面黄，肢倦，气短，少食，舌胖苔白，脉象濡滑。治宜益脾化痰平喘，方用焦氏新拟麻杏六君子汤。⑥ 肾虚证：临床特点是呼吸困难，腰痛，肢酸，动则气喘，舌苔多白，脉象尺弱。治宜健肾纳气平喘。方用焦氏新拟麻杏都气汤。以上六证或单独出现，或参杂并见，临床必须根据具体情况，灵活掌握，随证施治。

3. 三原则　① 发作时要以祛邪为主，多从实证论治，以除其标；② 喘症缓解时，以扶正为主，多从虚证论治，以治其本；③ 喘病兼哮者，要注意用祛痰药如冷哮丸、紫金丹、小萝皂丸、白矾、皂角等。

余瀛鳌：急性肾炎，祛风利水

急性肾炎为常见疾病之一，临床以水肿、高血压、血尿、管型、蛋白尿为主要表现。属于中医的“水气”“肿胀”范畴，与《金匮要略》“风水”颇多相合，仲景治风水诸方用于急性肾炎也多有效验。余氏总结急性肾性治疗经验的基础上潜心研究，拟定了三张行之有效的处方。

1. 风水第一方　主治急性肾炎、遍身水肿、头痛、小便短赤等，以祛风利水为主。处方：麻黄6g（先煎），紫苏叶（后下）、防风、防已、陈皮、炙桑皮、大腹白皮、猪苓各9g，木通5g，牡丹皮、云茯苓、车前子（包）各12g。

2. 风水第二方　主治急性肾炎水肿兼有咳逆上气等呼吸道感染症状。以祛风利水为治，兼以止嗽。处方：麻黄6g（先煎），光杏仁、紫苏叶（后下），防风、陈皮、茯苓、猪苓、牡丹皮各9g，法半夏6g，车前子（包煎）12g。如患者肺胃热盛，上属二方中酌加生石膏以治之。

3. 风水第三方　适用于急性肾炎诸症悉缓，水肿消减而尿液、血化验检查仍未完全恢复正常者。活当扶脾益肾。处方：炙黄芪15～20g，熟地黄12g，茯苓9g，山药9g，山茱萸9g，牡丹皮6g，附子5g（先煎）。

治疗急性肾炎，一般分两个阶段论治。先用风水第一方或第二方，待其症状基本缓解，续进第三方以收全功。此第三方，实系金匮肾气丸之加减方。考薛已治水气、水肿多选背气丸，疗效草著。赵献可于《医贯》中赞此方“补而不滞，通而不泄，诚治肿之神方也”。第三方于温肾益气外，尚有调中之功。此方在患者症状消失，化验正常后还要续服1个月，或服金匮肾气丸1～2个月，以巩固疗效，且防其病转为隐匿型。

在临证治疗中，有时可见水肿较甚，小便短赤，但无脉浮、恶风等症，从虚实辨证上看亦无明显症候，所谓“不大虚”或“不大实”者。对此可采用明代李中梓“先以清利见功，继以补中调摄”之法，常用四苓散、五皮饮（去生姜皮、茯苓皮）合方加生地黄、牡丹皮、赤苓、白茅根与治。其中生地黄、白茅根2味用量宜大，一般生地黄20g，白茅根30g，取其“滋肾以制水，使肺得清化之源”之功。后以五味异功散加山药、山茱萸、制附片，补中为主，兼以温肾而收殊功。

病例：祝某，男，22岁。患者厨身水肿半个月，颜面肢体为甚，头痛重于两颞，溺少色呈黄赤，胫肿按而不起，胸腹腰部亦有压痕，兼有口干唇燥、咳逆上气、腰腿酸痛，舌净无苔，脉浮而弦。化验检查：二氧化碳结合力41.8%，非蛋白41.8mg%，尿蛋白（++），尿颗粒管型2～6个/高倍视野，红细胞10～15个，白细胞1～2个。体重44.7kg，血压29.9/17.3kPa。诊为急性肾炎。证属风水，水邪浸肺，溢于肢体。治以发表祛风利水，佐以宁嗽之法。处以风水第二方。经上方加减治疗4周，患者尿量显著增多，水肿全消，体重亦减，头痛除，血盘恢复正常，余症均缓，脉象转濡。化验检查，血中非蛋白氮略高，尿蛋白（+），遂改为风水第三方施治，又服2周而化验指标恢复正常。嘱患者再服金匮肾气丸1个月。后经随访，病已痊愈，且未再复发。

急性肾炎重在肺肾之治，而慢性肾炎则重在脾肾之治，在治疗中又当根据病情，分段论治。先宜淡渗利水，行气通阳，多以五皮饮与五苓散合方为基础，加减治之。其中尤宜重用茯苓、车前子等渗利而不走气兼有强阴益肾之功的利水药，另加用木香、陈皮以行气利水、调节气机。对于体虚脉濡者，又当加人参（或以党参或以太子参代）、黄芪等药以益气扶正。待肿势渐消，尿量增多，食欲转佳时，则当改以温肾补脾，此为治本、巩固效验之法。选药组方大抵以五味异功散、金匮肾气丸或济生肾气丸、防己黄芪汤诸方中药物斟酌配伍。于脾虚甚者，又宜选实脾饮加减，兼入益气温阳之药。于补脾中兼用补肾，此正赵献可对脾虚水肿的治法，其在《医贯》中言："亦须以八味丸兼补命门。盖脾土非命门，火不能生，虚则补母之义。"

慢性肾炎经治后，有时残留顽固性、局部性水肿，对此治疗当重视分部选药。头面肿，选防风、羌活等祛风药配合渗利之药，如乏效改用炙桑白皮配黄芪、党参；腹部肿，选茯苓皮、大腹皮、陈皮；腰部肿，选五苓散加杜仲、川续断，若阳虚者加肉桂、附子；足胫肿，选茯苓、车前子，大其剂而配防己、牛膝、薏苡仁。有些慢性肾炎患者，水肿较重，尤以腹肿较甚者，用一般淡渗利水之药乏效时，如患者正虚不著，可考虑加用牵牛子9g，甘遂6g，以泄利水邪，但当详审其肿势。陈士铎谓："必须以手按之而知泥者，始可用此二味正治……随按而皮随起者……当作气虚、肾虚治多。"此真经验之谈。对慢性肾炎水肿，如牵牛子、甘遂等逐水峻剂，理应慎用，不可轻投，否则虽可取效于一时，而易致弊害，后患无穷。对慢性肾炎水肿亦可配合食疗，如以稻米加赤小豆或黄芪煮粥常服。于小便不利者，可煮食冬瓜汤，或以白茅根30g，煎汤饮服。此类单方，既有一定经验，又是平和营养之品，久服而无害。

邹云翔：九法治尿毒症

由于尿毒症的临床表现不一，各阶段病理变化的不同，所以治疗方法是多种多样的。邹氏生前曾多年精研肾病的诊治，其治疗尿毒症有9法，归纳如下。

1. 清营解毒法　适应证：营分有热，表现神烦，鼻衄，齿龈出血，皮肤出现红斑，舌质红绛，脉数。药物：犀角、生地黄、白芍、牡丹皮、竹叶、玄参、麦冬、黄连、金银花、连翘、生甘草。清营解毒法适用于尿毒症患者严重阶段，主要的特征是舌质红绛、口鼻出血或身发斑疹。本法主要方剂为犀角地黄汤、清营汤。方中犀角、黄连、金银花均有解毒作用（解血分之毒尤好）；如血热偏炽、鼻血较多者，可加茅根；玄参、麦冬合地黄、白芍、甘草，则有酸甘化阴、咸苦入肾之用，在清营之中又有滋水护心之功；竹叶、甘草则导其热从小便出。

慢性肾炎发展至尿中毒，是由于脾肾阳虚而伏邪为病。这种伏邪病变与一般的伏气温病邪灼少阴不尽相同。因此当营热稍有挫折之时，即需处处照顾到维护阳气，一旦邪热稍退，则脾肾阳虚之象益加明显。如在病例的处治中，继服用犀角地黄汤之后，转方即用附子，可见一斑。此外，在伏邪由营透气后，血分当有余热，而阳气虚甚者，可用犀角地黄汤合真武汤。

2. 镇肝息风法　适应证：手足抽搐，痉厥，身微热，或头晕胀痛，心悸，耳鸣，狂乱。药物：羚羊角、钩藤、桑叶、菊花、白芍、茯神、龙齿、全蝎。尿毒症严重阶段常有抽筋、手足搐搦、神志不清等症状。凡素来脾肾阳虚不足之体，一旦伏邪化热内发，热灼阴津，阴津不足，则容易引起动风痉厥，再而，邪热溃入厥阴亦是致成痉厥抽搐的重要原因之一。因为肝藏血而主筋，肝风动，则筋抽搐搦作。羚羊、钩藤为本法之主药，均能息风定痉，尤其是羚羊角，味咸气寒，入厥阴肝经最捷；因火与风常互助滋长，风夹火势，容易劫伤津液，津液越耗，风势越甚，而筋搐发作越重，故常需佐以白芍之酸甘敛明，滋濡血液以缓肝之急（必要时尚需加入生地黄等）。假若大便闭结不通者，可酌用调胃承气汤泻其热。关于羚羊角的应用，缪仲淳谓：“凡肝心二经虚而有热者宜之，无热者不宜用。”李士材谓：“入厥阴伐生生之气，不宜久用多用。”这些都是经验之谈，一般在抽搐停止，神志清明后二三天即可停用羚羊角。至于方法，以羚羊角尖用清水磨服最好（加水少许，不断磨汁，以食匙喂服，则药力专而持久）。

3. 涤痰开窍法　适应证：神志昏迷，妄言谵语，目直视，口噤咬牙，或喉有痰声。药物：至宝丹、苏合香丸、牛黄清心丸。涤痰开窍法实质上是“涤痰”与“开窍”两法合一，伏邪渗入厥、少，神明扰乱，出现意识不清、谵语妄言、直视、循衣摸床等症状，如夹痰热，则心包极易受痰蒙蔽，病情更为严重。至宝丹、安宫牛黄丸性凉，能开窍，故称为“凉开法”，并能清热；苏合香丸同是开窍药，但性偏温，故称“温开法”，用于昏迷因于夹秽浊者最好，其适应证为神志不清、舌腻、口臭（舌苔白腻或黄腻）。芳香开窍药物仅适用于神志昏迷之严重阶段。如用上述丸剂，可根据病情选用一种或二种，每日用1～2次，每次1粒，研细，温开水调匀，灌服。俟神志清醒即停服用。如痰浊胆滞肺气，蒙蔽心包，则神昏程度较重，且易清醒后再度昏迷，喉间有痰声，口吐涎痰，除用上述开窍药物外，还需加入涤痰豁痰之药如鲜竹沥（冲服）、鲜菖蒲（捣汁）、猴枣散等药。因尿毒症昏迷时，喉中痰鸣如拽锯等症状并不多，故涤痰豁痰不另立一法，仅附此一述。

4. 益气回阳法　适应证：亡阳虚脱，四肢逆冷，气怯，出汗，肤冷，脉伏而微动欲绝。药物：人参、附子、五味子。益气回阳法之应用，多在虚脱症状出现及即将出现之际，用药需及时、迅速、量大。尿毒症至亡阳阶段，预后甚为不良。临床上用此一法，实已处困难境地。后面介绍的一个病例，于严重阶段，在一次大便后出现虚脱症状，幸事先已将急救药物备置在旁，炉火时燃，急煎独参汤，并先将人参粉（及蛤蚧粉）灌服，故得及时抢救。此与护理之周密观察，寸步不离守护患者有关。人参补五脏之阳，补中缓中，通血脉，可以回阳气于垂绝；配伍附子，回阳救逆之力尤强；五味子为敛摄之药。在尿毒症虚脱亡阳之际，我们选用上药为主。如遇汗多喘呼时，可加龙骨、牡蛎；气短不续、喘呃有声，可加蛤蚧。此外，用生附子捣敷足心（涌泉穴），同时应用艾灸关元、气海。

5. 通腑解毒法　适应证：尿毒症大便不畅或便秘，腹胀，烦躁，唇干，舌苔黄或白垢腻，泛呕。药物：大黄、附子、甘草。因脾肾阳虚，本虚标实，中夹宿滞与湿邪搏结，胃失下行通达之机，腑气内闭，阳气不运，故以大黄、甘草以缓下，附子以温阳化湿，取其温通之功，故亦可称为温通导浊法。曾在治疗一例严重尿中毒患者时，用此法而获效转机（先后共服大黄240g，附子300g）。如中焦无湿浊而在营热阶段，则可用犀连承气汤（犀角、黄连加小承气汤）。其治疗原则亦属通腑解毒，唯一为热毒，一为湿浊之区别而已，要在临床审察运用。

6. 去秽化湿法　适应证：上、中二焦有湿，症见胸闷，烦躁，泛恶作吐，口秽口臭（尿臭），苔腻，口不欲饮。药物：半夏、干姜、黄连、吴茱萸、甘草。苏合香丸。脾阳本来虚弱之人，运化不健，则生内湿，复感外界秽湿邪气，蕴伏上、中二焦，非用去秽化浊之药不可。此法系辛苦宣泄之剂，宜用于有湿阻之证者，如无湿邪中阻，舌不腻，口不臭，口渴者，皆不宜用。苏合香丸适用于秽浊重而神志昏迷者，具有宣窍之作用，可互参开窍法。

7. 清利湿热法　适应证：下焦有湿热，小便少，尿频，或尿痛，小便有细沙或浑浊不清，腰部酸痛，触之尤甚。药物：黄柏、知母、薏苡仁、甘草梢、篇蓄、通草、琥珀。慢性疾患，脾肾之阳本虚，肾虚则湿热易留，留滞于膀胱，妨碍排泄之功能，影响气化生理，而致有尿频、尿痛、尿少等症；热偏重则结成砂石，虽有细沙排出而里蕴必甚，故宜清热利湿。琥珀能降肺气，通于膀胱；黄柏、知母以治下焦湿火；甘草梢通淋利水；篇蓄苦能下降；其他如滑石、竹叶、车前子等均可随证酌用。此外，遇下焦湿热，用一般清利之剂效不显，甚者尿闭不通，或丝毫无尿意，少腹不满不胀，可用开肺气以利小便之法。

8. 醒胃助纳法　适应证：严重阶段初过，胃气呆钝，杳不思食，精神疲惫。药物：谷芽、橘白、川黄连、人参、白术。脾胃为仓廪，后天之本，亦是生化之源泉，久病之人，“有胃则生，无胃则死”。可知胃气之好转与否，对疾病治愈及预后有密切关系。因此在胃气呆钝之际必须用醒胃之药。如中夹湿邪未尽，去人参，加省头草，以橘白易陈皮；倘遇舌光如镜、胃阴不足者，去白术，加麦冬、石斛、白芍等养阴之药，则胃自开，纳自旺。唯有在此基础上，食饵或药物之调补才有可能。

9. 健脾温肾法　适应证：尿毒症脱离危险，病情趋安，胃气有来复之机，面色晦滞无华，形神虚弱，脉细舌淡。药物：熟地黄、山茱萸、附子、肉桂、泽泻、山药、茯苓、人参、黄芪、白术、杜仲、芡实、陈皮、当归、补骨脂、紫河车、血茸。此为培补后天脾肾之治本法则，方剂可以选用者甚多，如金匮肾气丸、十全大补汤、河车大造丸、还少丹等。兹择其主要药物，临床斟酌参用可

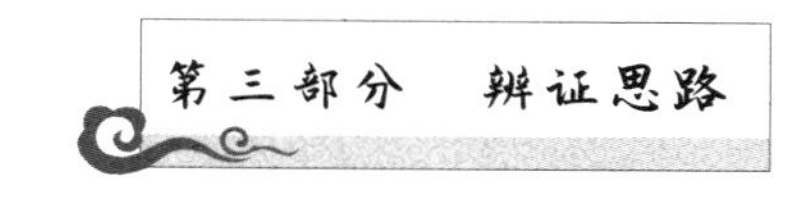

也。关于剂型，可以服汤，可以煎膏，长期服用，以后者为佳（夏季不宜）。此法之疗程需长，不能少于3个月。如能善于调补后天，使久虚之脾肾阳气来复，抗病之能力增强，则可以防止尿毒症之再发也。

邹云翔：五法说水肿

人体水液的正常代谢，主要靠肺、脾、肾三脏功能的协调。如果肺失通调，脾失转输，肾失开合蒸化的功能，就会产生水肿。因此，调整肺、脾、肾三脏的功能，乃治疗肾炎水肿的关键。

1. 疏风宣肺利水法　适用于慢性肾炎水肿有肺经症状或合并外感而兼有肺卫症状者。症见水肿，恶寒发热，头痛鼻塞，咳喘有痰等。若偏于风寒者，常用方药为荆芥、防风、防己、紫苏叶、前胡、麻黄、杏仁、连皮茯苓、薏苡仁、茅根、芦根等，或用麻黄附子细辛汤加渗利之药；若偏于风热者，则用桑叶、薄荷、金银花、连翘、牛蒡子、桔梗、生甘草，或以越婢加术汤加减使用；若水气犯肺，胸闷气喘，呼吸不利，有胸水者，可加用三子养亲汤。

2. 补气健脾利水法　适用于肾炎水肿而脾气虚弱者。主要症状有气短乏力，胃纳减少，甚则恶心呕吐，脘腹闷胀等。常用方药为防己黄芪汤合健脾渗利之药如生黄芪（常用剂量为30g）、防己、防风、白术、连皮茯苓、薏苡仁、怀山药、茅芦根、车前子、潞党参或太子参等。脾阳不足加干姜、花椒；脾虚气滞加香橼皮、大腹皮、佛手、陈皮等。

3. 补肾温阳利水法　适用于慢性肾炎水肿而现肾阳不足者。主要症状有周身水肿，胸腹有水，面色苍白或黧黑，腰酸肢冷，苔白质淡，脉沉细。常用方药为金匮肾气丸加减，如附子、桂枝、花椒、巴戟天、胡芦巴、连皮茯苓、薏苡仁、山药、车前子等。此类水肿重症，阳虚阴盛，本虚标实，治疗重在温阳。附子剂量宜重，可用30～60g，但须煎2.5小时左右，去其毒性而存其温阳之效。肾炎水肿，乃肺、脾、肾三脏功能失调所致，其中尤以肾为根本，而水为至阴，乃肾阳命火不足所致。肾阳不足，命火式微，可致肾不能气化，脾不能运化，肺不能布化，三焦之气闭塞，决渎之官无权。所以肾阳命火不足是致成水肿的根本原因。运用补肾温阳利水法，亦即王太仆“益火之源，以消阴翳”之法，在临床上应用是有效的。临床上往往有肺肾同病、肺脾同病、脾肾甚则肺脾肾三经同病者为数不少、因此治法上往往需要肺肾同治、肺脾同治、脾肾同治或肺脾肾三经同治等法。

4. 活血化瘀利水法　适应于慢性肾炎水肿而夹有瘀血者。主要症状有全身水肿而舌绛有紫斑，面、唇、肤色灰滞黧黑，或腹部膨胀，青筋暴露，或妇女经闭，或面、肢肿减而腹水长久不消者。常用方药为桃红四物汤、血府逐瘀汤加减。大多病例在辨证的基础上，酌加活血化瘀之药如当归、红花、桃仁、川芎、赤芍、丹参、益母草、泽兰、马鞭草、牛膝、鲍鱼、三七等。

水肿长期不退，从肺、脾、肾治疗皆无效果者，祖国医学文献中有“从气分治疗无效，当于血分求之”之说。从气分治疗无效之水肿，乃由久病瘀血内阻所致，在辨证的基础上经常运用活血化瘀法，不少患者取得了良好效果。水肿而夹有瘀滞症状者，运用此法疗效更著。水肿反复消长，腹部膨胀，腹水长期不消者，此类水肿与肺、脾、肾功能有关外，尚有肝络瘀阻因素，故在辨证中加用桃仁、红花、当归、赤芍、枸杞子等药以化瘀通络，养血调肝，常有效果。妇人高度水肿，又夹经闭者，名血分水肿。经为血，血不利，则为水，治疗中治水为标，治血为本，故在辨证中常用此法，甚则运用破血逐瘀通经而能见效。

5. 疏滞泄浊法　适应于慢性肾炎肾病型应用激素无效、不良反应明显而停药者。症见浑身疲乏无力，胃纳减少，有药物性库欣综合征，皮里膜外，水钠潴留，妇女还有经闭等症状。常用方药为越鞠丸加减，常用药物如苍术、薏苡仁、香附、神曲、郁金、合欢皮、法半夏、陈皮、广皮、当归、红花、川芎、桃仁、茯苓、芦根等。汗出较多者，加糯根须；痰多者，加橘络、冬瓜子；腹胀者，加木香、佛手、香橼皮等；口干者，加石斛、天花粉；气虚者，加党参、黄芪、大枣等；腰痛者，加川续断、桑寄生、枸骨叶等。人体内部气机升降出入，贵在守常，反常则百病皆生。有些患者用激素后疗效不著或无效，而不良反应已很明显，乃药物导致体内升降出入功能紊乱所致。当升者不升，当降者不降，当出不能出，当入者不入，清者化为浊，浊者阻滞不通，久延血分，致气滞血瘀，水阻湿蕴。气血失去冲和，气血精微变为湿浊痰瘀，阻于脏腑、络脉、肌腠。故临床上常用疏其气血、泄其湿浊痰瘀之法，使失常之升降出入生理功能得以恢复，而病可愈。

曹余德："八字真诀"治癌肿

曹氏认为，治疗肿瘤应采取协同综合治疗的措施，才能在临床上获得较好的疗效。协同综合治疗可以概括为"中、西、内、外、针、气、膳、心"八字治疗方针。

1. 中　是指中医。坚持以中医为主的原则，以中医理论指导临床医疗实践，根据不同的病因、病机和各个不同的体质进行辨证论治。

对于肿瘤治疗，必须做到防治相结合。预防肿瘤的发生比治疗肿瘤更为重要。主张防患于未然，不治已病治未病。应重视食疗、药膳、养生保健集一体的预防措施以增强体质，提高人体正气，增强抗邪能力，以防止肿瘤的发生、发展。

2. 西　指西医。治疗恶性肿瘤，中医应同西医结合起来，做到辨证与辨病相结合，这样对于肿瘤治疗更为有效，这是取长补短、共同提高的必由之路。

西医在肿瘤的诊断及治疗上都有其独到之处，现代医学诊断技术的日益发展，可视为中医四诊的延伸。西医已尽可能地实行微观诊断，补充了中医诊断定位的模糊概念。在治疗上，创立了以手术、化疗、放疗为主体的3种主要的治疗方法。而3种治疗方法亦在不断创新、改进，应该值得借鉴。

中西医结合治疗肿瘤，首先以手术治疗为主，主张尽早、尽快地局部切除肿瘤。只要患者能承受手术治疗的，就应以先手术治疗。曹氏数十年的临床观察体会，不主张施行大面积清除扫尽的手术方法，认为以局部的肿瘤实施局部切除；也不主张做广泛淋巴结切除，认为淋巴结是人体内的保卫机构，是人体的坚强卫士，若是大量清除淋巴后致无门户要塞可守，则敌人更易登堂入室，如此肿瘤更易转移；放、化疗不宜再三施用，否则对整体的损害可能过大于功。

3. 内　指内服法，以内服中药为主。内服作为传统的中医治疗方法，数千年来延用不息。内服药物，重要的是能正确的辨证论治，合理的用药配伍，要做到传统的理论与民间验方相结合、辨证与辨病相结合、治疗方法以扶正与祛邪灵活应用。

4. 外　指外治法。按中医辨证论治的原则，在人体的体表，采用药物在熏、浴、膏、敷等方法进行外治疗法，可补充内服法作用。曹氏在肿瘤的外治法中，较多选用敷脐、局部外敷和药物熏洗等。

(1) 敷脐。中医学认为，脐为神阙穴，是人体诸穴中最大结构最特殊之穴位，是任脉、督脉、冲脉的起源处，乃“一源三岐”。现代医学研究表朋，药物完全可从皮肤吸收而发挥治疗作用，故治疗中常采用蟾酥膏中加入云南白药敷贴脐，具有解毒、消炎、止血、活血、止痛、抑制癌细胞的多项作用。

(2) 局部外敷：胸腔积液明显者采用民间验方外敷，即以鲜葱250g连根须洗净捣烂成糊状，再加适量蜜糖调和，外敷于患部，对消胸腔积液及止痛疗效均佳。

(3) 药物熏洗：可将内服汤药在煎服2次后，充分利用原药渣再加水2000ml再煎1次。煮沸后倒出药液，作为外用熏洗液，或可用湿毛巾浸药液后在局部外洗敷贴，可以止痛、止痒、活血化瘀、消肿、消炎，疗效颇佳。

5. 针　指针灸，是用针灸的方法参与肿瘤的治疗。包括传统的针刺、灸法以及与现代科学技术相结合的针麻、红外、激光、脉冲、磁疗等治疗仪。

6. 气　指气功疗法。气功是一种通过训练者的主观能动性，进行综合性的意念、呼吸、按摩和肢体运动等训练为特征的治疗方法，在肿瘤的防治中起到积极作用。例如郭林气功，以动与静相结合，以调心、调气相结合，使人体发挥最佳潜能，提高机体的修复和抗病能力。对血液、内分泌、免疫系统有效地提高机体免疫力及防病能力等，是大有裨益的。

7. 膳　指药膳或食疗。通过有目的的选择某些食品作为主食或辅食，从而达到防病治病的目的，深受患者的重视和欢迎。在食疗、药膳中，根据具体病情进行综合分析，按虚、实、寒、热的不同，采取虚者补之、实者泻之、热者寒之、寒者热之的治疗原则，分别给予补阴、补阳、补气、补血的食品以及少量药品治之。

8. 心　是指心理疗法。在防治肿瘤中，利用中西医结合心理治疗的方法，来解除患者的心理障碍，正确她认识疾病的性质，从而发挥人体内的内分泌、神经、免疫功能的潜在抗病能力，达到防治肿瘤的目的。尤其是对肿瘤患者的心理治疗中，可归纳为“五要五不要”“三心”“二知”“二行”。

(1) 五要五不要：①“要站起来，不要跪下去”。鼓励患者树立起战胜癌症的信念，千万不可自己丧失信心，被肿瘤所吓倒。②“要斗争，不要怕”。要鼓励患者通过自己的斗争，最后是能战胜肿瘤的，对肿瘤不要害怕，不能丧失斗志。③“要安定，不要乱”。这包含两个含义，一是指自己的心理状态要调节到稳定状态，正确对待癌症，不要心绪紊乱；二是指对治疗方案要稳定，不要病急乱投医。④“要乐观，不要悲观”。鼓励患者要保持乐观态度与疾病作斗争，千万不要悲观失望，要经常参加公共娱乐活动，来调节自己的情绪，最大限度的调节自己的抗病能力。⑤“要重视，不要轻视”。癌症是疑难重症，在战术上要重视，各方面的防治均要积极有效，千万不可掉以轻心或忽视。

(2) 三心：治疗肿瘤要做到增强信心、下定决心、坚持恒心。即要有战胜癌症的信心。要有与癌症作殊死搏斗的决心，要有与癌症打持久战的恒心。只有这样，才能战而胜之。

(3) 二知：对肿瘤的治疗，要做到主客观情况了解掌握得十分正确，即知己知彼。

(4) 二行：“量力而行，三思而行”。告诫患者特别是对放疗、化疗要充分考虑自己的体质，以患者体质能否承受其治疗为标准，不能片面盲目地追求疗程剂量等，否则将不利于对肿瘤治疗。

曹氏专攻于肿瘤一科，其治疗恶性肿瘤，通过采用综合治疗的方法，使不少患有食管癌、胃癌、结肠癌、直肠癌、胰腺癌、肺癌、乳腺癌、肾癌、膀胱癌、甲状腺癌、腮腺癌、喉癌等的患者获得了新生。

陆德铭：乳房病证治七法

陆氏长于外科，其治妇女乳病，数十年来，摸索出七法，治之效良。

1. 温肾助阳，调摄冲任　乳癖、乳癌等常见乳房病的发生，当首推冲任失调。调摄冲任为治疗乳病的求本之法。冲为血海，任主胞胎，胞脉系于肾，冲脉与肾脉相并而行，得肾阴滋养。而肾气化生天癸，天癸源于先天而藏于肾，可激发冲任的通盛。冲任下起胞宫，上连乳房，其气血促使胞宫和乳房的发育及维持功能活动。肾气、天癸、冲任相互影响构成一个性轴，同时作用于胞宫和乳房，成为妇女周期调节的中心。而肾为这个性轴的中心，肾气不足则天癸不充，冲任不盛，胞宫与乳房必然同时受累而发病。以温肾助阳来调摄冲任，从众多温阳药中筛选出性温不热、质润不燥之淫羊藿、仙茅、鹿角片、肉苁蓉、巴戟天、补骨脂等补助肾阳、调补冲任。从治本着手，佐以他法，不仅乳腺肿块、疼痛可消，癌肿得到控制，同财胞宫不充、肾虚诸症均得到纠正。又孤阴不生，独阳不长，在助阳药中酌加山茱萸、天冬、枸杞子、生何首乌等滋阴补肾，以期治阳顾阴，收阴生阳长、阴阳平补之功。温肾助阳，调摄冲任法从根本上调整内分泌激素紊乱，调整体内阴阳平衡，是诊治乳病的根本之法。

2. 疏肝理气，调畅气机　女子以肝为先天，肝藏血，主疏泄，可直接调节冲任之血海的盈亏。肝郁气滞在乳病发病学上具有重要的意义。由于精神不遂，久郁伤肝，或精神刺激，急躁脑怒，均可导致肝气郁结。气机瘀滞，蕴积于乳房胃络，乳络阻塞，引起乳房胀痛。肝气郁而化热，热灼阴液，气滞血凝即可形成乳房结块。又肝肾同源，肾气不足则肝失所养，肝之疏泄功能失常，致气滞痰凝血瘀，变生乳癖及乳疬等病。故疏肝理气、调畅气机也为治疗乳病的重要法则。临证用药常以理气、活血同用，并从众多的理气药中选出了郁金、川芎、莪术、丹参等血分中之气药和香附、柴胡等气分中之血药，以及枳壳、延胡索、青皮、预知子、川楝子、佛手等药，意在调畅气机。气行则血行，气顺则血顺，气血通畅，则瘀结自消。

3. 活血化瘀，疏通乳络　乳房疾病，临床上多表现为以固定性疼痛及肿块为主症，二者均为血瘀证的特征。治疗乳房病时，应重视活血化瘀、疏通乳络的应用，常用当归、赤芍、桃仁、红花、三棱、莪术、泽兰、益母草等活血化瘀，王不留行、丝瓜络、路路通等疏通乳络，以气血通畅为目的。临床用活血化瘀药时，也必掺入理气之药如香附、柴胡、延胡索等，改善患者的“高凝”状态。

4. 化痰软坚，消肿散结　乳房疾病多与情志的变化有密切的关系。思虑伤脾，或肝郁气滞横犯脾土，均可导致脾失健运，痰湿内生；肾阳不足，不能温煦脾阳，则津液不运而聚湿成痰；肝郁久化热化火，灼津成痰，痰、气、瘀互结而成乳块。痰湿凝结在乳病发病学土也占有一定的地位。选用山慈菇、海藻、昆布、贝母、牡蛎、夏枯草、白芥子、半夏、僵蚕等化痰软坚、散结消肿，为乳块的消散创造了有利的条件。

5. 清泄胃热，利湿解毒　女子乳房为足阳明经所属，阳明胃经多气多血，妇女气机多易抑郁，七情郁结日久则可化火化热。陆氏常以牡丹皮、栀子、龙胆、黄芩、知母等清泄胃热，生薏苡仁、泽泻、蒲公英利湿解毒，仙鹤草、茜草、生地榆凉血止血，半枝莲、蛇莓、蛇六谷、山慈菇、龙葵、石上柏等抗癌解毒。

6. 健脾益气，养血生津　冲任为气血之海，脏腑之血皆归冲脉，若脾胃虚则生化之源不足，不能灌养乳络而致乳病。故临证常以生黄芪、党参、白术、茯苓、怀山药等益气养血、健脾和胃，改善患者的脾胃虚弱，扭转营养不良状况，缓解乏力、消瘦、食欲缺乏等症状，并改善由放疗、化疗引起的胃肠道反应，提高机体免疫系统的防御能力。乳癌患者也常因放疗、化疗引起热毒灼伤阴液而出现阴虚之证，可用玄参麦冬、沙参、川石斛、枸杞子以及鳖甲、龟甲等血肉有情之药治之。

7. 移情易性，调节情绪　乳房病的发生发展、与患者的精神因素、情绪变化，心理因素密切相关。患者发病后精神负担较重，而部分患者恐癌心理较强，整日沉湎于来日短苦的紧张情绪中。这些情绪的异常变化，常造成忧思伤脾、惊恐伤肾，如此脾肾虚弱失调则机体免疫功能低下，不能抵御外邪而常遭侵犯。故在诊治中，陆氏强调，要十分注重调节患者情绪。临床上治疗乳腺增生及乳疬，常以调摄冲任、理气活血化瘀为治疗大法。对与情志变化相关者，常佐以柴胡、佛手、预知子、合欢皮等调畅气机。

彭培初：急性胰腺炎，通下为先，动静有别，补救有法

1. 首辨缓急，通下为先　急性胰腺炎有出血坏死型与水肿型之分。中医尤适水肿型胰腺炎（包括胆源性、蛔虫性、单纯性）以胰腺分泌受阻、水肿渗出为病理机制，主要症状是中上腹疼痛、发热或黄疸伴恶心呕吐、大便干结，以血尿淀粉酶增高可明确诊断。“六腑以通为用”“实者攻之”是治疗大法。仲景以结胸命名，用大陷胸丸主治。临床以生甘遂末1.5g吞服，即可起到便通痛解的作用。续用疏肝和胃、清热导下之法，其中茵陈、柴胡、栀子、黄芩疏肝利胆、清热理湿，生大黄、芒硝、川厚朴、炒枳实通腑导下，一般3～4天即可使血尿淀粉酶恢复正常，10～14天即可痊愈出院。其中胆源性胰腺炎的病程可适当延长。

2. 动静有别，忌油而不禁食　西医治疗急性胰腺炎的常规是禁食7～10天，目的是使水肿的胰腺通过禁食休息而得到恢复。中医的治则是通过疏导之法使受阻的胰液得以正常排泄，从而消除胰腺的水肿。在第2天得泻后痛缓解即可进以

薄粥，可免去水电解质平衡失调的烦恼。

3. 通下适度，补救有法 患者对通下常有顾虑。急性胰腺炎泻下力越快，症状改善越明显，但过度的泻下又会使体力下降，因此要通下适度。若要使其泻下停止，当用《伤寒论》中有关止泻的方法，即进食冷粥1碗以安胃止泻，这对甘遂药后通下过度有积极的止泻作用。

刘嘉湘：辨治七法治肠癌

大肠癌属中医的“脏毒”“肠蕈”“下痢”“锁肛痔”的范畴。刘氏认为，大肠癌的病因病机是饮食不节，恣食肥腻，醇酒厚味，误食不洁之物，损伤脾胃，运化失司，逐成宿滞，湿浊内生，郁而化热，湿热蕴毒下注，浸淫肠道，气滞血瘀，日久蕴结而成积块。湿热、火毒、瘀滞属病之标，脾虚、肾亏、正气不足乃是病之本。根据大肠癌的临床表现，分为五个证型。

1. 湿热蕴结证 症见食欲缺乏，腹胀疼痛，大便溏薄或里急后重，黏液血便，舌苔黄腻，脉滑数。治以清化湿热。方用白头翁汤加减。常用药物有白头翁、生薏苡仁、黄柏、鸡血藤、败酱草、凤尾草、苦参、马齿苋、木槿花。腹痛加延胡索、枳壳；里急后重加白芍、木香、甘草、升麻。

2. 瘀毒内阻证 见腹胀疼痛，腹块拒按，便下脓血黏液，里急后重，舌质紫黯有瘀斑，苔薄黄，脉弦数或细涩。治以行气活血，化瘀解毒。方用膈下逐瘀汤加减。常用药物有当归、赤芍、红花、桃仁、莪术、鸡血藤、白花蛇舌草、儿茶、木香、枳壳。便血不止者，去桃仁、红花，加血余炭、槐花；腹块者，加夏枯草、海藻、昆布、生牡蛎。

3. 脾虚气滞证 症见纳呆腹胀，腹鸣气窜作痛，倦怠乏力，面色萎黄，大便溏薄，舌苔白腻，脉濡滑。治以健脾理气。方用香砂六君子汤加减。常用药物有党参、炒白术、茯苓，煨木香、陈皮、半夏、预知子、砂仁、沉香曲、菝葜、野葡萄藤、蛇莓、藤梨根。兼血虚者，加当归、炒白芍；畏寒肢冷者，加补骨脂、胡芦巴；腹胀者，加乌药。

4. 脾胃阳虚证 症见面色苍白，消瘦，纳少，腹痛喜按，大便溏泄，次数频多，畏寒肢冷，腰酸膝软，倦怠乏力，苔薄白腻，脉沉细或濡细尺弱。治以温补脾胃。方用理中汤加减。常用药物有党参、炒白术、炮姜炭、肉豆蔻、补骨脂、淡吴茱萸、乌梅、儿茶、野葡萄藤、鸡血藤、菝葜、熟附子、升麻、黄芪、煨诃子、赤石脂、禹余粮。

5. 肝肾阴虚证 症见头晕目眩，腰酸耳鸣，低热盗汗，五心烦热，口干咽燥，大便燥结，舌质红，苔少或灰苔，脉弦细数或细数。治以滋养肝肾，清热解毒。方用六味地黄汤加减。常用药物有北沙参、麦冬、生地黄、川石斛、女贞子、生何首乌、瓜蒌仁、野葡萄藤、藤梨根、半枝莲、预知子、火麻仁、当归、白芍、鳖甲，银柴胡。

沈仲理：子宫肌瘤的审因论治

1. 气滞血瘀型 此型多见于浆膜下和肌壁间子宫肌瘤。症见小腹作胀或隐痛，有肛门下坠感，舌质黯红，边有瘀紫斑点，脉沉弦或细涩。

治以化瘀理气、软坚消瘤为主。常用方为济生香棱丸（木香、丁香、三棱、莪术、枳壳、川楝子、八角茴香、青皮）或膈下逐瘀汤（当归、川芎、赤芍、桃仁、红花、枳壳、甘草、延胡索、五灵脂、牡丹皮、香附、乌药）。常用药有生地黄、白芍、甘草、黄精、三棱、石见穿、炒牵牛子、蒲公英、五灵脂、威灵仙等。经行过多或血崩者，方用胶艾汤加减（当归炭、熟地黄、白芍、川芎、艾叶炭，减阿胶，加煅牛角腮、煅龙牡、鹿衔草等），另服震灵丹、归脾丸、宫血宁等；漏下不止者，方用当归芍药散加减（当归、川芎、赤芍、白芍、茯苓、白术、泽泻，加贯众炭、花蕊石、槐花等），另服三七粉、固经丸等。

2. 阴虚火旺型 此型多见于黏膜下、肌壁间及多发性子宫肌瘤。症见月经先期，经行血崩或漏下不止，胸中灼热或下腹部觉热感，乳头痛或刺痛，或乳房胀痛牵及腋窝，经后赤白带下或黄白相杂，舌质红，苔少津，或薄黄，脉弦细或细数。

治以凉血止血、化瘀消瘤为主。常用方为犀角地黄汤加减（水牛角、生地黄、牡丹皮、白芍，加紫草、侧柏叶、半枝莲、夏枯草等），佐以清心止血者，方用生脉散加减（太子参、麦冬、五味子，加南沙参、北沙参、仙鹤草、墨旱莲、女贞子、景天三七等）。常用药为大生地黄、天冬、麦冬、黄精、三棱、石见穿、半枝莲、重楼、海藻、蒲公英、甘草、玉米须等。

3. 肝郁脾虚型　此型多见于浆膜下、肌壁间或多发性子宫肌瘤。临床多为虚实并见，初病属实，病欠变为虚证。症见月经正常，或经行后期，量多如崩，夹有血块，小腹有下坠感，大便溏薄，经后带多清稀，舌质淡白或薄白，脉濡细或细弦。

治以健脾升清、疏肝散结为主。常用方为举元煎加减（党参、黄芪、白术、升麻、甘草，加生贯众、半枝莲、怀山药、菟丝子等）。常用药有党参、白术、熟地黄、白芍、甘草、半枝莲、三棱、莪术、黄精、杜仲等。以健脾固冲为主者，方用归脾汤加减（党参、黄芪、茯神、白术、甘草、远志、木香、酸枣仁、大枣、炮姜，减当归、龙眼肉，加煅龙骨、赤石脂、禹余粮等）或平肝开郁止血汤加减（生地黄、牡丹皮、白芍、白术、炙甘草、黑荆芥、当归炭、贯众炭、三七，减柴胡，加广郁金、墨旱莲、熟女贞子、花蕊石、黄精等）。

此外，如属肝贤同病者，可选用一贯煎加减（沙参、麦冬、生地黄、枸杞子、川楝子，减当归，加墨旱莲草、熟女贞子、龟甲、玉竹等）；如属脾肾同病者，较为严重，常见血崩不止，涉及肾阳衰弱，因脾统血，肾藏精血，统藏不固，应采取温阳固涩法，方能见效，方用参附龙牡汤（人参、附子、煅龙骨、煅牡蛎）合桃花散（赤石脂、炮姜炭），再加菟丝子、鹿角胶、怀山药等，有化险为夷之功效。

张珍玉：治咳之要在宣在降

1. 咳为肺病　《素问·咳论》曰："五脏六腑皆令人咳，非独肺也。"咳嗽一症，虽可由其他脏腑病变引起，不仅限于肺，但其病位则在肺，其直接病机是由肺气上逆所致。故《医学三字经·咳嗽》曰："咳嗽不止于肺，而亦不离乎肺也。"《景岳全书·咳嗽》亦云："咳症虽多，无非肺病。"五脏各有其生理特性，肺主宣发肃降，调理全身气机升降出入，人所共知。张氏总结多年的理论教学与临床实践，提出肺之宣发，宣中有降；其肃降，降中有宣。并引《灵枢·决气》"上焦开发，宣五谷味，熏肤、充身、泽毛，若雾露之溉"之言，示肺宣而后降之理；以《素问·经脉别论》"脾气散精，上归于肺，通调水道，下输膀胱，水精四布，五精并行”之论，明肺降中寓宣之机。宣降相因，则气机通畅。因此，不论何因，一旦影响到肺之宣降，气机壅滞，外不能达，内不能降，则生咳嗽。故《黄帝内经》曰：“诸气膹郁，皆属于肺。”膹为气逆咳喘，郁为痞塞不通。气逆责之于肺气不降，痞塞责之于肺失宣发。

2. *治咳必辨内外*　临证对于咳嗽的辨治，当首辨其外感与内伤。咳嗽虽由肺失宣降而致，但失宣多由外邪所闭，不降常因内伤劳倦所为，故咳嗽分为外感与内伤两端。究其治法，亦不外两途：外感重在宣发，佐以肃降；内伤重在肃降，佐以宣发。宣与降的侧重，既应注意药味的比例，又须留心宣降剂量的比例，还需根据肺失宣降的程度，酌配升降药对、参以调理气机的动药，组成一方。据此，提出了“治咳之要在宣降”之独到见解。

(1) 外感宣为主，肺宣咳自平：外感邪气，不管属寒、属热，多影响肺的宣发功能。气不得宣，冲逆激荡，即发为咳嗽。故治重在以宣驱散外邪、借宣助肺之宣发。肺为相傅之官，助心治理全身，助脾肾行水，助肝调气。外感六淫邪气，从肌表皮毛、口、鼻而入，导致肺的宣发功能失常，气机郁滞，街见鼻塞流涕，胸闷气促；肺气上逆，故咳嗽；外邪束肺，肺失宣发，津聚成痰，故咳嗽多有痰。由于外感咳嗽以肺失宣发为病机，故其治疗当突出“宣”字。风寒咳嗽，治以辛温宣肺，方选杏苏散、华盖散；风热咳嗽，宜辛凉宣肺，方用桑菊饮或银翘散；肺燥咳嗽，应猜燥润肺止咳，可用沙参麦冬汤。虽六淫皆可影响及肺而致咳嗽，但临证所见以风寒居多，即如张景岳所云“六气皆令人咳，风寒为主”。由于气候的变化，时代的变迁，以及饮食条件、居住生活条件的改善，当今人们多体质壮实、阳盛有余。故外感风寒多从热化，症见发热、嚼痛、咳痰黄稠等。依据中医学辨证求因的原则，外感咳嗽多属风热咳嗽。治以清热疏风，宣肺止咳。根据多年临床经验，自拟“桑薄清宣汤”一方，临证加减，常获神效。方药组成：桑叶9g，薄荷6g，牛蒡子6g，桔梗6g，炒枳壳5g，前胡6g。生白芍6g，紫菀6g，川贝母6g，甘草3g。水煎服，每日1剂，分2次温服。咳甚者，加炒杏仁；痰多色白者，加陈皮、姜半夏；痰黄色稠者，加青竹茹、青果；干咳无痰者，加沙参、麦冬；兼发热者，加金银花、连翘；兼恶寒、鼻流猜涕者，加荆芥穗。方中以桑叶、薄荷清肺疏风、宣散风热为主药；桔梗宣肺止咳，炒枳壳降肺下气，两者相配，宣中有降，共伺燮理气机升降，以复肺之宣降之职；配伍牛蒡子清热利咽，前胡清热降肺化痰，紫菀、川贝母止咳化痰，共为辅药；佐生白芍清热养阴，且扶阴而不敛邪；甘草调和诸药。诸药合用，共奏疏风清热，宣肺止咳之功。此方加减治疗外感咳嗽，不分长幼，多2～3剂咳止病愈。

病例：女，6岁。1997年10月14日就诊。小儿因外感，先发热，后咳嗽，曾服用止咳药及应用抗生素，发热退，咳嗽不止，晨起及睡前为甚，夜间不咳，痰少色黄难以咳出，伴咽喉色赤肿痛，舌红苔薄黄，脉数。四诊合参，证属外感风热，肺气不宣。治以疏风清热，宣肺止咳。方用桑薄清宣汤加减。服药1次，咳嗽减轻，痰量明显减少，夜眠安定，2剂而咳嗽止，诸症愈。

(2) 内伤降为主，气降咳自愈：内伤咳嗽可由痰湿阻肺、肺火犯肺、肺阴亏虚、肾水土泛等引起，但临床最多见的是痰湿阻肺，常见于老年性慢性支气管炎、支气管扩张等。“肺为贮痰之器”，肺的肃降功能失常，气机不降而上逆，故见胸闷憋气；肺气上逆，则咳嗽气喘；痰随气逆，则咳痰量多。治疗内伤咳嗽立足“降”字，采用清热、养阴、化痰止咳等法，选用泻白散、百合固金汤、三子养亲汤等加减治疗。

临床所见内伤咳嗽多为痰湿阻肺，遵《金匮要略》“病痰饮者，当以温药和之”之法，温中化痰，降逆止咳。方选二陈汤加减。药用姜半夏6g，橘红9g，茯苓9g，炒白术9g，五味子6g，桔梗6g，炒枳壳6g，前胡6g，紫菀6g，川贝母6g，甘草3g。方中以二陈汤燥湿化痰，理气和中；桔梗、枳壳一升一降，化痰止咳；白术健脾祛湿，消其生痰之源；前胡、紫菀、川贝母化痰理气，宣肺止咳；五味子养阴敛肺止咳；甘草健脾化痰，调和诸药。诸药共奏燥湿化痰、降肺止咳之功。若痰黏难咳者，加竹沥或炒杏仁；痰黄黏稠者，加栀子；兼喘者，加旋覆花；兼气虚者，加人参或党参；喘急伴水肿者，加葶苈子；久咳及肾者，加沉香。

总之，咳嗽之症，病位在肺，临证之时首辨外感、内伤，其治疗时外感咳嫩以宣肺为法，内伤咳嗽则以降肺为治。但应注意肺之宣发与肃降是相反相成、不可分割的两个方面。因此治咳之时，宣肺勿忘降气，降肺注意宣散，宣降相合，升降相因，以复其职。此即张氏用药中非常注重桔梗与“枳壳”之升降配伍原因之所在。

魏长春：胆病诊治约言

中医学把人体的内脏器官分为脏和腑，有储藏精气功能而不直接传化水谷的称为脏，以出纳转输、传化水谷的称为腑。胆是六腑之一，它既具有传而不藏、实而不满等各腑所具的普遍性，又和其他各腑不同，具有不储藏或转输水谷糟粕以及粪溺等浊物的特殊性，故称之为“奇恒之腑”。胆汁清净不浊，故又称为“中清之腑”。胆寄附于肝下，肝胆相互联系，故古人称之为表里关系。在临床上肝病和胆病的患者往往有相类似的症状出现，在治疗用药方面也是可以相互兼顾的。人体是一个有机的整体，人体任何部分发生疾病都和整体密切相关。中医学认为肝胆密切相关，胆病可以影响及肝，也可以影响人体其他各个部分，而其他脏腑的疾病也能影响到胆。故在治疗用药时，就不能单纯从胆出发，必须根据临床所出现的各种症状辨证论治，兼顾到其他各脏器的病变。当然，在治疗疾病时，更重要的是依靠人体的抵抗力和再生能力。医生必须充分发挥患者的主观能动作用，结合药物治疗，战胜疾病。

1. 胆病的辨证与论治 胆囊炎多由于平素郁怒不舒、气失调畅复受感染和胆道梗阻所引起，胆石症则为胆道内积石形成而致，两者常互为因果，且多与饮食和蛔虫等有关，在治疗时往往难以截然分开。一般治疗方法，不外乎通里攻下、清热解毒、燥湿泻火、疏肝利胆、理气开郁、行气活血、降逆止呕、健脾和胃、安蛔止痛、补气养血、温中散寒。从临床症状分析，以湿热、实火、气滞居多，有口苦、咽干、头晕、不思饮食等少阳经症状。湿热者多兼有寒热往来，面目或全身出现黄疸，右上腹持续胀痛，或偶有阵发性绞痛，大便秘结，小便黄浊或赤涩，舌红，苔黄腻或厚，脉象弦滑或滑数。治宜清肝利湿，疏肝理气。实火者多兼有寒热往来、面目或全身出现黄疸、右上腹持续胀痛、腹胀满，大便秘结，小便黄浊或赤涩，舌质深红或绛赤，苔黄燥或有芒刺，脉象弦滑数或洪数。治宜通里利湿，疏肝利胆。气滞者，患者平素性情急躁、善怒，一般无寒热和黄疸出现，右上腹胀痛、绞痛或阵发性窜痛，常因郁怒诱发或痛势加重，小便清利或微黄，舌尖微红，苔薄白或微黄，脉象沉弦涩或弦涩。治宜疏肝利胆，缓急止痛。

“六腑以通为用”，按照“通则不痛”的治则，在急性期间，一般以和解少阳、疏肝利胆、通里攻下的大柴胡汤加减为主方。药用柴胡、黄芩、姜半夏、白芍、枳实各9g，生大黄、郁金、玄明粉各6g，广木香3g。湿热重者，加苦参6g，滑石12g；实火者，加龙胆3g，生栀子9g；气滞者，加香附、青皮各9g；血瘀者，加当归、赤芍、红花、丹参各9g；痛剧者，加川楝子、延胡索各9g；出现黄疸者，加绵茵陈15g，白鲜皮、秦艽各9g；呕吐者，加橘皮6g，竹茹9g；食积滞者，加焦神曲、焦山楂、乌药各9g；嗜酒者，加葛花、枳椇子（又名鸡矩子）各9g，红豆蔻3g；结石作痛引起湿热黄疸者，则先宜清热利湿理气，再疏肝利胆排石，消石可用广东金钱草、玉米须、过路黄各30g。

慢性患者病程较长，临床症状不如急性期所出现的腑实证多，故治疗时较少应用攻里泻下剂，临床上常以金钱草开郁散为主。药用金钱草30g，柴胡、枳实、白芍各9g，生甘草3g，郁金6g，海螵蛸、浙贝母各9g。兼有胃痛、消化不良者，加蒲公英15g，甘松、天仙藤各6g；兼有肝炎病史、胸胁痛者，酌用丹参15g，香附9g；若见烦躁、头晕头痛、舌质红绛等阴虚血热体征者，则去柴胡，加焦栀子、决明子各9g，墨旱莲15g；如燥体，去柴胡，加绵茵陈、天花粉各9g；寒体，加桂枝、干姜各3g；寒湿体，加吴茱萸3g，苍术6g。

由于患者体质、年龄、劳动职业和饮食等条件的不同，临床所表现的症状也随之而异。因此除上述基本方法外，某些病例按照辨证论治的原则，可采用下列方剂治疗。

① 四逆散合平胃散加味：疏肝利胆，疏中化湿。适用于湿热内蕴，面目微黄，右上腹持续胀痛，胃纳不佳，大便不畅，小便短赤，舌质淡红，苔微黄，脉来软缓者。药用柴胡、枳实、白芍各9g，生甘草3g，苍术、厚朴、青皮各6g，鸡内金、地枯萝各9g。

② 疏滞养肝汤加味：疏通气血，开郁消滞。适用于气滞，右上腹经常作痛，大便干燥，舌质红，苔微黄，脉弦者。药用柴胡、枳壳、赤芍、白芍、香附、山茱萸、瓜蒌皮、瓜蒌仁各9g，生甘草3g，丹参、蒲公英各15g。

③ 温胆汤加味：清胆和胃，理气止呕。适用于气滞、胃气不和者，症见泛呕酸水，右上腹隐痛或不作痛，舌质红润，脉象缓。药用陈皮6g，姜半夏、茯苓各9g，生甘草3g，枳实、生姜各6g，竹茹9g，吴茱萸3g，木瓜6g，乌梅6g。

④ 金铃子散合更衣丸加味：和中止痛，养明通腑，调理气血。适用于阴虚体，症见右上腹隐痛，大便干燥，舌质干燥，红糙无苔，脉象沉弦。药用川楝

子9g，延胡索9g，更衣丸9g（吞），蒲公英15g，天花粉9g，金钱草30g，丹参15g，活水芦根30g，竹茹9g。

⑤ 三花小金瓜散加味：芳香柔润，调中理气，适用于明虚患者，症见性情急躁，右上腹胀痛，面黄，神疲，失眠，舌质干燥、边红、中剥脱液，苔微黄，脉弦。药用玫瑰花9g，厚朴花9g，佛手花9g，小青皮9g，鸡内金9g，瓜蒌皮9g，瓜蒌仁9g，银柴胡9g，生白芍9g，生甘草3g，蜂蜜30g。

⑥ 增液汤合麻仁丸改汤加减：养液润燥，消石通腑。适用于阴虚体质有胃痛史者，症见右上腹痛，纳食减少，大便秘结，舌红干燥有横裂纹，脉象弦细。药用火麻仁9g，苦杏仁9g，生地黄12g，麦冬9g，玄参9g，生白芍9g，生大黄6g，生甘草3g，蜂蜜30g，金钱草30g，玉米须30g。

⑦ 当归四逆汤加减：温中散寒，养血通脉。适用于胆石症右上腹不甚痛的阴性结石症，症见形瘦，肢冷，素体虚弱，舌淡，脉细。药用当归9g，桂枝3g，生白芍9g，炙甘草3g，细辛1.5g，干姜、吴茱萸各3g，柴胡9g，郁金6g。

⑧ 乌梅安胃丸等（开水泡饮）：肝胆并治，通腑止痛。适用于夹食滞、怒气，剧痛服药不止者，或手术后残石未尽、腹部剧痛者，或有慢性肝炎、消化不良、舌苔白厚腻者。药用乌梅安胃丸30g，木香槟榔丸15g，蜂蜜30，用沸水泡汁服。

⑨ 当归建中汤加味：温暖中焦，强壮脾胃，消积止痛。适用于中气不足、虚寒体质、术后综合征，症见呕恶，大便溏薄1天数次。药用当归9g，桂枝6g，白芍15g，炙甘草3g，生姜3g，大枣9g，饴糖30g（冲），甘松6g，天仙藤6g。

⑩ 当归四逆汤加吴萸生姜汤加味：疏通血脉，使之通则不痛。适用于因手术后发生肠粘连腹部经常作痛者。药用当归9g，桂枝3g，炒白芍9g，炙甘草3g，细辛1.5g，通草3g，大枣4枚，吴茱萸、生姜各3g，乌药6g，肉桂粉1.5g（吞）。以上方药应用时，必须根据体质寒、热、燥、湿之不同，灵活运用，对症下药，切勿千篇一律，固执成方。

2. 治疗胆病的体会　包括药物与疗效、中西医结合、整体调理和忌口4个方面。

(1) 药物与疗效：药物是重要的，但它必须通过人的内因才能起作用。药物疗效的大小与快慢，与患者的精神状态以及体质、年龄、职业、生活习惯等因素有着极其重要的关系。因此，在治疗过程中，既要充分研究病情，对症下药，更要针对患者的特点，讲明病情，减轻思想负担。特别是对一些慢性病例，更须劝导，耐心调治，切忌内心急躁，务使患者有战胜疾病的信念，心胸开朗，从而焕发起体内脏器的旺盛功能，调动和增强人体内部的抗病能力。

(2) 中西医结合：治疗胆病也和治疗其他疾病一样，必须运用中西医结合的方法进行诊断和治疗。既要应用现代医学的各种科学技术设备以求得到明确的诊断，又要结合中医学的辨证论治原则来确定治疗法则，互相取长补短，提高疗效，以便迅速及时解除患者的痛苦。

(3) 整体调理：用药必须根据患者体质，治疗必须从整体调理着手，更须注意保护胃气。因此，无论补剂或泻剂的药量，都需从患者的具体情况出发。如果胃纳不强，无力运化，而需用补剂者，亦当先用轻剂拨醒胃气，待胃气恢复，再进重剂；如需用消导药物，则切忌过分重用破气耗血伤津之药，免致元气受伤，无力运送滞气与结石外出，从而影响疾病速愈。

(4) 忌口：忌口对胆病具有非常重要的作用，特别是油腻食品，能使病情反复发作，增加痛苦，故必须予以强调说明。

顾渭川：血证切要

顾氏对血证的辨治，有不少独到之处。他认为血藏于脏而行于脉中，躯壳之间不可得见，非有故不能为病。凡失血之症，大抵阳逆乘阴，血为所迫，不能安于脉中，而妄行气分，不能回归经络。若血病损及于腑，则血渗入肠胃浊道，上从咽出，下从二便而出；若血病伤于脏，则血溢出胸中清道，上从喉出，下从精窍而出。顾氏认为，血证热伤之症最多，应以清热止血法治疗，药用犀角、地黄、寒水石、磁石之类，能起损阳扶阴之功。

若胸膈满痛，是兼瘀血内阻，络脉受损之故；若见瘀者，当重破瘀，瘀不去则血不止，痛不解，脉络不通，新血不生。故见瘀者当先治瘀，药用桃仁、大黄、三七之类为主，不能只是见血止血。若吐血热盛，加黄连、黄芩之类，兼清上、中焦之热；因怒致吐血者，加解郁引走肝经之药，如郁金、黑栀子之类；唾血者，加玄参、黄柏、知母；咯血者，加天冬、麦冬；嗽血者，加知母、川贝母、蚕豆花。若涎壅气促，阵阵争嗽，伤其络脉出血者，宜用加味救肺饮增郁金、竹节参；若气血虚弱而乏流摄不见火者，宜补虚止血，用人参养营汤加墨旱莲、女贞子、郁金、麦冬、仙鹤草之类；若吐血不已，宜用参地煎加童便治之；溺血者用牛膝四物汤，甚者用珀珠散治之；淋血者，用八正散加木通、生地黄、郁金治之；肠红者，用槐花散，脏毒加川楝子；便血日久，凉药不应效者，宜升阳去湿和血汤治之。顾氏在治血证中积累了丰富的经验，临床上治出血证抓住清热止血、化瘀止血、补虚止血等要则，对具体见症精心辨证施治，用药随症加减，进退自如。

秦伯未：病因、病位、症状，主次宜明

秦氏临证善于抓取主症，搜罗兼症，以主证为线索，以兼症作佐证和鉴别，全面综合，条分缕析，以逮其时其病之症结。如对冠心病心绞痛一病的辨证，即抓住阵发性短暂性心前区掣痛或胸宇痞闷、窒塞这一主症，归其病位在心，病机“主要是气血不利，不通则痛”，同时根据其病多兼心慌心悸、自汗盗汗、疲乏无力、睡眠不佳、面色不华、痛剧面色苍白、舌质或淡或尖部嫩红起刺、脉象或细或大或弱或紧或迟或数或结或促等见症，进而责其病机为心血不足，心阳衰弱；又如对于因晚发性神经梅毒侵害脊髓后根及后柱所致脊髓痨一病之辨证，也是抓住共济失调、感觉障碍、神经根痛之类主症，摒其发生部位多属肝、肾两经循行范围，于是归其病位在肝肾，病机主要为“肝肾精血亏损，筋骨失其濡养”，并据主症中所见动摇不定这一表现而进一步责其病机为兼有命火不足，滋生虚风，又据其时所兼全身乏力、脊背沉重、形寒肢冷、两便失调等见症，乃补充病机为命火亏衰、督脉阳虚、卫外不固、气化不及，同时还据其多兼头晕、眼花、遗精、阳痿等一派肝肾虚象，从而综合其病机为“肝肾虚寒，并与命门和督脉有密切关系”，相类于中医“风痱”之证。

秦氏临证善析病机，故其立法处方无不紧扣病证，擅于兼治标本。本乃指病因、病位，标指症状。尽管前人都强调审因论治，然秦氏从《内经》所出“寒者热之，热者寒之”“其高者因而越之，其下者引而竭之，中满者泻之于内”“散者收之，惊者平之，急者缓之”等治法，实依序针对病因、病位、症状而设，又考虑到“病人的痛苦和精神威胁常随症状的轻重和增减而转移”，所以提出临证处方应适当地照顾症状，并将临证处方的组成概括为病因+病位+症状这一公

式。如治疗风寒袭肺、宣化失职所致咳嗽之症，由上述公式即可引出治法为疏散风寒+宣肺+化痰止咳，选用杏苏散加减。而分解杏苏散的药物组成也恰好符合上述治法，即（紫苏、前胡+杏仁、桔梗+枳壳+甘草）+半夏、陈皮、茯苓。可见处方在“针对病因、病位、症状三方面用药，应该互相呼应”，而引用成方也当根据这三方面灵活加减之，唯这里“所说照顾症状，是从根本上考虑，标本结合，不同于一般的对症疗法”。如此处方用药，既可迅速缓解症状，又可同时去除病根，这在临床上颇具现实意义。

秦伯未：温病学是伤寒的发展，二者结合，寒温一统

秦氏通过深入地比较分析伤寒与温病学说后认为，后者乃是前者的发展，两者虽具多种差异性，但又具颇多共同性，可以说同中有异、异中有同。因此没有必要将两者对立起来，而应当在尊重两种学说的前提下将两者统一起来，以建立“完整的中医外感病学或叫传染病学”，从而使之“在临床应用上大大地提高一步”。具体地说，这两种病的差异乃在于病因有寒、温之异，病机有伤阳、耗阴之别，辨证有六经表里与三焦上下之差，治疗先有温与凉而后有回阳与救阴之不同。然其共同点又在于均受之于外邪，而初起皆现表证，且都治用解表之法，而表邪不解又均传里化热，并皆治用清热和通便之法。

此外，这两种病还在更多方面存有交叉。在病机上，“伤寒同样有伤明，温病同样有伤阳”；在辨证上，伤寒六经也分上下，温病三焦也分表里，均离不开经络，更何况太阳证即为上焦病，阳明、少阳、太阴证即为中焦病，少阴、厥阴证即为下焦病，内脏的关系也是一致的，实不过一纵一横而已；在处方用药上，伤寒表证虽以辛温解表为主，但也出有法从辛凉的麻杏石甘汤，可与温病所出辛凉之剂桑菊饮、银翘散并存，在通便方面伤寒出有攻下之承气汤和润下之脾约麻仁丸，温病既用承气汤又复出养阴润下之增液汤，并常合两方为增液承气汤而用之，还据情况灵活加减使用诸如复脉汤等伤寒方……由此可见，温病实为羽翼伤寒，应消除其分歧而力加统一之。秦氏研究外感病之证治，实熔古今之说于一炉，并力排经方、时方之分歧，寒温一统。

恽铁樵：细析附子之脉、舌、证

恽氏对附子的运用有很多的理论，认为用附子难在于辨证正确和掌握时机。因此，他提出阳证与明证的鉴别，明确阴证、阳证的标准。例如阳证出汗，肌肤必热；阴证出汗，肌肤则凉。阳证厥逆，初见指尖凉，人王部必隐青，面赤而亮；阴证四逆，手腕背冷，初不面赤，戴阳乃赤，人王部不隐青，头必汗出。阳证烦躁，面赤，汗多，渴饮，舌红绛，脉滑；阴证烦躁，郑声无力，肢凉，脉沉微。这是阴证、阳证辨别要点。当阴证阳证昏杂互见的时候，更指出以阴证为重，认为戴北山“通体见有余，一处见不足，从阴证治见不足，一处见有余，从阳证治”之语最扼要。

患者见肌肤津润、郑声、蜷卧、额凉、肢冷、脉迟缓沉软，都是阴证，即使同时见目赤、舌焦等，切不可误认为阳证，这是阴证紧要关头。阴证还有一特征，即自利完谷，所下如其所食，绝不消化，杂以黑水，俗名漏底。急用附子，药后能得酣眠，全身有阳和之气，膀胱气化得行，小便奇长，漏即止，此在生理功能上，也属于伸此绌彼之理。同时指出，得附子回阳之后，若见舌干、恶热、面赤、谵语、数日甚至十余日不大便，漏底之阴证一变而为腑实之阳证，谓之“中阴溜腑”。盖阴证用附子，所以引病以阴转阳，阴为脏，阳为腑，故曰“中阴溜腑”。此种腑证，有可用黄龙汤下的，有宜半硫丸通下的。此外，恽氏在少阴证理中、四逆辈一般挈证之外，更在色脉方面指出阴证垂危特征，为急用附子的依据。

1. 辨脉　“脉硬有汗”是特征。脉紧无汗，为寒邪在表，属太阳证；脉紧甚理而反汗出，乃少明亡阳危证（少阴证一般脉微沉细，若脉紧而硬，病更危重）。

2. 辨舌　“舌色干枯”是特征。舌色干枯如荔枝壳，色紫棕，如劫津状，为肾阳不能上承，不同于阳证热盛津液受劫的舌色干绛，参合症状，可断为画证。

3. 辨证　“肌肤津润”是特征。舌苔劫津，同时并见四肢冷，头汗见，肌肤津润，为阴证。阳证劫津，肌肤干燥无汗，阴证劫津，肌肤津润汗出，明显可辨。

恽氏认为，伤寒少明证，附子固然可以挽回，然限于脉不乱，面部不肿，气不急，头汗未至发润之候，有其一即属难治，有其二便属不治。所以然者，以附子温肾回阳，振奋分泌，必须内在的活力不竭，然后有通假挹注之可能。以上四者，见其二，即是“活力”已竭之症，人力不能回天。因此，他在临床上特别注意亡阳的病机，指出由浅渐深有四步：最初，手腕之背面与手背先冷；进而汗出手腕肤凉，全手皆冷；再进四逆，手冷过肘，足冷过膝；最后，体温外散，肌肤冷，溴汗出。第一步为亡阳之机兆，第二步为亡阳之的证，用附子最有疗效；第三步亡阳已临危机，急进附子，犹可望机转；若入第四步，则用附子的财机已失，难望挽回了。

费绳甫：诊断四要

绳甫公尝谓：“诊断有四要：一曰明辨见证；二曰探讨病源；三曰省察气候；四曰考核体质。盖见证有表里、气血、虚实、寒热之分；病源有六淫、七情、痰、食、劳、逸之异；气候有南北、高卑、寒暑、燥湿之别；体质有阴阳、强弱、老少、勇怯之殊。情况各有不同，必须诊断确实，而后随机应变，则轻、重、缓、急、大、小、先、后之法因之而定。”

王仲奇：酌盈济虚，辅偏救弊

王氏认为，“阴阳五行，参伍错综，迭相为用。气有偏胜，故理有扶抑。其间轻重矢余，酌其盈，济其虚，补其偏，救其弊，审察于毫厘之际，批导于却窾之中。”所谓“酌盈济虚”，主要是针对“气有偏胜”的病变而采取的扶抑或升降措施。

如一郁证患者，王氏诊为“清阳失旋，乾纲不振，痰气抑郁作祟而蒙于上，精神为之萎靡，神恍善忘，清窍不宣，心常怦怦然，志意不乐，或呕痰吐酸”。故法当振其乾纲，使清阳复辟。药用灵磁石、旋覆花、西菖蒲、全当归、生白术、野茯苓、桂枝、淡干姜、北细辛、益智、法半夏等。郁之为病，病因非仅一端。本案乃病久痰气抑郁所致，故用苦辛滑润宣通之药，以升清阳、降浊阴、利枢机，从而使“阴贼群小”之痰气抑郁不攻自解，实可谓构思巧，意甚深微。

又如一患者，形瘦容黄，面浮足肿，脐下少腹膨胀，按之软而不坚，脉濡弦。先生认为“此非实胀”，乃“清阳单薄，脾元委顿，机运不为灵转，气化阻滞不行”使然。药用川桂枝、连皮茯苓、广陈皮、白术、白豆蔻壳、佩兰、川椒目、吴茱萸、桑白皮、路路通等。此案病由咳嗽而来，有病发起处及肿胀之甚部乃属手太阳肺之治节不利，是太阳脾之清气不升而下溜、虚气留滞。肺脾二脏之气结而不行，故先生并非见胀治胀，而从太阳主治，以温阳、运脾、化气为法，避免了“无物可药而强药之，阳愈微，脾愈困”的不良后果，诚为法活机圆。

张伯臾：杂症施治，效法《千金》

张氏于青年时期，曾读《千金要方》，不解其意，视为“偏书”；解放初期曾见方行维先生用夹杂之方，斥为“无师传授”。近20余年来，他所遇疑难杂症，与日俱增，投以平时熟用之法，取效者不多，百思不解其结。于求法不得情况下，遂再次攻读《千金要方》。随着阅历的丰富，读起来就别有一番感受，爱不释手。张氏认为，斯书医学理论纵然不多，而方证记录朴实可信，其上下、表里、寒热、补泻、通涩等药并用之方颇多，用心良苦，奥蕴在其中。所谓疑难杂症者，大多症情错杂，非一法一方所能应对，当须详细辨证，合法合方，方能奏效。故张氏常说：“杂症施治，效法《千金》。”这是他10余年来，治疗疑难杂症效果得以提高的心得。

陈道隆：顺应四时，升降开合，毓阴敛阳

《素问·五常政大论》云：“故治病者，必明天道地理，阴阳更胜，气之先后，人之寿夭生化之期，乃可知人之形气矣。”盖地有南北高下之异，时有四季寒温之序。春时气暖多风，肺经见证居多，每取辛凉疏风之药，宣畅肺气；暑为熏蒸之气，湿为重浊之邪，暑湿互蕴，三焦翕受，方用辛苦芳香之味，上下分消；秋令肃杀，燥气流行，药选味辛体润之药，甘凉肃上；严冬凛冽，寒侵肌

膝，卫阳被遏，多和辛温发散之药，以宣肺达邪，调和营卫。其又注重脉症，不为时令所囿，随证应变，巧思而心裁之。

陈氏于阴阳开阖、升降浮沉之理，颇多阐发。尝谓："葛报生律之说，实由升提胃气而来，其性燥烁津，舌苔干燥者即非所宜。荷蒂升提清阳而降臂浊，而升提之力，又胜葛根，其于阴亏肝旺、脾胃虚寒者，既可升提清阳，又可平息肝风，最为合拍；用于久痢纳钝者，升提清气，胃机自开；如久泻阳气下陷，须与补气药同用。"

曾见其治营络瘀阻、心阳浮越之怔忡，石菖蒲配以五花龙骨，取其一开一合，通心窍，敛心阳；治气虚不能固摄之子宫下垂，于益气方中加入荷蒂一味，升举清阳；治跷脉满溢、阳不入阴之不寐，必入半夏一味，引阳入阴；治冲气上逆、喘息汗出者，于温柔摄纳方中加入怀牛膝一味，引浮阳直达下焦；治风阳旋扰清灵者，多选介类沉静、甘味缓急之药，潜阳以制逆，治热邪袭肺、鲜红迸泄者，于清肺止血方中入淡秋石一味，取其咸寒下引；治湿热蕴于下焦、带脉弛缓者，予清化方中加焦栀子一味，导热下行，毓阴敛阳。

陈氏诊病治案，多本《内经》《难经》。他对《内经》中阴阳对立统一、承制生化、相互依恋、互为清灵之观点，且能融会贯通。尝谓："人身阴阳相为用。人有阳气，明之使也；人有阴气，阳之守也。故阳气常开，水吸之而下行，阳气无炎上之优；阴气常降，火蒸腾而上升，阴津无涸竭之虞……阳不足则阴胜，阴不足则阳胜，诸病生矣。阴阳配合，本不得一毫偏胜于其间也。"

黄吉赓：治痰饮者，护固脾胃最为要

黄氏常云："治痰饮不治脾胃者，非其治也。"痰饮的产生，与肺、脾、肾功能失调有关。咳喘反复发作者，肺、脾、肾已虚，复加经常服用各种药物，更伤脾胃，往往出现纳呆、腹胀、嗳气、便溏等症状，故在治疗前要仔细询问患者的饮食、二便等情况，以审脾胃状态。调理脾胃，以四君子为基础，痰湿内盛、痰多苔腻者加厚朴、陈皮、半夏、苍术等燥湿化痰；气滞不畅，加炙鸡内金、莱菔荚、焦山楂曲等消导食积；脾阳不足、胃中虚寒者，倦怠、便溏加理中丸温运中阳；肝胃火旺、嗳气泛酸者，加黄连，吴茱萸、海螵蛸降逆；胃阴不足、胃痛隐隐、口干咽燥、大便干结者，加沙参、麦冬、玉竹、白芍等养阴益胃。在治疗时应注意病邪偏盛。脾胃功能减弱时，急则治标，药物选择上尽量避免克伐胃气之药，或适当佐以健脾和胃之药；虽病邪偏盛，但胃气大伤时，以调治脾气为主，祛病除邪为辅，冀脾胃得健，气血得生，正气复而能达邪；迁延期扶正达邪，先从扶脾着手，缓解期益气、健脾、补肾同治。

治痰饮者，理气活血为助。咳嗽反复发作，肺气阻塞，痰气交结，日久气滞血瘀，临证时常见病人舌质偏暗，或有瘀斑，口唇发暗，胸膺胀闷，疼痛，后期由于痰饮凌心、心阳不振、心脉痹阻，出现面、唇、舌、指甲发绀，甚则出现喘汗欲脱、亡阴亡阳的危局。所以在应用治咳、平喘、化痰、定哮、扶正固本诸法时可以加入调理气血、活血化瘀之药，此乃“治痰先治气，气顺痰自消，气行血也行”。早期应用，可助肺气得宣，气机升降正常，防止病情迁延；后期应用，使气血流通，脏腑功能维持正常。

根据近年国内研究证明，活血化瘀法对改善微循环，增加血流量，改善肺组织血液供应，纠正血液流变学异常，防止肺气肿、肺心病的产生，均能起到良好效果。理气之药，可选用枳壳、枳实、厚朴、陈皮、香附、沉香、降香等；活血之药，可选用丹参、郁金、桃仁、红花、当归、川芎、牛膝、牡丹皮等。

邹菊生：治眼科杂病，从肝从脾

邹氏治疗眼科杂病，验案颇多。

1. 高度近视眼性视网膜病变　徐某，女，40岁。患者双眼高度近视，3年前曾施行后巩膜加固术，术后视力不见提高，双眼前黑影飘舞，视物模糊，伴腰酸膝软。于2003年1月27日门诊。眼科检查：右眼0.3，左眼0.4（戴原镜），双眼角膜透明，角膜后沉着物（－），前房水混浊（－），双眼晶体反光增强，玻璃体混浊，眼底呈近视性退行性改变，双眼黄斑变性。舌质淡，苔薄，脉细。中医诊断为视瞻昏渺（肝肾亏虚、气血不足）；西医诊断为双眼高度近视眼退行性病变。治以柔肝健脾，滋阴明目。处方：柴胡6g，当归12g，白芍12g，炙甘草6g，白术9g，陈皮9g，川续断12g，生地黄、熟地黄各12g，枸杞子12g，黄精12g，何首乌12g，片姜黄12g，女贞子12g，补骨脂12g，葛根12g。连续服药3

个月后，患者自感视物模糊好转，双眼前黑影飘舞症状明显改善。双眼视力提高，经检查右眼0.5，左眼0.6（戴原镜）。后以此法治疗，用药随证略作加减，眼症稳定。

《灵枢·大惑论》曰："五藏六府之精气，皆上注于目而为之精。"肝肾不足，气血亏虚，目失涵养，故症见视物模糊，眼前黑影飘舞。邹氏用柴胡、当归、白芍、白术、陈皮柔肝健脾，配以熟地黄、枸杞子、黄精、何首乌、补骨脂、女贞子滋阴养血治疗，以提高视功能、激活视细胞，疗效显著。方中片姜黄经现代药理研究，有激活尚未凋亡视细胞的功效。在临床上，邹老师还把此法应用于视网膜脱离术后调理，无脉络膜反应者，以及眼底出血吸收后患者，均屡获良效。

2. 视神经萎缩　钱某，女，46岁。2001年6月19日体检时发现双眼视神经萎缩，自觉双眼轻度视物模糊，时有腰酸肢冷，肝区疼痛。2002年8月19日来我院门诊。眼科检查：右眼0.8，左眼0.6，双服角膜透明，角膜沉淀物（-），前房水混浊（-），双眼玻璃体轻度混浊，眼底视神经盘色淡，以颞侧为主，视网膜血管细，黄斑部中心反光不见。舌淡，苔薄，脉细。中医诊断为青盲（气血不足）；西医诊断为双眼视神经萎缩（缺血性）。治以柔肝养血，滋阴明目。处方：柴胡6g，当归12g，白芍12g，炙甘草6g，白术9g，陈皮9g，川续断12g，生地黄、熟地黄各12g，枸杞子12g，黄精12g，淫羊藿12g，炙龟甲15g，鹿角片6g，党参12g，地肤子12g。服药14天后，肝区疼痛明显减轻，视物模糊仍有。原方再服28剂后，视物模糊减轻，肝区疼痛已瘥。以后患者长期内服中药，以此法治疗，经半年随访，诸症稳定，双眼视力提高至1.0。

本病的发生，多由于七情内伤导致肝郁脾虚，疏泄失司，脉络受阻，气血不能上达于目，目失涵养；或因肝肾不足，脾胃虚弱，化源衰竭，气血不足，津液亏虚，目睛失去正常精液濡润所致。故在治疗上以柴胡、当归、白芍、白术、陈皮柔肝健脾，配以熟地黄、枸杞子、黄精、川续断滋阴养血治疗；并在柔肝健脾、滋养血的基础上，引张景岳阴中求阳、阳中求阴之法，用龟鹿二仙丹来治疗本病，确有疗效。但在临床应用中发现，凡视神经萎缩视力低于0.1以下者，用中药治疗疗效欠佳。

3. 眼外肌不全麻痹　虞某，女，70岁。双眼复视1月余，伴心悸胸闷，无糖尿病及各大系统疾病。2003年3月10日来我院门诊。检查：视力右眼0.8，左眼0.5，双眼角膜透明，角膜沉淀物（-），前房水混浊（-），双眼晶体轻度混浊，眼底视神经盘色淡，动脉硬化，双眼压正常。红玻璃检查示左上斜肌麻痹。头颅CT无异常。舌淡，苔薄，脉细。中医诊断为视歧（气血亏虚、脉络瘀阻）；西医诊断为左上斜肌麻痹。治以柔肝健脾，舒经通络。处方：柴胡6g，当归12g，白芍12g，炙甘草6g，白术9g，陈皮9g，川续断12g，枸杞子12g，黄精12g，伸筋草12g，木瓜12g，丝瓜络6g，蝉蜕6%，莱菔子12g，首乌藤30g，威灵仙12g。服药14天后，视歧得减，但看远处仍有，近距已消，不欲睁眼。再以柔肝健脾，滋阴活血明目治疗。原方加金樱子12g。服药14剂后，视歧瘥。

脾主肌肉，肝主筋，眼外肌、横纹肌有肌肉和肌腱，若不全麻痹，多为肝脾失和以致肌肉约束失司，故在用药上仍用柴胡、当归、白芍、白术、陈皮柔肝健脾，配以枸杞子、黄精、川续断滋涵养血，同时配合伸筋草、木瓜、丝瓜络、威灵仙等舒经活络药物，疗效显著。

丁季峰：推拿手法少而精

丁氏的㨰法、揉法、按法、拿法、捻法和搓法等6种手法，手法虽少，但由于临床治疗中相互配合协调、运用精当，因此疗效显著。

㨰法是㨰法推拿学术流派中的主治手法，具有刺激力强，刺激面广的特点，适用于治疗人体的颈、肩、背、腰、臀及四肢关节部位的疾病和损伤；揉法分大鱼际操作揉法、拇指外侧操作揉法，具有轻柔绵软的特点，适用于头面部疾病如头痛、面神经麻痹及胸胁痛的治疗，并能缓解软组织浅表部位较尖锐敏感的疼痛和减轻面部肿胀；按法、拿法、捻法、搓法是根据病理变化和患病部位的不同进行配合的辅助治疗手法。以“㨰法”主治颈项部和四肢关节病患，配合拿法和按法；治疗指间关节病变，配合捻法；治疗腰背部、臀部疾患，配合按法和搓法。

治疗运动分被动运动、自主性运动、抗阻力自主性运动。被动运动是在拿法操作的过程中，根据病情，对患部关节进行配合的各种被动动作，其主要目的在于协助手法的操作来松弛肌肉痉挛、挛缩，解除关节腔组织嵌顿，分离组织粘连，软化强直病态，改善关节活动功能等；自主性运动是根据病情指导患者，旨在增强患肌力量，恢复机体内在的力学平衡，消除有碍肢体正常活动不利因素的功能锻炼；抗阻力自主性运动是患者在加上一定外力后进行的自主性活动，其目的与自主性运动相同。被动运动在治疗运动中占有相当重要的地位，它不仅表现在诊察疾病方面，而且更重要的是能配合攘法等手法的操作，对各种适应证起到一定医疗作用。对多数适应证并非单纯应用攘法即能尽治疗之能事，而是还需要根据不同病理特点进行各种被动运动才能扩大治疗效果。

急性期痉挛，早期不宜配合任何方式的被动运动，但在患部疼痛减轻后，须配合轻柔缓慢、幅度较小的被动运动，以防止患部组织粘连的形成；慢性痉挛期，在患部反复进行手法操作过程中，以较快速的动作对患部关节做最大限度的伸屈等被动运动，进行这些被动运动时应尽最大可能防止引起患者剧烈的疼痛，因此必须要在患部加强攘法等操作以减轻疼痛。

任何关节粘连的病患，只有在组织粘连部分松弛后，疼痛才能缓解，障碍得以消除。组织发生粘连的部位和粘连程度各不相同。如肩关节周围粘连症，有的上肢外展方向较重而内收方向较轻，有的上臂外旋粘连程度较轻而内收内旋较重等。因此，具体治法也因之而不同。一般以粘连程度较重之处作为重点治疗部位，手法压力宜深而有力，在治疗的同时还须针对粘连程度轻重及运动障碍方向的不词，配合各项不同方式的被动运动。具体操作方法如下：患者取坐位或卧位，医者在患肩的前、后及外侧方充分施攘法等手法，另一手托住患肢肘部，根据患者关节功能障碍之程度来决定不同方向的被动运动，如外展、内收、外旋、内旋、前屈、后伸等动作。被动运动的幅度、速度及力量大小要因人而异，因病而异。其原则是幅度由小到大，力量由轻到重，速度由慢而快，切不可操之过急，滥施暴力而超越关节正常的生理范围，造成患部粘连加重。通过这样反复多次正确适当的配合被动运动治疗，粘连部分即可获得明显的松解，活动障碍亦随之而改善。

朱南荪：从“合”“守”“变”，燮理阴阳

女子疾患多隐微深奥，变化难测。以运动学纵观，妇女一生是一个动与静相对平衡的矛盾运动的过程。如经水盈亏涌溢，周而复期；十月怀胎，一朝分娩；产褥哺乳，经水暂闭。动静平衡体现在妇女每个生理阶段和每月、每日的生理变

化之中。阴阳乃变化之根本，属抽象概念，而动静则是具体表现。动静平衡则健康，动静失衡则导致疾病。临证治病须根据《内经》“所胜平之，虚者补之，实者泻之，不虚不实，以经取之”及“谨察阴阳所在而调之，以平为期……”的原则进行。所谓“平”“调”，即审其动静之偏而使之恢复平衡。刘完素《伤寒直格·泛论》谓：凡治病之道，以调六气明阳，使无偏倾，各守其常，平和而已。”纠正动静失衡之方法有动之疾制之以静药，静之疾通之以动药，动静不匀者通涩并用而调之，更有动之疾复用动药、静之疾再用静药以疗之者。朱氏家学妇科，临床运用“从”“合”“守”“变”4个方面。

1. “从”者，反治也　寒因寒用，热掘热用，通因通用，塞因塞用。如经少、经愆、乳少、经闭，貌似静闭，理应以动药通之，然审其证系精血不足、元气衰惫者，当充养精血，以静待动，“血枯则润以养之”，亦即以静法治静证；又如崩漏、带下，症如动泄，似应以静药止之、涩之，然究其因，确属瘀阻、湿蕴、癥结使然者，当化瘀、利湿、消癥，且祛邪务尽，所谓“澄其源，则流自结，”此即以动法治动旺也。

病例：钟某，22岁，未婚。经漏年余，日日不断，小腹隐痛。先后进服健脾益肾、补气届摄、清热凉血、养阴摄冲等药未瘥。淋漓日久，气血两虚，渐现口干，夜寐不安，瘀色黑如胶液，舌红，苔黄腻，少津液，脉微细。详询病由，13岁初潮，经汛始调，15岁时临经游泳，经淋半月方净，此后每次经转则量少淋漓。21岁参加工作，看守仓库，阴暗不见阳光，下半身发冷，经水绵绵不净。朱氏辨本症由寒湿引起，下焦虚寒，经血凝结不畅，瘀血不去，新血难生。乃拟活血化瘀，以动攻动，以冀瘀去血止。处方：紫丹参12g，粉丹皮9g，赤芍12g，刘寄奴12g，焦楂炭12g，生蒲黄（包）12g，炒五灵脂（包）12g，益母草12g，仙鹤草15g，炮姜炭6g。5剂后经量增多，瘀块骤下，漏下即止。继以调补冲任。

2. “合”者，杂也　病有夹杂，动静失匀，虚实寒热兼见，制其动则静益凝，补其虚则实更壅。清代石芾通《医原》谓：“病纯者药纯，病杂者药杂。有病虽杂而出于源，则立方要有专主；有病虽纯而夹以他病，则立方要有变通。”故临证需寒热兼调，七补三消，通涩并举，药应兼用。朱氏喜用药对组方，如仙鹤草配益母草，通涩并用，有调治月经周期不准之功用；熟大黄炭配炮姜炭，寒热兼调，一走一守，治崩漏经久不止；莪术合白术，消补相伍，治脾虚痰凝、经闭积聚；血竭协三七，化瘀止痛止血，疗癥瘕结聚之疼痛、出血之症，用之得当，得心应手。

3. “守”者，定也　意即辨证既确，用药须坚定果断，对病程较长，症情复杂之慢性病尤宜用此法。清代喻昌《医门法律》谓：“新病可急治，久病宜缓调。”明代薛宣《薛文清公文集》也谓：“用药勿责近功。”如血海枯竭之虚型闭经，宜以静治静，证不变，守法守方，待精血充盈，经隧自通。

4. “变”者，化也　即治法视症情转变，根据疾病的不同阶段，灵活应用。宋代史堪谓：“喜为医者，临事制宜，随机应变，审当轻重。”清代石寿棠《温病合编》亦曰：“对证施治，因时变通。”如不孕症，病情多复杂，年轻者常伴盆腔炎、输卵管受损，缠绵不愈。临证先治病为主，然后调经，经调后助孕。调经之法又分经前、经间、经期、经后之别，分期调治，以收事半功倍之效。又如治实证痰湿阻络型闭经，首先化痰疏络，以动解凝，待湿化痰除，地道得通，而经转量每每涩少，盖邪既已去，正必受损，气血虚亏，当即转为调补气血，以静待动，而济其源，则经自调。

刘渡舟：释人之“津液链”

津液是人体生命活动中的一种比较重要的物质，一般意义上说，它包括了血液、精液、髓液、汗液、唾液……含义比较广泛。刘氏认为，津液的各种成分相互连接而能相互转化，就好像一条链子连在一起，所以把这种情况称为“津液链”。

津液主要是从饮食物化生而来的。《灵枢·邪气篇》说：“五谷入于胃，其糟粕、津液、宗气分为三隧。”可见，由饮食而变成的津液带有某种原始物质的涵义。严格地讲，津与液还是有分别的。《灵枢·决气篇》说：“何谓津……腠理发泄，汗出溱溱是为津。何谓液……谷入气满，淖泽注于骨，骨属屈伸，泄泽补益脑髓，皮肤润泽是谓液。”古人认为津液之中体清者可以外走腠理而为汗；体浊者可以内渗入骨而为髓。所以，津在外而属阳，液在内而属阴，可以用来区别它们不同的属性和功能。

津液属于阴类，不能离开阳气的蒸化作用，必须借助脾气的运化，肾气的主宰，肺气的敷布和三焦相火的温煦及流通。《医医病书》中说：“窃谓津液虽属阴类，而犹未离乎阳气者也。何以言之？《黄帝内经》云：‘三焦出气，以温肌肉、充皮肤为其津，其流而不行者为液。’岂非液则流而不行，津则随气而行者乎……验之于口气呵水，愈足征气津不相离矣。”它说明了阳能化阴，气能化津，以体现气津并行、相得益彰的机制。所以，如果人的阳气不能化气以行津，则三焦失去温煦和流通，肺气失去敷布，脾气失去运输，肾气失去气化，则津液可聚而为饮，或泛而为水，便可形成不同程度的痰饮与水气等病证。

血液是人体赖以生存的重要物质。《素问・五脏生成篇》说：“肝受血而能视，足受血而能步。”可见人体的组织器官是离不开血液的滋养。但是，血由津液所变生，是系于“津液链”中的一个环节。津液变生血液，见于《灵枢・痈疽篇》。其曰：“肠胃受谷，津液和调，变化而赤为血。”《灵枢・营卫生会篇》亦曰：“中焦亦并胃中，出上焦之后，此所受气者，泌糟粕，蒸津液，化精微，上注肺脉，乃化而为血。”由此可见，血液是从津液中的精微分子化生而成。因而刘氏肯定地说，津液为皿液之母。明确这一观点，就为临床滋液以生血的治法奠定了理论基础。

津液不但能生血，而且又能化精生髓。众所周知，精有先天与后天之分。先天之精来自父母，是与生俱来的一种物质；后天之精是指离开母体后，借助饮食的荣养而从“乳糜”的液体中不断补充与化合而成。《灵枢・五癃津液别篇》中说：“五谷之津液，和合而为膏者，内渗于骨空，补益脑髓。”刘渡舟教授认为，其中“和合而为膏”的“膏”，可以体会它比“乳糜”的液体更为稠厚。也就是从“乳糜”进一步变化成精液，然后渗入骨空，补益或滋生髓液，从而形成精又生髓的链式反应。从病证上可以反过来证明上述的道理。《灵枢・五癃津液别篇》又说：“阴阳不和，则使液溢而下流于阴，髓液皆减而下。下过度则虚，虚故腰背痛而胫酸。”它说明了男女房事过度，伤了肾精，精液流溢过度，势必致髓液减少，乃发生腰痛和膝胫酸楚等症。

津液除了化生血液、精液、髓液以外，又能内滋脏腑，变成脏腑之液。它能节制阳气，灌溉脏腑，以维持阴平阳秘的生理常态。至于五脏之气所化生的五脏之液，如心之液为汗，肺之液为涕，脾之液为涎，肝之液为泪，肾之液为唾，也都由饮食分解而成，属于津液的化生。只不过它们的表现形式稍有不同，但它们之间的“血缘”关系则是一致的。例如，肝血可以化生为泪，若泪流过多侧伤肝；肾精可以化生为唾，若唾吐过多则伤肾精。所以，不但“五液”如此相联，而精、血之间，髓、精之间，血、髓之间，都具有内在的相互转化关系，形成一条“津液链”而维系在一起。

董建华：三期分证辨温病

对于温热病的辨治，历来就有伤寒派与温热派之分，产生过不少的争论。前者根据伤寒发热的传变情况，提出了以“六经”辨证为纲，而后者则根据温热病病情变化的轻重深浅，提出了卫气营血和三焦辨证为纲。六经辨证中，太阳、阳明、少阳三阳证多发生在疾病的初期、中期和极期，正气亢盛与邪相争剧烈的阶段，以实证、热证为主；而太阴、少阴、厥阴三阴证则多发于疾病的极期、晚期和恢复期，此时正气渐弱，与邪抗争无力，以虚证、寒证为多。三阳证转化为三明证，是病邪由浅入深、由轻到重的发展过程。卫气营血辨证是将温热病病变发展过程和病势轻重浅深划分为四个不同的阶段。病在“卫分”比较轻浅，病在“气分”则稍重，病在“营分”为病重，病在“血分”则最重。以此说明病变的部位、各个阶段的病机和疾病传变规律，并为临床治疗提供依据。而三焦辨证是较为系统地阐述了三焦所属脏腑在温病过程中所产生的病理变化，并以三焦学说作为辨治温热病的纲领，以此来概括证候的轻重、病情的深浅以及所病部位，然后对证施治。上述三种辨证理论，作为辨治温热病的方法，虽有其共同之处，也有各自的特点。但因病邪的性质不同、病变的转归差异，加之过去寒温两大学派的对立，在掌握与应用上不免带有片面之处，难以全面掌握温热病的辨治规律。

董氏集50余年临证治温经验及对伤寒、温病两大学派体系融会贯通，提出了把六经、卫气营血和三焦辨证三种理论有机地结合起来，创立了辨治温热病三期分证的新学说。本方法是以八纲辨证为基础，融六经、卫气营血与三焦辨证为一体的综合辨证纲领。根据温热病的病变发展过程和病势轻重深浅，把温热病分为表证期、表里证期和里证期三个阶段。表证期是病邪尚浅，居于卫分，病在皮毛，以肺卫症状为主。包括表寒、表热、表湿、肺燥四个证候；表里证期是指邪在半表半里或表里同病，属卫气之间，有半表半里、表寒里热、表里俱热、表里湿热四类证候；里证期是包括了气、营、血等方面的病证，有气分热毒、热结肠道、痰热阻肺、脾胃湿热、肝胆湿热、膀胱湿热、肠道湿热、气营两燔、热入心营、热极生风、阴虚风动、熟盛动血、阴竭阳脱十三种类证候。以此三期证候作为辨治温热病的总纲领，便于掌握，易于理解，应用于临床，从而提高辨治温热病的水平。

三期分证辨治方法的创立，既体现了董氏精于继承、勇于创新的治学思想，同时亦标志着他对温病学说的发展与提高进入了一个新的阶段。

董建华：治疗老年病的学术思想与经验

老年病指老年人的特发疾病和常见疾病而言，如老年痴呆症、老年消渴症、老年性眩晕、老年胃痞、老年性便秘、老年胸痹等。这些疾病一般病程较长，气血同病，多脏受损，虚实夹杂，且并发症多，恢复较慢。无论用西药治疗，还是中医药治疗，都有一定难度。董氏治疗老年病尤其老年慢性病的特点，主要体现在通补并用、气血同调、脏腑兼治等几个方面，用药则多通补而不纯补、多理气而不忘血、多清滋而不苦伐。

老年患者因年老正虚，较之青壮年更多见虚证，如气血、津液、脏腑的不足。虚者当补，但由于正气虚，虚气留滞或因虚而致脏腑功能活动无力或活动迟缓，常常使体内的代谢产物停留，而导致虚中夹实的病理状态。实的病理表现为六腑、血脉、九窍等被气、瘀、痰、湿、水、食等病邪阻滞。治疗老年病既使用补益之法，也多通补并用，或先通后补，或主通兼补，且用补药也多清补、疏补之药，而不纯补、壅补、腻补。所谓“通”，非同于下法，而是泛指通降理气、活血化瘀、利湿化痰等能使病邪外出、气血调畅的治疗方法；而所谓“清补”，则是相对温补而设的具有补气作用又不温燥助火的一类补药或补法，如黄芪多用生的而极少用炙黄芪，参类多用太子参、西洋参而少用红参，或将补气药与清热药相取配用等；所谓“疏补”，则指在补益药中配伍理气疏导之药，防止壅气助邪利滋腻伤脾，如黑膏散方中的生地黄配豆豉凉营透热、养阴而不碍邪，二至丸方中女贞子配墨旱莲滋阴而不滋腻，异功散中参术苓草配豚皮补气而不壅滞。

1. 凡邪实标急，先通后补　通之之法，尤在通调气机。通调药的运用① 分气血：如气滞者，理气通降，药用紫苏梗、香附、陈皮、枳壳、香橼皮、佛手等；血瘀者，理气化瘀，药用川楝子、延胡索、刺猬皮、九香虫、炒五灵脂、制乳香、制没药等。② 再分部位：如病在上焦，药用广郁金、旋覆花、柴胡、梅花等；病在中焦，多选栋皮、香橼皮、佛手等；病在下焦，药用乌药、小茴香、川楝子等。病在肝经，药用棱罗子、柴胡、香附等；病在脾经，药用陈皮、香橼皮、大腹皮等；病在肺系，药用桑叶、杏仁、桔梗等；病在胃肠，药用砂仁、木香、槟榔、枳实等。③ 分温凉：如温而通滞，多用乌药、陈皮、木香、砂仁、紫苏梗、荜澄茄等；凉而通滞，常选枳实、川楝子、槟榔、荷梗等。④ 分阴阳：伤阳者，辛甘通阳，如饴糖配桂枝缓急止痛，大枣配生姜，温中散寒；伤阴者，甘凉通润，药用沙参、麦冬、石斛、丹参等。

后补者，乃因邪去而正气未复，故当在邪实去后施以补法，以促进正气恢复，余邪尽去。先通后补之后补，不是指在病初先通，病末议补，后补不能拘于疾病的时日。因为临床上往往久病未必皆虚，例如久病由气入络，可表现为瘀痛实证或血瘀气滞；久病脾虚，痰浊困之，或久病及脾，运化失司，气滞于中，水湿不化，或复加情志、饮食所伤，往往又兼气滞、痰湿、食滞等，表现为实证或虚实夹杂证。在治疗中，虽有脾虚，但若气滞明显，一味补气，就会滞气生满，导致滞痛、胀满等症加重；气虚挟滞，食积难化，如一味补气健脾，影响消导，反加胀痛；又如脾虚夹湿，或痰浊肺虚，虽病由脾虚运所致，临证如不细察舌苔，急于进补图本，过用甘腻之药，则可滋生脘痞腹胀甚至厌食、泛恶；再如中焦脾臂气虚，兼见湿热未净，或胃火内炽，或胃阴不足而虚火内扰，或脾胃伏热内蕴，又兼脾虚之象，这等虚实寒热错杂之证，不能只见其虚，忽视其实，只顾其本，不顾其标，如误甩补法，或甘腻滋湿恋热，邪不易撤，或益气生火，胁长其热，所谓“气有余便是火”。因此，老年病即使虚证而须用补法，不仅要“先其所因，伏其所主”，针对病因进行治疗，还要权衡标本缓急轻重，或先祛邪而后补虚，或补通兼用。

2. 虚中夹实，补必兼通　用补法多清补、疏补，而非纯补、壅补、腻补。对老年病虚中夹实的情况，即使用补，而多是补中兼通。① 如董氏治疗老年脾胃虚弱、中气下陷，症见腹胀作坠，食后不化，形瘦纳少，或伴有内脏下重等，他用自拟加味补中益气汤。方中以党参、黄苗、白术、甘草等益气升阳；配升麻、柴胡以助升提；当归补血，配陈皮、枳壳、香橼皮、佛手、太腹皮等助其通降。全方使补中有通，升中有降，脾阳升发，胃气下行，清升浊降，虚实更替，不使壅塞通降之路。② 如治脾胃阳虚之胃脘痛，症见胃脘冷痛或绵绵隐痛，喜温喜按，饥时痛甚，得食痛缓，舌淡，脉沉细等。此时，肯定当温补脾胃阳气。常在黄芪建中汤中加高良姜、川楝子、延胡索、陈皮等通降理气之药，使其温阳不助火，补气不滞中。③ 再如董氏治胃阴不足之胃脘痛，症见胃脘灼痛或隐痛，口干纳少，大便干结，舌红少苔等，他常用自己配制的加味益胃汤治疗。以沙参、麦冬、石斛甘凉濡润，养阴生津；生白芍、生乌梅、生甘草酸甘化明；酌配川楝子、香附、丹参行气和血而止痛。④ 再如脾虚兼气滞的腹胀，在老年人十分常见，先用香附、紫苏梗、陈皮、香橼皮、佛手、枳壳、大腹皮等理气通降，虚证明显才用党参、甘草补气。脾虚挟湿之证，也是先用藿香、佩兰、川厚朴、清半夏、茯苓、通草、滑石等先化湿，脾虚明显才加山药、白扁豆、薏苡仁等运脾助中；脾虚夹食积，则先用鸡内金、枳壳、陈皮、莱菔子、制大黄、谷芽、麦芽、胡黄连等消导化积，脾虚明显才加太子参、白术等补脾健中。董氏的这种着眼于“通”和补必兼通的治疗思想，可以说是他治疗老年病的特点。

顾兆农：“方证对应”与“辨证论治”

辨证论治是中医的精髓，但不是精髓的全部，顾氏认为中医的精髓应包括理论和经验两部分。中医经验属方证研究范畴，是前人的经验传承与辨证论治构筑的中医特色。

1. 方证对应与辨证论治的概念不同　方证对应是指方剂与病证的治疗当有正确的临床回应及可重复性。“对”是正确、适合之意，而非相对；“应”是顺应、回应之意；可重复性表示这种“对应”是经验的。方证对应追求的是疗效，靠的是经验，涉及经验的积累和传承；辨证论治是辨别证候拟定治则，追求的是方法，靠的是基础，涉及理论层面。有人会认为辨证论治的本身就包含了方证对应的内容，或辨证论治就是辨方证，此观点不只是混淆了两者的概念，而是把方证对应屈就为从属地位甚至边缘化。追求疗效是中医的生命，而方证对应是对这一思想的最佳表达。理论源于实践而又指导实践，先有前人方证对应的经验，后有今天辨证论治的理论，何况现在辨证论治的理论也还没有到至善至美的地步，需在方证对应的实践中不断地出新、升华。方证对应构筑的是经验传承体系、是中医理论发展的动力，辨证论治则是理论体系，所以两者不可混淆。忽视了方证对应的研究，辨证论治就会成为无源之水。

2. *方证对应与辨证论治研究的内容不同* 方证对应的概念表明，临床上每一病证必有一最佳方剂匹配及最优的效果，其核心是方与证的最佳对接过程。所以方证对应的研究内容主要是探索这一过程中已知及未知的方、证间的规律，总结识证、组方、遣药方面的经验，使与证之间达到固定的最佳组合从而确保最优的疗效。辨证论治研究的内容主要是诊治疾病的医理和方法，如脏腑、八纲、卫气营血辨证及各种治则、治法等。临床上单靠辨证论治的方法有时并不能解决所有的问题，因为辨证思维的过程会受到如医生的水平、流派、经验等多种因素的影响。在疾病的同一阶段，不同的医生可能会有不同的辨证结论，即使结论一样，但在治则治法、选方用药上又有更多的不同。所以辨证论治必须与方证对应的经验相互配合，相辅相成。中医的经验多集中在择方、选药、定量上，故有“千方易得，一效难求”“用药如用兵”“不传之秘在于量”等说法。方证对应是辨证之外的“活法”，包含了择方、选药、定量的内容。如清代医家柯韵伯说：“仲景之方，因证而设……见此证便与此方，是仲景活法。”辨证论治注重理、法、方、药的连贯性，重在理法，是“纲”，属于“功”，是治病的手段，关注的是过程；方证对应侧注重方药与主证或特征性主症的丝丝入扣，重在方证，是“目”，属于“用”，是治病的经验，关注的是结果。

俞尚德：谈“辨证治病”

俞氏早在20世纪50年代就提出了“辨证治病”的学术主张，力倡运用现代医学科技手段，确切诊断是什么病，并理解其基本病理改变和发病机制，再以中医手段，从病入手，撷取四诊所得资料，结合病理、病机和某些科学检查的客观指标，综合审病，辨证立法，拟方选药。追溯中医药史，张仲景有“辨证治证”，也有“辨证治病”。例如茵陈蒿汤治湿热黄疸是辨证治证，白头翁汤治热痢是辨证治病，乌梅丸治蛔厥也是辨证治病。现代用菌陈蒿汤来治同样是湿热黄疸的阻塞性黄疸疗效不够满意，而用白头翁汤来治同样是热痢的细菌性痢疾、用乌梅丸来治胆管蛔虫病仍有较好疗效，显示“辨证治病”占有优势。俞氏提倡袁枚《随园诗话》中“学无古人，法无一可，竟似古人，何处着我”的观点，主张读书看病都应有独自见解。他钻研中医脾胃学说，倡导“审病—辨证—治病”的临床思维方法，治疗现代医学的消化系病，分阶段、有重点，连贯有序地先后对胃肠、肝胆、食管等病变进行临床研究，治疗前后以内镜、影像、生化等客观检查指标为依准，评价疗效，取得令人折服的疗效。俞氏说，中医药的优势是客观存在的，关键是如何发挥。

在20世纪20年代，恽铁樵先生曾提出：“今日而言中医学改革，苟非与西洋医学相周旋，更无第二途径。”其中的“周旋”二字值得细细品味。作为临床一线医生，着力的是比拼临床确实疗效。

以胆结石病为例，阐发了“辨证治病”的学术观点。胆结石的临床表现如果按中医辨证，病因病机一般是肝胆湿火，气机郁滞，立法施治是利气开郁、清泄通降。而结合审病，认识到有结石梗阻、局部发炎存在。把这一病的表现作为辨证的内容，就可以这样推论：胆为中清之腑，以通降下行为顺，今由于结石梗阻胆管，局部有炎症，使脏腑失其中清的本质与通降的顺性，由于梗阻（不通）才致黄疸、暴痛等证候，治法应是清泄通降（包括消炎解痉）、利胆排石（包括利气行瘀）。治疗要求是痛消黄退，炎症消除，并使结石排出（或溶解），从证与“病”两个方面取得疗效，这就是辨证治病实质所在。

再以反流性食管炎为例：王某，男性，50岁。诉半年来有吞酸，吃干硬食物吞咽不利或有疼痛，心窝区烧灼感，夜间流涎，有时夜间突然咳呛或发哮喘，喉际有梅核气，偶吐少量鲜血，食欲和大便正常，舌苔白滑”，脉象细弦。有烟酒嗜好，无胃痛和消瘦。中医辨证：脾胃阳虚，痰饮内阻，胃气上逆，所以吞酸；痰饮郁久化火，故胃脘灼热；涎为脾液，脾胃阳虚，夜间阴盛，故睡中流涎；吞咽不利或疼痛，要考虑噎膈之症；喉际梅核气乃痰气凝滞所致。辨证过程中，对于夜间咳呛或发哮喘，以及偶吐少量鲜血等，有可能不被重视，也可能认为是另有肺部疾患。当患者出示胃镜检查报告：食管下段有三四条长约1cm的充血水肿及数个糜烂面，诊断为反流性食管炎Ⅱ级。结合现代医学认知，反流性食管炎的病因是由于胃酸（有时混合胆汁）反流，还存在胃的动力障碍，有食管下括约肌短时间松弛、食管廓清能力降低等发病机制。对此作进一步思辨，首先认识到这种吞咽困难，一般不至于发生噎膈证；食管下括约肌松弛、食管廓清能力降低、胃动力障碍等符合中气虚的辨证；中气主脾胃之升降，中气虚故升降失调；食管有糜烂存在，补中还要生肌。由此归纳立法，补中生肌，温化痰饮，和胃降逆，反佐清胃火。结合现代中药药理认识，补中生肌能调节气机升降，保护食管黏膜；温化痰饮，有助于制酸；和胃降逆，能促进胃动力；清胃火则有消炎之效。治疗8～10周，疗效不逊于西药。在选药的过程中，强调结合中医理论，参考现代中药药理学。如中医的痰饮是泛指机体各脏器的病理性分泌液，在这一病例中是指胃酸，用药上要在温化痰饮类中选择有制酸作用的药物；至于解痉、促胃肠动力的中药不少，配伍得当，疗效极好。在20世纪50～70年代，俞氏用中药治愈了10多例巨型溃疡，尚存有治疗前后的X线对比拍片。其中1例随访48年无复发，反映了当时中医药在治疗此病中的实际疗效。

沈自尹：中西医结合，不是中西凑合，也不是中西相加，更不是中药西用

证不只是一个症状或一个综合征，而是对产生疾病的各方面因素和条件的概括，这些因素结合着不同体质而表现出各种不同的证。中医的辨证既探求了产生症状的病因（病因辨证）、分析疾病的性质（八纲辨证）、判断疾病的部位（脏腑辨证）等，最终归纳成比症状更接近于疾病本质的“证”。“证”是病理生理的反应状态，一种证型可见于不同疾病的某个阶段，辨证就是认识疾病发展过程中某个阶段的具体规律，有别于“见痰治痰，见血治血，见热治热”的对症治疗。

中医也有病名，如痢疾、消渴、黄疸等，但这都是在辨证的基础上而做出的诊断，因此中医识病基本从“辨证”入手，这是中医之长；而辨病是西医通过分析症状、体格检查、实验室检测及辅助检查等手段，然后做出诊断，其包括病理以及病理生理上的认识，因此“辨病”是西医之长。沈氏总结分析两者的长处，寻找结合点，提出取西医辨病之长与中医辨证之长相结合，指出结合点在于中、西医病理生理观点上融会贯通，立足点在中医理论的指导下解释证候及分析用药规律，而并非中、西医病名的凑合，也非中、西药的简单相加，更不是形而上学的中药西用。如胃的癌性溃疡与良性溃疡，其症状往往差异不明显，在这种情况下用中医辨证难以区别病理变化，西医通过胃镜检查、病理检查可加以区分，明确病理变化对中医辨证论治上针对性的治疗有很大的帮助，这是取西医辨病之长；再如土呼吸道感染疾病，西医抗感染或抗病毒，但收效缓慢，而中医通过审

证求因辨别风热、风寒证型感看，对证下药往往能取得速效，这是取中医辨证之长。同时提出在临床上辨病与辨证的具体步骤应先辨病，后辨证为妥，有利于提高诊治水平。

对于某一个病种或某一个患者，在深入了解其病因、病理、生理、生化的特殊变化以及疾病发展中的证型演变，从中、西医两个方面高度辨别剖析，必须在各自的理论指导下进行区分现象与本质，从病与证处找结合点，或舍病从证、或舍证从病、或病证互参。

(1) 舍病从证：舍病从证是取中医之长，就是侧重以中医理论为指导。中医理论高度概括，容易接触到事物的共性，并着重以运动的观点从整体上认识人和疾病的关系，这些都是中医理论的长处。① 如无黄疸型迁延性肝炎或慢性肝病是内科常见病，多见病毒感染后肝细胞炎性肿胀以致肝内血流不畅、肝脾大等病理变化。目前西医尚无有效的治疗方法，只能用保肝姑息疗法，许多患者因得不到有效的治疗而发展为肝硬化。中医认为肝病是由湿热内蕴，或肝郁气滞致气血运行不畅，久之可入络形成癥瘕积聚。湿热之邪不去，患者难以康复。针对这种情况，根据中医治病求本的原则，舍病从证，确立清热利湿、益气养阴、活血化瘀法则辨证用药。若迁延性肝炎或慢性肝病兼有活动性变化，ALT升高者，临证以湿热多见，当先清热利湿，用龙胆泻肝汤或丹栀逍遥丸加垂盆草、板蓝根、茵陈、虎杖、广藿香等；待ALT降至正常，湿热化解后再选用补气的党参、黄芪，养阴的鳖甲，补血活血的当归、丹参，清热燥湿的苍术，陈皮。如B超提示肝内光点增粗增密，或有肝硬化，或有脂肪浸润趋势，取《金匮要略》下瘀血汤之意，或选桃红四物汤，加软坚的鳖甲、炮穿山甲、牡蛎等药调治。现代药理研究已证实活血化瘀药具有抗纤维化作用。按上法进行治疗，病情往往能得以有效控制，有部分患者还能在短时间内恢复肝功能。② 再如上消化道出血是内科常见的急诊，西医采用止血方法，由于陈旧血液停留，大便隐血转明时间长，吸收热较多，往往有轻度氮质潴留，西医一般不用泻药以去除陈血，更不会用逐瘀法止血，唯恐激动胃肠溃疡引起再度出血。中医辨证则不然，认为黑粪是瘀血内留所致，呕血是胃火上逆所致，瘀血不去则署中之热不散，仍可上逆，故出血不止会康复延迟。针对这种情况，沈氏还是舍病从证，拟止血逐瘀法。选生大黄，既能止血不留瘀，又可清热泻火，配以止血消肿生肌的白及，两药碾粉吞服，达到迅速有效止血目的，及时排除了瘀血病因，使大便隐血转明时间明显缩短，同时减少瘀血所致的吸收热和氮质潴留。平均治愈天数比西药止血组短且成木低。

(2) 舍证从病：舍证从病是取西医之所长，即侧重以西医理论为指导。西医理论起源于形态学的观察，对疾病发生、发展有比较深刻的认识，治疗措施针对性强，这是西医理论的长处。如肾炎与肾病综合征的增殖型、混合型，在中医辨证归属肝、脾、肾三脏功能失调为多见，但按此证论治，在消除蛋白尿、改善肾功能的效果方面收获甚微。西医对其病理的认识是由于长期炎症（免疫复合物）浸润导致肾小球血管内皮细胞增殖以致管腔狭窄，并有纤维蛋白栓子的阻塞，同时肾局部组织增生纤维化，瘢痕形成，使机体内清除废物能力下降，有害毒素不能有效排出，进一步损害组织等变化。虽然其临床并无明显瘀证的表现，但从其病理机制来分析，有瘀证的本质，在这种情况下，必须舍证从病，用活血化瘀兼以清热凉血法、或用活血化瘀合补肾法、或用活血化瘀兼补气法等治疗，在肾功能得以改善的同时，尿蛋白流失也得到有效控制。

(3) 病证互参：病证互参是按中、西医理论有机的结合，是中、西医互补的一种形式。可以是诊断或治则治法上结合，也可以是病理生理上结合；可以是在疾病发展不同阶段的结合，也可以是制定中医处方用药的结合。

熊继柏：寒热错杂治脾胃

1. 寒热错杂厌食案　胃主受纳饮食，脾主运化水谷，脾胃健则纳运正常，食有度则脾胃不伤。若脾胃本虚，或饮食不节、寒温不适，则积滞、厌食诸病生矣。厌食因脾虚者，当以补脾为主，消食为辅；厌食因饮食伤者，乃中有停积，胃气不行，理当行气消积，积去滞消，方可议补。而伤食之因，有寒、有热，并多有寒热错杂者。其寒者非热不散，其热者得寒乃解，其寒热错杂者则宜寒温并用。

病例：周某，男，4岁半。因厌食1月余，于2000年11月26日初诊。其母诉患儿自1岁多以来，即偏嗜肉类，很少吃蔬菜，近1个多月来厌食少食，大便臭秽，进食冰棒等冷饮后常出现腹痛。舌质淡红，苔薄滑稍黄，指纹紫滞。拟平胃散合保和丸加胡黄连、陈皮、法半夏各8g，厚朴、神曲、焦山楂、炒麦芽、炒莱菔子各10g，炒枳实、苍术、连翘、甘草各5g，胡黄连1.5g。服药5剂，诸症大减，食纳已增，大便已不甚臭。原方加减，再服5剂，诸症悉除，唯活动较多则易疲倦、出汗，舌淡红，苔薄白，脉细。改用六君子汤加黄芪、防风以益气固表、健脾助食。

脾主运化水谷，若“饮食失节，寒温不适，则脾胃乃伤”（李东垣《脾胃论》）。此例患儿素来偏嗜肉食，以致食滞胃脘，故出现厌食、大便臭秽诸症。大便臭秽，进食冷饮后则腹痛，苔薄滑而黄。故用平胃散、保和丸化裁以消食导滞。所处方药，以温散为主，苦寒为佐，则寒热错杂之厌食乃除。但病邪虽去，中气未复，尤其小儿脾常不足，故消导之后，继以六君子之属健脾益气。

2. 寒热错杂呕吐案　呕吐有虚、实、寒、热之分，然临床每多虚实夹杂、寒热错杂之证。治当攻补兼施，寒温并用。当是之时，熊氏每用苏叶黄连汤、左金丸之类，以寒温并调，疗效显著。

病例：文某，女，23岁。西经常干呕5年，于2000年10月8日求诊。诉近5年来经常干呕，进食生冷食物则呕吐，近2个月每日均反胃，进生冷或辛辣食物均呕吐，伴胃脘胀痛、不思饮食、口中微苦。舌红，苔薄黄，脉滑而弦。曾在西医院做纤维胃镜检查，诊断为胆汁反流性胃炎。方用四逆散加藿朴黄连温胆汤。药用柴胡10g，白芍10g，藿香10g，紫苏梗10g，陈皮10g，竹茹10g，厚朴15g，茯苓15g，枳实15g，法半夏20g，甘草6g，黄连3g。7剂，水煎服。2000年11月7日二诊：药后即未出现呕吐，胃脘胀痛亦大减，唯晨起干呕吐酸，大便偏溏，苔薄黄，脉细滑。再以苏连藿朴温胆汤加减。药用紫苏叶10g，藿香10g，陈皮10g，法半夏10g，煅瓦楞子15g，厚朴15g，茯苓15g，枳实15g，竹茹20g，黄连4g，甘草6g。7剂。药后干呕吐酸均显减，改用香砂六君子汤7剂以善后。随访年余，呕吐一直未发。

此例患者病初进生冷食物则呕吐，渐至进生冷辛辣食物均出现呕吐，表明初为寒郁中脘，渐渐郁而化热，成为寒热夹杂之证。胃脘胀痛，不思饮食，口苦，苔薄黄，脉滑，为痰湿郁热之象。故以紫苏叶、藿香、陈皮、法半夏、厚朴、茯苓、枳实等温化痰饮；佐以竹茹、黄连清化痰热，煅瓦楞子制酸，藿香、法半夏、竹茹止呕，甘草调和诸药。如此辛温之中稍佐以苦寒，既燥湿降逆，又清化痰热，因而效如桴鼓。

3. 寒热错杂腹痛案　凡气、血、痰、水、虫、食积、风冷，皆可致腹痛，临证时当察其证候，循其病因，辨证施治。凡腹痛日久者，多有寒热错杂，治宜寒温并用，如《名医杂著》所云：“治心腹久痛，须于温散药内加苦寒、咸寒之药，温治其标，寒治其本也。”

病例：王某，男，53岁。于2000年7月9日来诊。诉脘腹胀痛10个多月，遇冷则胀痛加重，痛重于胀。近3天来疼痛加重，胀痛上引胸胁，背亦作胀，嗳气，口稍苦，舌稍红，苔薄黄腻，脉弦滑数。10个月前曾做胆囊切除术，有慢性胰腺炎病史。方用胡疏肝汤合小陷胸汤、颠倒木金散加减。药用黄连3g，炒瓜蒌壳8g，法半夏10g，柴胡10g，白芍10g，陈皮10g，制香附10g，川芎10g，片姜黄10g，郁金10g，枳实15g，乌药15g，广木香8g，甘草6g。药后痛止，患者竟将此方连服20剂。2000年8月20曰二诊：诸症悉减，舌苔黄，脉弦细。守原方化裁：黄连2g，炒瓜蒌壳10g，法半夏10g，柴胡10g，白勺10g，陈皮10g，制香附10g，川芎10g，片姜黄10g，厚朴10g，枳实15g，郁金15g，神曲15g，广木香8g，甘草6g。再服20剂，诸症基本消失。

此例患者乃气滞痰郁之证。其腹痛日久，已有痰气郁结化热之象，如口苦、舌偏红、苔薄黄腻、脉弦滑数等，属寒热错杂之证，故以柴胡、陈皮、香附、川芎、姜黄、乌药、广木香等大队温散药内，佐以小陷胸汤之苦寒，标本同治，故疗效满意。

4. 寒热错杂痞胀案　痞胀一症，系胃脘痞闷而兼有腹中作胀。痞为无形，病在心下胃脘；胀乃有形，病在腹中。痞胀有因中气虚弱不能运化精微所致者，有因饮食痰积填塞中焦所致者，有因肝胃气滞郁结不开所致者，有因肝胆湿热内蕴乘脾所致者，亦有因虚实相兼、寒热错杂所致者。痞胀治法，不可过用气药疏利、导下，只宜上下分消其气，如果有内实之证，方可疏导。若虚实夹杂者，宜补虚为主，佐以祛邪；寒热错杂者，当温中健脾为主，稍佐苦寒清热。

病例：肖某，女，29岁。因脘腹痞胀反复4年余，服诸理气药不效，于2000年9月23日来诊。诉近4年来脘腹痞胀不适，每因感冒、劳累等加重，时恶心呕逆，伴脐周隐痛，肠鸣，大便溏而不爽，每日1次，舌淡红，苔薄微黄，脉左弦数右细数。方用半夏浑心汤加味。药用黄连5g，干姜5g，党参10g，法半夏10g，黄茶10g，大枣10g，厚朴15g，甘草6g，广木香6g，生姜2片。7剂。2000年9月30日二诊：脘腹胀痛减轻，仍偶有轻微恶心，口中多清水痰涎，舌淡红，苔白腻，脉滑。再拟半夏泻心汤加味。药用黄连3g，黄芩3g，党参10g，大枣10g，厚朴15g，法半夏20g，茯苓30g，干姜6g，甘草6g，广木香6g，生姜2片。15剂。2001年10月14日三诊：脘腹痞胀及腹痛大减，口中清涎减少，有时肠鸣，大便有不消化食物，舌淡红，苔薄白，脉细滑。仍守上方加减。药用黄连4g，黄芩6g，甘草6g，广木香6g，党参15g，厚朴15g，茯苓15g，法半夏10g，砂仁10g，大枣10g，干姜5g，生姜3片。10剂，后因他病来诊，诉药后脘腹痞胀一直未发。

此例患者脘腹胀不适，每因感冒劳累等加重，属脾虚可知；恶心呕吐，逆清水痰涎，乃为胃中有寒饮；脐周隐痛，肠鸣，大便溏而不爽，苔薄微黄，为肠中湿滞而有化热之象；脘腹痞胀，脉左弦右细数，则为脾虚肝郁之征。综合诸症，属虚实相兼、寒热错杂之痞胀，故以半夏泻心汤加味治之。方中干姜、党参、法半夏、大枣、厚朴、甘草、广木香、生姜诸药相伍，温中健脾，化饮消痞；黄连、黄芩与厚朴、广木香并用，导滞清肠。纵观诸药，以温胃健脾为主，兼散结消滞。甘温辛香佐以苦寒清热，故其效大验。

5. 寒热错杂泄泻案　泄泻有虚实寒热之别，大抵热者多实，寒者多虚。泄泻之本，无不由于脾胃。脾强者易愈，脾弱者难已。其久治不效者，多虚实相兼、寒热夹杂之证。如《时方妙用》所云："久泻诸药不效，有脏热肠寒、脏寒肠热之辨。"治宜虚实兼顾，寒温并用，则久泻之痼疾有向愈之时。

病例：欧阳某，男，65岁。于2001年4月7日初诊。患者便溏不爽反复发作已5年，曾服藿香正气丸、保济丸、黄连素片等，疗效均不满意。现大便溏泻，每日3～4次，便中夹有白色黏液，排便不爽，伴左下腹痛，腹胀明显，嗳气、矢气则舒，舌红，苔薄黄，脉数。原有胃溃疡、慢性结肠炎及痛风病史。方用连朴饮加味。药用黄连5g，厚朴30g，广木香6g，槟榔10g，法半夏10g，石菖蒲10g，乌药10g，肉桂3g。7剂。2001年4月14日二诊：大便已成形，大便中有少许黏液，大腹仍胀，矢气则舒，舌稍红，苔薄，脉数。改用木香导滞丸化裁。药用广木香6g，厚朴15g，茯苓15g，槟榔10g，枳实10g，黄芩10g，神曲10g，炒白术10g，泽泻10g，生大黄2g，黄连4g。7剂。2001年4月21日三诊：腹泻腹胀已止，改治痛风。

此例患者大便溏泻，每日3～4次，便中夹有白色黏液，为寒湿下趋肠道，排便不爽，左下腹痛，腹胀明显，嗳气，矢气则舒，舌红，苔薄黄，脉数，乃寒湿久郁而有化热之象。证属寒热错杂之泄泻，故取寒温并用之法。用黄芩、黄连之苦寒以清湿热，用厚朴、广木香、槟榔、法半夏、石菖蒲、乌药等以辛香散寒化滞，乌药、肉桂以温中。诸药合用，温中散寒化湿，清热导滞止泻。治法病机，丝丝入扣，故获显效。

张镜人：活血化瘀五结合

人体气血，贵在流通，一受病邪，气血必碍。《素问·调经论》所谓：“血气不和，百病乃变化而生。”因此，保持气血运行畅科，病邪才无稽留之害。倘如血流泣涩，成为“恶血”“蓄血”“干血”等血瘀病变时，莫不壅塞气道，阻滞气机，那就必须采用活血化瘀的治法。张氏认为活血化瘀是针对血瘀而言的。造成血瘀的病因很多，有气滞不杨而致血瘀的，有气虚血运无力而致血瘀的，有寒邪凝泣内蕴而致血瘀的，有热伤血络或煎熬血液而致血瘀的，有痰浊内蕴而致血瘀的。临床体会，活血化瘀法的应用决不应是单一的，需根据“必状其所主，而先其所因”的原则，结合清除形成血瘀的致病因素，这样才可以充分发挥活血化瘀的治疗作用。否则，活而不行，化而又滞，徒劳无功。

1. 活血化瘀与行气相结合　《诸病源候论·小儿杂病诸候》说血之在身，随气而行，常无停积。”故气行受阻，血流不畅，气血滞涩，日久必致血瘀。临床可见胸胁诈胀，伴掣痛，犹如针刺。多因情志不遂，气机失和，于是肺肝之络宿瘀内留，盖“气有一息之不通，侧血有一息之不行”，瘀不去则气更滞，形成互为因果，疼痛难宁。治需气血并调，而以行气为主，气行则血亦行矣。胸痛宜用颠倒木金散，本方出《医宗金鉴·四诊心法要诀》，由木香、郁金二味组成。治胸痛属气郁痛者，以倍木香君之；属血郁痛者，以倍郁金君之。

病例：苏某，男，56岁。1980年3月26日来诊。症见胸膺满闷，咳嗽引痛，病起于忧患之后，簿书烦剧，将息不遑，肺气少利，络隧瘀滞。活当理肺行气，兼佐化瘀。处方：广郁金9g，生香附9g，白杏仁9g，炒当归9g，炙延胡索9g，炒枳壳6g。上药加减，连服1个月，胸闷疼痛痊愈。

患者境遇怫逆，案牍劳形，肺气郁而不宣，营卫之行痹阻，脉络留瘀，此胸宇痞满、咳嗽引痛之所由作也。《医宗金鉴·四诊心法要诀》曾谓“沉涩痹气”，气滞血瘀，不通而痛。欲止其痛，只应消瘀，贵在行气。张氏仿颠倒木金散加减。木香犹嫌辛温太过，故以香附生用代之，配合当归调营活血，延胡索行滞定痛。《本草求真》称香附“生则上行胸膈”，当归“为血中气药”，延胡索“行血中气滞”，复入杏仁理肺宣气，积壳宽胸除胀，使气行则血亦行，何虑乎胀痛之勿已耶。胁痛宜宗柴胡疏肝散，本方出《景岳全书·古方八阵》，由柴胡、陈皮、枳壳、白芍、香附、甘草、川芎七味组成，治胁肋疼痛、寒热往来。

2. 活血化瘀与补气相结合　《灵枢·刺节真邪》谓："虚邪偏客于身半，其入深，内居营卫，营卫稍衰，则真气去，邪气独留，发为偏枯。"后世有"风从外中，痰火内发"之说，王清任则主元气亏损。然卒中一证，应属本虚标实。正气自虚，苟非外风引动内风，夹痰火乘虚入中经络，绝不致发为卒倒偏枯之患。诸家所论，足资相互补充。当风阳已息，痰火渐平，后遗肢体偏废，乃气虚不能运转，经遂积瘀留着。治需补气活血。盖血不自行，赖气以运行，元气复则血流通利，瘀无隐伏之机。若心气不足，少明之络瘀凝，症见胸闷且痛，脉细涩或结代，舌淡红或紫黯，苔薄白，亦应益心营以通络瘀。半身不遂宜宗补阳还五汤，本方出《医林改错》，由黄芪、当归尾、赤芍、川芎、桃仁、红花、地龙7味组成，治半身不遂、口眼㖞斜、语言謇涩、口角流涎、大便干燥、小便频数、遗尿不禁。

病例：林某，女，57岁。1982年8月11日来诊。年逾五旬，气血两亏，风痰中络，骤然口眼㖞斜，右手足不遂，昏瞶少语。迭进息风化痰之剂，神识渐清，语言尚利，唯半身偏废，脉象细弱，舌苔薄腻。《金匮要略》云："邪在于络，肌肤不仁；邪在于经，即重不胜。"肝风虽戢，痰瘀阻滞经络，气虚无以疏运。治当益气行血，祛痰化瘀。处方：生黄芪30g，当归尾9g，赤芍9g，地龙9g，川芎6g，桃仁6g，指迷茯苓丸9g（包）。连服1个月，右侧上下肢渐能活动。调治4个月，掌能握，足能步，随访稳定。

王清任云："元气既虚，必不能达于血管；血管无气，必停留而瘀。"脉络之瘀，既由气虚不运而留顿，终必赖元气充盛乃获络通瘀化。爰仿补阳还五汤加减，重用黄芪补气行阳，配合当归尾、川芎、桃仁、赤芍、地龙等活血和营之药以祛瘀滞；犹思瘀留之处难免痰浊凝聚，故加指迷茯苓丸涤痰泄浊，《医门法律》曾谓"痰药方多，惟此立见功效"。元气盈，痰瘀化，经脉利，则枯者荣，废者起矣。胸闷且痛宜宗人参汤，本方出《金匮要略·胸痹心痛短气病脉证治》，由人参、甘草、干姜、白术四味组成，治心中痞气、气结在胸。

3. 活血化瘀与散寒相结合　《素问·举痛论》云："寒气客于脉中，则血泣脉急。"血泣脉急，疼痛攸生，临床如痹，骨节痛楚，妇女经闭，少腹冷痛。治需散寒行瘀。痛痹、骨节痛楚宜宗乌头汤，本方出《金匮要略·中风历节病脉证并治》，由麻黄、白芍、黄芪、炙甘草、川乌5味组成，治病历节、不可屈伸、疼痛。

病例：李某，男，37岁。1964年9月12日来诊。因淋雨涉水，寒湿痹阻经脉，气血泣涩，两膝关节剧痛，得热稍减，舌苔白腻，脉弦紧。治以温经散寒，益气除湿。处方：制川乌6g，净麻黄6g，炙黄芪9g，炒白术9g，炒当归9g，炒白芍9g，炒川芎6g，炙甘草3g。连服5剂，疼痛尽释。

《素问·痹论》云："风、寒、湿三气杂至，合而成痹也。其风气胜者，为行痹；寒气胜者，为痛痹；湿气胜者，为着痹也。"今寒邪偏胜，夹湿稽迟，经脉之气痹，营血之行涩，骨节失于濡养，是以疼痛若斯。《素问·调经论》云："气血者，喜温而恶寒，寒则泣而不能流，温则消而去之。"张氏仿乌头汤加减。川乌配麻黄以温经散寒，行其痹着；黄芪配白术以益气运中，除其湿邪；白芍配甘草以缓急和阴，舒其筋脉；当归配川芎以养营化瘀，通其血滞。寒湿既蠲，气血乃行，瘀之不存，痛将不治而愈。妇女经闭、少腹气痛宜宗小调经散，本方出《医宗金鉴·妇科心法要诀》，由当归、桂心、细辛、麝香、没药、琥珀、白芍药七味组成，治冲任寒凝、月经闭阻。

4. 活血化瘀与清热相结合　《金匮要略·肺痿肺痈咳嗽上气病脉证治》云："热之所过，血为之凝滞。"《医林改错》亦谓："血受热则煎熬成块。"凡热毒内侵，血液受烁，或滞于肌腠经络，发为皮肤斑疹，身痛如被杖；或热聚膀胱，血渗入胞，发为尿血。治需清热凉瘀。皮损红斑、肢体疼楚宜宗升麻鳖甲汤，本方出《金匮要略》，由升麻、当归、花椒、甘草、鳖甲、雄黄6味组成，治面赤斑斑如锦纹、面目青、咽喉痛、唾脓血、身体疼痛。

病例：凌某，女，21岁。1972年3月17日来诊。症见低热经久不愈，两颧红斑如锦纹，咽干，肢节烦痛，舌苔薄黄，质红，脉细数。肝肾阴虚，热毒燔灼营分，色现肌腠，瘀滞经脉。治当清营凉瘀，泄热解毒。处方：升麻6g，炙鳖甲15g，广犀角3g（研粉，分2次冲），大生地黄15g，玄参9g，炒当归9g，凌霄花9g，炒赤芍15g，牡丹皮9g，鬼箭羽9g，炒牛膝9g，白花蛇舌草30g。连服3个月，低热渐退，红斑消失，肢节痛楚亦平。

《金匮要略·百合狐惑阴阳毒病脉证并治》云："阳毒之为病，面赤斑斑如锦纹，咽喉痛，唾脓血，五日可治，七日不可治，升麻鳖甲汤主之"，"阴毒之为病，面目青，身痛如被杖，咽喉痛，五日可治，七日不可治，升麻鳖甲汤去雄黄、蜀椒主之。”关于阴阳毒之证，诸家说法不一。董氏《医级》谓：“大抵亢阳之岁多阳毒，流衍之纪多阴毒也。但每遇此证，桉法施治，曾无一验。凡遇此证，多以不治之症治之。”其实阴阳毒乃系热毒成患，邪伤阳者，病在肌腠，故面赤斑斑如锦纹；邪伤阴者，病在血脉，故面目青，身痛如被杖。当为热毒致瘀，可无疑义。用辛温之药确难合辙，爰仿升麻鳖甲汤加减。去花椒、雄黄，取鳖甲、生地黄、玄参益肾养阴，升麻、犀角、白花蛇舌草清热解毒，牡丹皮、赤芍、凌霄花和营凉瘀，当归、牛膝、鬼箭羽行血通络。《兰台轨范》尝谓：“蜀椒辛热之品，阳毒用而阴毒反去之，疑误。《活人书》加犀角等四味，颇切当。”是说颇具真知草识。但瘀热而见红斑，肢节烦痛，则逐瘀通络等药未可少也。尿血宜宗小蓟饮子，本方出《丹溪心法》，由生地黄、小蓟、滑石、通草、炒蒲黄、淡竹叶、藕节、当归、栀子、甘草10味组成，治下焦结热、尿血、血淋。

5. 活血化瘀与祛痰相结合　《景岳全书》引王节斋曰：“津液者血之余，行乎脉外，流通一身，如天之清露。若血浊气浊，则凝聚而为痰。痰乃津液之变，如天之露也。故云痰遍身上下，无处不到，盖即津液之在周身者。”由于痰为浊阴之邪，痰盛则滞气之往来，经脉壅遏，血凝而成瘀，临床可见胸痹、石瘿等症。治需祛痰化瘀。胸痹宜宗瓜蒌薤白半夏汤，本方出《金匮要略·胸痹心痛短气病脉证治》，由瓜蒌实、薤白、半夏、白酒4味组成，治胸痹不得卧、心痛彻背。

病例：何某，男，62岁。1973年3月6日来诊。症见胸闷气窒不舒，痛引背部，痰多心悸，夜寐不安，舌苔薄腻，质黯，脉细弦。证属痰浊中阻，明乘阳位，胸阳失展，心络瘀滞。治当祛痰理气，宣痹行瘀。处方：全瓜蒌15g，薤白头9g，制半夏9g，广郁金9g，炒陈皮9g，生香附9g，桂枝6g，丹参9g，桃仁9g，水炙远志3g，水炙甘草3g。上方连服2周，胸闷疼痛均瘳。

《金匮要略·心典》云：“胸痹不得卧，是肺气上而不下也；心痛彻背，是心气塞而不和也。其痹为尤甚矣。所以然者，有痰饮以为之援也，故于胸痹药中加半夏以逐痰饮。”爰仿瓜蒌薤白半夏汤加减，藉瓜蒌、枳壳宽胸散结；桂枝、薤白温经通阳；半夏、茯苓祛痰除湿；香附、郁金理气畅中；顾痰积痹逆，必有瘀血着于包络，故再增丹参、桃仁调营化瘀。庶几痰浊化而瘀壅遂开。石瘿宜宗海藻玉壶汤，本方出《外科正宗》，由海藻、贝母、陈皮、青皮、昆布、当归、川芎、半夏、连翘、甘草、独活、海带12味组成，治肉瘿、石瘿。

许慎《说文》云："瘀，积血也。"段玉裁注："血积于中病也。"盖凡瘀血留着，即成疾疢，总以祛瘀为要。然"恶血当泻不泻，衃以留止"，定有所致之因。是知瘀非病之本，而为病之标耳。若见瘀治瘀，不图其本，无异引指使臂，灌叶救根，欲救愈病难矣。就气血言，气为血帅，血随气行，故气滞与气虚均可引起血流瘀阻。从病邪论，则寒结、热灼、痰凝尽是致瘀之重要因素，临证如能审因施治，自必事半功倍。

赵锡武：辨证与辨病

有病始有证，辨证方能识病，识病后方可施治。辨证与辨病是二者不可分割之统一体，对于"随证治之"一语，要有深刻的认识，"辨证"二字最为重要。《伤寒论》中曰桂枝证、曰柴胡证，此中包括病位、病因。如太阳病"服桂枝汤，或下之，仍头项强痛，翕翕发热，无汗，心下满，微痛，小便不利者，桂枝去桂加茯苓白术汤主之"，此仲景以治法示人辨证而非辨病。虽然《伤寒论》重在辨证，《金匮要略》重在辨病，但均非绝对的，故曰二者是不可分割之一体。

《伤寒论》六经标题亦曰"辨病脉证并治"，应予注意。何谓病？何谓证？有疾病而后有证状。病者，为本，为体；证者，为末，为象。病不变而证常变，病有定而证无定。故辨证不能离开病之本质。然昨年之湿温为阳证者，今年为阴证；昨日之痢疾发热者，今日为厥冷；午前无热者，午后则大热；夜不食者，翌晨食欲大进。如此同为病之证，千变万化不可名状。犹同是人而有男女老幼之别，同是马而有形色种类之殊，不可谓病不变而证亦不变。是故诊病易，诊证难。诊得其证，复诊得其病，则药无不效，治无不验。此所以仲景特标出"病脉证治"四字。四肢百骸、五脏六腑、一筋一骨，皆有一定之"功能"，故一脏一腑、一筋一骨有病，则其脏蔚筋骨之功能发生变化而现一定不移之证状。故病在胃者现消化器证，在肺者现呼吸器证。而其病影响全身时则其病证亦自有一定之形征。扨起之证曰主证，及于全身之证曰副证，两者统名曰定证（或固有证）。

综观定证之形态即知为何种疾病，偏重于何个方面，而推出用何种治法。同为胃炎而或心窝疼痛，食欲增进，或无痛，食欲反不振，或呕吐，或下利，或便秘，或水肿，或发热，或头痛，有诸种之副证。由于副证之各异，则或用桂枝人参汤，或用柴胡汤，或用理中汤，或用承气汤，或用泻心汤，当选用其一，以求对治原证并治副证。故每一药方，必附记主证（自病者言之则为原证）、副证（是继发证）。

例如人参汤之主证为心窝部痞硬、胸中痹（上腹部胸部冷感如有物潜居其间），而副证为呕吐、下利、喜唾口液、心窝急痛、小便不利等。故若有心窝痞硬、胸中痹主证之人，同时发现一副证或小便不利，或为喜唾口液，则以人参汤治之最宜。洞观患者之原证与副证，对照而定药方，是谓方剂与病证两得其宜，即俗所说对证之药。若药不对证，使原证与副证相混，发现诸种不定症状，则成坏证，故坏证为坏变不定症状之谓。医者当患者发生坏证不能辨出病证之本质（即不能辨何者为主证），而不免影响治疗。

若当发汗者闭塞之，当固敛者宣泄之，当温者寒之，当清者温之，其治法全与病势相反者，是曰逆治。因逆治所生之症状曰逆证。逆证之变化最急剧，非急以适当之方剂治之，多不可救药。坏证、逆证，俱为医者误治所得之症状。《伤寒论》中载有各种应变之法，即为此。凡因不当之药剂或摄生之失当，产生不定之小变证者，曰假证。定证以正型出现者曰正证，以变型出现者曰奇证。例如人参汤之正证，为心下痞硬，小便不利，或心下急痛胸中痹，或心下痞，气结在胸；如现呕吐，头痛发热，全身痛，感寒恶饮水等，即为奇证。故医者诊病必精察明阳、表里、虚实、寒热等病势之如何。

所论各证与应变之处置及其识别之大略，悉如前述，故能识主证者必能预治未发之副证；能断正证者，必能预防未发之奇证。能治奇证者，必能兼治未发之正证。

仲景之“平脉辨证”，即《内经》之“治病必求其本”。所谓本者，有万病之共本，有每病之个本。医者当求每病之个本及万病之共本，而随证治之，方称精切。而薛立斋、赵养葵等，专讲真水真火，乃论其共本。《伤寒论》《金匮要略》乃真能见病知源，故药之增损确切不移。学者当对于每证每方必须刻苦深思，一增一损务使合于规矩，方不至捕风捉影、扶墙摸壁。治病所用方剂，有已经成熟者，有尚未成熟者。成熟者专病专方，未成熟者一病多方。故有“某方主之”“可与某方”“宜某方”之说。专病专方是经实践认识，再经实践证明，再实践、再认识，多次反复之结晶，而较一病多方更为可贵。

辨证论治是中医学之基础功夫，不能单独成为一个科目。《内经》谈辨证论治，仲景也谈辨证论治，历代名医无不重视辨证论治，自古迄今无不如是，医者临床舍此则无所措手。辨证论治始见于《素问·至真要大论篇》，至仲景而发扬光大，使之具体化。《伤寒论·辨痉湿暍脉证》云："太阳病三日，已发汗，若吐，若下，若温针，仍不解者，此为坏病，桂枝不中与之也。观其脉证，知犯何逆，随证治之。"《伤寒论·辨少阳病脉证并治》云："本太阳病不解，转入少阳者，胁下硬满，干呕不能食，往来寒热，尚未吐下，脉沉紧者，与小柴胡汤。若已吐、下、发汗、温针，谵语，柴胡汤证罢，此为坏病，知犯何逆，以法治之。"二条是后人辨证论治之所本。自张景岳、程钟龄八证八纲之说出，而《内经》、仲景之辨证方法渐废，今人则有的更变本加厉，废病存证，废方存药。

有病始有证，而证必附于病，若舍病谈证，则皮之不存毛将焉附？病有伤寒、温病、杂病之不同。医者诊病时，当先辨其为内伤、为外感，为伤寒、为温病。如为伤寒，当再辨其为太阳、为阳明、为少阳或为三阴。如在太阳又当辨其为中风、为伤寒。然后决定何者用桂枝，何者用麻黄，何者用青龙；何者应汗，何者应下；何者当补，何者当清。如此是联若干证为一证，故一证有一证之专方，如真武证、承气证、白虎证、青龙证等。而所谓某证是指症候群而言，亦即合若干证为一证。若头痛为一证，发热为一证，则何以知何者为麻黄汤之头痛，何者为桂枝汤之头痛，何者为葛根汤之头痛，何者为外感之发热，何者为杂病之发热，则胸中茫然。而病又系证之所组成，如脉浮发热恶寒者为伤寒，不恶寒而渴者则为温病，此重在辨病而非单纯辨证。

古人辨证以辨病之转变、邪之进退、正之盛衰、药之宜否以应变救逆。类如伤寒一日，太阳受之，若脉静者为不传，颇欲吐若躁烦、脉数急者为传；伤寒六七日，无大热其人躁烦者，此为阳去入阴；伤寒三日，三阳为尽，三阴当受邪，其人反能食而不呕，为三阴不受邪。太阳病下之后，其气上冲可与桂枝汤，方用前法。若不上冲者不可与之。伤寒阳脉涩、明脉弦，法当腹中急痛者，先与小建中汤，不瘥者与小柴胡汤主之。霍乱下利后，当便硬，硬则能食者愈。又如《伤寒论》中服柴胡汤后感到口渴的，病证已属阳明也，以法治之；太阳篇太阳病脉当浮反沉者为由阳入阴；少阴病当无热，反发热为由明转阳。辨证论治的实质就是辨别清楚"病因体异"，然后"同病异治""异病同治""药随证变"。因同果不同即病不同。如湿邪致病有的见体肿，而有的见腹泻，也有出现小便不利。证状虽异而治法相同即称异病同治。

有的是因不同但病相同，而证不伺就需同病异治，病相同而病位不同也应同病异治。如同为肿病，但治法有所不同。腰以上肿，当发其汗；腰以下肿，当利小便。但有的因同病位不同，证也不同，其治法也就不同了。如湿邪在胃则作呕，在脾则作泻。二阳合病必下利，为病在肠，葛根汤主之；如不下利而呕者为病在胃，用葛根加半夏汤主之。

至于异病同治的例子，以金匮肾气丸最易说明。《金匮要略》中用肾气丸者有五：一是卒中后少腹不仁；二是治虚劳里急诸不足，少腹拘急，小便不利；三是治痰饮短气有微饮当从小便去者；四是治妇人烦热不得卧但饮食如故之"转胞不得溺"者；五是饮一溲一之消渴病者。词为一种肾气丸，主治以上五种不同病证，即异病同治。

《伤寒论》侧重辨证以应变救逆，而《金匮要略》则重于辨病，专病专方。《金匮要略·百合狐惑阴阳毒病证治》云："百合病者，百脉一宗，悉致其病也。意欲食复不能食，常默然，欲卧不能卧，欲行不能行，饮食或有美时，或有不用闻食臭时。如寒无寒，如热无热，口苦小便赤。诸药不能治，得药则剧吐利，如有神灵者，身形如和，其脉微数……"此病证多变幻，故曰诸药不能治，但主以百合剂则诸证悉愈，除百合剂外则诸药皆不能治。又如："狐惑病之为病，状如伤寒，默默欲眠，目不得闭，卧起不安。蚀于喉为惑，蚀于阴为狐。"如只辨证而舍辨病，则无所依据。正如在《医宗金鉴》以为梅毒，唐容川以为含沙射影，恽铁樵、陆渊雷则以为病后余毒，莫衷一是。在患者则蚀喉者喉科治，蚀肛者肛门科治，蚀阴者妇科治。但此病既非喉科、肛门科证，亦非妇科证。而《金匮要略》以甘草泻心汤一方，所以能兼治狐惑及胃溃疡两病者，以其皆为黏膜溃疡故也。此所谓异病伺治。又如疟疾先寒后热，烦渴头痛如破，然后大汗而解，发有定时。当病不发时，一无所苦，悉如常人，则无证可辨。如辨病论治，知其为疟疾，则先其时发汗即愈。"气分，心下坚，大如盘，边如旋杯"，如舍病辨证则此病为阴、为阳、为寒、为热、为虚、为实，当温、当清、当补、当泻、当发汗、当攻里很难推敲。如辨病论治，知其为气分，主以桂枝汤去芍药加麻黄附子细辛汤则愈。

有韩姓患者，患发作性少腹痛，痛苦欲死，治经3省，历时数载，求医中外，均未奏效，余诊其症状，与《金匮要赂》所载寒麻病完全符合，遂予抵当乌头桂枝汤获愈；近代所谓类风湿关节炎，多谓不治，但历年来曾以桂技芍药知母汤治愈多人；现代所谓梅尼埃病，古人名眩晕，以为水气所作，以苓桂术甘汤、小秦夏汤加龙骨、牡蛎、橘皮、茯苓，泽泻汤加味，每治皆效。余如瓜蒌薤白汤之治胸痹，柴胡龙骨牡蛎汤之治癫痫，千金苇茎汤之治支气管扩张之呼吸道感染，许叔微的麝香圆子之治坐骨神经痛，小建中汤之治胃下垂……均有明显的疗效。

薛立斋、赵养葵、程钟龄等人专讲万病之共本，不讲每病之个本。《金匮要略》《伤寒论》既讲万病之共本，亦讲每病之个本，乃真能见病知源，随证施治。医者既要辨各病之个本，亦要辨万病之共本，二者相辅相成，缺一不可。临床时须先辨每病之个体，再辨万病之共本。譬如风温与湿温，风与湿是每病之个体，温是二病之共本。伤寒与温病亦然。

所谓辨证论治是先辨其为何病，再辨其寒、热、虚、实，然后施治。头痛医头，足痛医足。此外，又当注意其合并症。人有老幼强弱，病有新久盛衰，而表现之证在每人亦有不同。如小柴胡汤条后之或胸中烦而不呕，或渴，或腹中痛，或胁下痞硬，或心下悸、小便不利，或不渴，身有微热，或咳，而有种种不同之症状。虽不一定同在一个人之身出现，但柴胡证之主证不变。故曰“但见一证便是，不必悉具”。所谓“一证”是言主证，即寒热往来，口苦、咽干、目眩，胸胁苦满、干呕。而胸胁苦满为主证中之主要者。医者既要掌握原则性，又要有灵活性，方可谓辨证论治。

张珍玉：诸病从肝

当今时代，由于激烈竞争、精神紧张、心理障碍以及人际关系等因素而罹患的病症日渐增多。由此，中医的内伤七情致病学说越来越受到世人瞩目，肝主疏泄功能的重要性日渐突出。张氏在精心研究中医学基本理论的基础上，结合大量的临床实践，提出了“诸病皆可从肝治”的理论。

1. 对肝主疏泄生理病理的认识　中医学是以阴阳五行为理论工具、以整体观念为指导思想、以藏象经络为理论基础、以辨证论治为诊疗特点的一门科学。藏象经络乃建构中医理论体系大厦的基础，而藏象学说的特点又突出表现为以五脏为中心，内联脏腑组织、四肢百骸，外应自然环境、四季五方的整体观念。五脏以储藏精气、调控精神情志为其功用。通过五行的联系，五脏之间发生着既相互滋生又相互制约的密切关系，共同维持机体内部以及人体与外周环境之伺的协调统一。

五脏六腑，肝最为重要，内伤杂病，肝病首当其冲。肝主疏泄，人体男精女血之藏泄、情志之畅达、气机之协调、血与津液之输布运行以及饮食之消化吸收，皆赖肝之疏泄、条达。如唐容川在《血证论》中所言：“肝属木，木气冲和条达，不致郁遏，则血脉得畅。”而足厥阴肝经，与许多脏腑器官相联络。其起于足大趾端，循明股，入毛中，过明器，抵小腹，夹胃，属肝络胆，注肺中，上布两胁，连目系，上出额，与督脉会于巅。若肝失疏泄，气机不畅，不仅导致肝经所过部位胀满疼痛，而且气滞日久，影响精、血、津液的输布运行，致血瘀痰阻，进而导致癥瘕积聚、乳房肿块、月经不调、阳痿不举等病症。肝能协调脾胃气机升降，促进脾胃对饮食水谷的消化吸收作用，且心肝之血互养，肝肾精血互化，肝肺气机协调，肝肾疏泄有度。若肝失疏泄，肝气横逆，乘脾犯胃，致脾失健运，胃失和降，而见脘腹胀痛、呕吐泄泻之症；若肝郁化火，木火刑金，肺降不及，则见气逆而咳；扰动精室，影响肾藏，则致遗精梦泄；伤及心血，扰及心神，则为失眠多梦。

2. *对肝失疏泄的独特认识* 肝为将军之官，体阴而用阳。古人云“肝无虚证”，意在强调肝之疏泄失职，为病最多。先生提出太过不及均是病。”肝之疏泄失常，亦不外太过、不及两端。疏泄太过者名曰肝气逆，以气病为主，因气属阳，易动易升，故逆刮而为患，以“胀”为特点；疏泄不及者，名曰肝气郁，郁在血分，因血属阴，主静故也，凡郁结而为患，以“闷”为特征，于妇人多见月经失调诸症。可知，肝逆与肝郁有阴阳动静之别，不可混淆。需要说明的是，两者亦可相互转化。如肝郁在血分，若血瘀日久，必生郁热，热可助气，肝郁可以转化为肝逆。且气之与血，一阴一阳，一体一用，密不可分，肝逆与肝郁，均可兼及气血，不可不谨察。

肝气逆者，有上逆、横逆之别。上逆者多有头痛耳鸣，横逆者肠胃受之，症见脘腹痛、泛酸、嗳气等。治宜疏肝。疏者，疏其正道也。犹大禹之治水，不可因水之太过而废jE通之法。肝为刚脏，肝气逆，用药不能一味降肝，若一味降肝，遏其条达之性，反会激其反动之力。同时还应考虑到肝之“体俩用阳”特性，过度疏散又易于劫伤肝阴，更不利于肝复其常。方用《景岳全书》之柴胡疏肝散。方中柴餅、枳壳、香附疏达肝气；陈皮理肝脾胃之气，先安未受邪之地；川芎为血中之气药，可通调肝血；白芍、甘草柔肝止痛，并防止柴胡劫伤肝阴。全方可畅气机、消胀满、柔肝木、止疼痛，以治胁肋胀痛、头痛目痛、脘腹疼痛、痛经等多种胀痛之症见长。

肝气郁者，为郁结而不得散越之意。治宜疏肝。木郁不达，则血行不畅，脾土失健，当健脾和营。方用《和剂局方》之逍遥散。方中柴胡、薄荷疏肝解郁，兼有升阳散火之力，以治郁热；当归、白芍和血柔肝，以解血分之郁；茯苓、白术助土德以升木，取肝脾同升之意；佐以甘草，以缓肝急助中土。全方可疏肝气、和营血、健脾土，常用于治疗肝脾郁结之胸胁疼痛、月经不调、以满闷疼痛为特征者。

病例1：女，61岁。因胃脘胀痛月余，于1996年5月13日求诊。患者平素性急，复因用药不慎及与人争吵，致胃脘胀痛不已，服用中西药，罔效。胃镜检查示浅表牲胃炎。刻诊：胃中灼热，攻胀疼痛，连及后背，生气及饮食后加剧，伴口干泛酸，纳呆食少，形瘦体倦，心烦易怒，舌红苔薄黄干，脉弦细数。证属肝气犯胃，肝胃郁热。治以疏肝理气，清热和胃。方用柴韻疏肝散加减。处方：生白芍9g，柴胡6g，川芎9g，炒枳壳6g，人参10g，炒白术9g，青竹茹6g，炒栀子6g，炒川黄连6g，淡吴茱萸4g，炒川楝子6g，砂仁6g，甘草3g。水煎，分2次温服。6剂后胃脘疼痛消失，犬便自调，身觉有为，纳食正常。

病例2：男，42岁。1999年5月12日初诊。主诉：胃脘隐痛，反复发作10余年，疼痛与进食无关。伴恶心，精神疲惫，牵及右胁、背部不适，舌淡红苔薄白，脉弦弱。证属肝郁胃弱，治以疏肝解郁，和胃止痛。方用逍遥散加减。处方：当归9g，炒白苟9g，柴胡6g，茯苓9g，人参10g，炒白术9g，香附9g，郁金6g，广木香6g，砂仁拎，首草3g。3剂，水煎服，每日1剂。二诊：药后胃脘隐痛大减，精神明显好转，仍时有恶心，右胁、背部不适时作，舌淡红苔薄白。前方去广木香，加川厚朴6g，青皮6g。3剂，水煎服，每日1剂。三诊：药后诸症基本消失，要求续服巩固疗效。上方去川厚朴、郁金、青皮，服6剂，诸症愈。

病例3：女，50岁。1998年2月26日初诊。患者头胀痛反复发作20余年，每年冬天发作频繁，以头巅顶部及双侧太阳穴为甚，伴双目涩，耳胀，时耳鸣，胃脘胀闷，头胀痛甚则伴恶心，大便偏稀，舌红苔内厚腻，脉弦弱。证属肝气逆。治以疏肝理气为主，兼以散风燥湿化痰。处方：生白芍9g，柴胡6g，川芎9g，炒枳壳6g，藁本6g，菊花6g，蔓荆子9g，姜半夏6g，陈皮6g，砂仁9g，甘草3g。3剂，水煎服。3月2日复诊：头痛大减，诸症亦明显减轻。上方加人参10g。3剂，水煎服。诸症基本已愈，续服6剂诸症痊愈。

病例4：男，56岁，1999年3月19日初诊，头胀痛反复发作10余年，时伴头晕，闭目则舒，甚则伴恶心欲呕，纳呆食少，体倦乏力，时烧心、泛酸，睡眠易醒，舌红苔白厚腻，脉弦细。证属肝逆头痛。治以疏肝理气为主。处方：生白芍9g，柴胡6g，川弯9g，枳壳6g，人参10g，炒白术9g，香附9g，生龙骨12g，生牡蛎12g，姜半夏6g，天麻9g，砂仁9g，甘草3g。3剂，水煎服。3月23日复诊：头胀痛大减，诸症亦有所缓解，上方去姜半夏，加郁金6g，生龟甲12g，6剂，水煎服诸症痊愈。

病例5：男，36岁。遗精半年，于1996年6月25日初诊。曾有手淫史，半年来梦遗频繁，渐至心动即遗，甚至一日数遗，苦恼至极。伴见神疲肢倦，心情抑郁，头晕腰酸，少寐多梦，夜间低热，小便黄赤，舌红苔黄，脉沉弦数。证属肝郁化火，火扰精室。治以疏肝解郁为主，佐以清心泻火。方选逍遥散合三才封髓丹化裁。处方：当归9g，炒白芍9g，柴胡6g，人参10g，炒山药9g，生地黄9g，女贞子9g，炒栀子6g，芡实9g，煅牡蛎12g，砂仁9g，甘草3g。6剂，水煎服。每日1剂。温服。并嘱其多做文体活动，按时作息。服药6剂后，遗精次数明显减少，1周仅梦遗1次，唯小便涩痛。上方去牡蛎、砂仁，加萹蓄6g，淡竹叶3g，茯苓9g。服3剂，尿涩痛止，未再遗精。守方续服6剂，病告痊愈。

病例6：女，33岁。1995年3月14日初诊。月经量少，经期延长半年余。B超示多发性子宫肌瘤，最大1.2cm×2.0cm。月经如期，唯经来量多色深，夹有血块，行经期延长至10余日，伴经前乳房、小腹作胀，脘闷纳呆，口中泛酸，舌黯红，脉弦弱。证为肝郁气滞。治以疏肝解郁，益气养血。方用逍遥散加减。处方：当归9g，炒白芍9g，柴胡6g，香附9g，陈皮9g，党参15g，炒白术9g，郁金9g，生阿胶（烊化）6g，炒山药9g，砂仁9g，甘草3g。水煎服，每日1剂。6剂后胃胀、泛酸大减，唯活动后腰酸乳胀，大便质稀。去陈皮、山药，加茯苓、煅牡蛎、三棱。12剂。腰酸乳胀减，月经如期而至，色、量、经期如常。复查B超示子宫正常声像图。原方3倍量，加熟地黄、川芎各30g，共研细末，炼蜜为丸，每次9g，日服2次，以善其后。

周次清："无症可辨"怎么办

辨证论治是中医诊疗疾病的基本特点，而有的患者，临床无明显的症状可辨，常常无法判断病证的性质。如有的患者只说本人患有某种疾病，而从主观感觉和客观诊察上，辨不出疾病的虚、实、寒、热；也有的患者只是通过某项检查发现患某种病证，而主观感觉未发现异常。像这类患者，临床要把握疾病的本质，得出正确的辨证结论和进行恰当的治疗，具有一定的困难。遇到这种情况怎么办？《素问·至真要大论》对治疗前的辨证曾提出这样的要求谨守病机，各司其属。有者求之，无者求之。盛者责之，虚者责之。”周氏指出，对这种没有外在表现的患者，关键在于“无者求之”，即要追寻它的病理迹象。

1. 从病史与疾病的因果关系中寻求线索　过去病史与现在病史往往存在着直接关系，要正确认识现有病情，必须了解病变如何发展而来。如检验发现患者的蛋白尿，若每于起床活动后尿蛋白逐渐出现，长时间站立、行走尿蛋白的含量随之增多，平卧休息后尿蛋白含量减少或消失，则应考虑证属气虚不摄，治疗用补中益气汤合水陆二仙丹，可收到相当好的效果。如患者有风水病史，应考虑蛋白尿的出现与肺气不足、脾气不摄、肾气不固有关。

病例：张某，女，13岁，学生。检查有蛋白尿1年多，于1976年9月12日就诊。患者于1年前患咽痛、感冒发热后，出现耐目水肿，伴有头痛、恶心、纳差、尿少、血尿、蛋白尿及管型。某医院诊为急性肾炎，用青霉素及维生素C治疗3个月，症状消失而出院。以后因外感复发2次，均经治疗于3周内恢复。唯蛋白尿至今尚存，现除蛋白尿（+～++）外，临床无异常表现。根据患者病史与疾病的因果关系，疾病初期为风邪外袭、肺气不宣、脾气不运、肾气开合不利所致的体内水液潴留、泛滥肌肤的风水病。经住院治疗3个月后，病邪已除，正气基本恢复，临床表现痊愈。但疾病对肺气与肾气的耗伤，则从两次外感复发与蛋白尿的出现显示出来。肾气不固是由于肾阴肾阳双方的不足。因为肾阴肾阳仍能保持低水平的相对平衡，所以患者在主观上并无阴虚则热或阳虚则寒的症状，也无明显的虚象，只有通过实验室检查显示出来。据此拟定补肾明、益肾阳、化生肾气、固摄肾精法，以大补元煎、水陆二仙丹、黄芪大枣汤组方，服用12剂。检查尿蛋白（+）。继服24剂，尿蛋白消失。3个月、半年后两次复查，尿蛋白仍为阴性。

2. 从正常中辨异常，以治疗效应验辨证　周氏认为，所谓正常，往往是相对而言。如有的患者心率每分钟八九十次就感觉心悸、胸闷；亦有的血压137/88mmHg（18.2/11.7kPa）就有头痛、头晕等高血压病的表现。因此，每当从患者的疾病中辨不出病变属性时，必须注意病证的常中之变。有些临床难以明辨的疾病，可在治疗效应上验证是否正确。

病例：刘某，男，62岁。1983年5月3日就诊。3个月来经常心慌、胸痛，无明显诱因，平时无任何不适，脉缓。心电图示慢性冠状动脉供血不足。血压117/72mmHg（15.6/9.6kPa）。用益气通阳活血化瘀法治疗1周，胸痛发作3次，较治疗前有所增加。后来从病历发现，患者每当胸痛发作前后，出现心率增快，脉率增加，血压升高到146/88mmHg（19.5/11.7kPa）。从患者发病与未发病时的心率、血压的变化来看，均在正常范围，而心悸、胸痛的发作大多在心率偏快、脉象偏数、血压偏高之时。据此推测，阴血不足、心肝阳亢是诱发心悸、胸痛的主要原因。治法改用滋阴养血，清心安神。方用《寿世保元》养血清心汤，服用6剂，胸痛未再发作。因出现大便稀，每日2次，后改用三甲复脉汤，以滋阴潜阳。服用18剂。半年未再复发。

疾病的过程是复杂的，表现形式是多样的。无症状、无体征不等于无病变，只要临床善于思维，从常知变，从外知内，从疾病的因果关系和疾病的变化比较中，就能够做出较为切合实际的辨证和治疗。

金寿山：治体与治病

“治病”与“治体”不完全是一回事。金氏指出，得了病，理当治病，这是不言而喻的事，而治体却往往被忽视。应当强调的是治体。因为在临床上确有某些内伤杂病，辨病论治也好，辨证论治也好，就是治不好。而一着眼于整体，从改善患者的体质入手，或温其阳，或补其阴，或益其气，或养其血。若仅从临床症状来看，似药不对症、不着边际，却收到满意的效果。这就是治体。这个道理是“谨察阴阳所在而调之，以平为期”，也可以说是“治病必求于本”。所谓

“本”，原意就是指明阳的失调。强调治体，叶天士给我们做出了很好的范例，《临证指南医案》中不少案例有这个精神，摘录其两则如下：

“肾虚气攻于背，肝虚热触于心，都是精血内夺，神魂不主依附，此重镇以理其怯，填补以实其下。血肉有情，皆充养身中形质，即治病法程矣（方略）。”

“阴阳二气不振……兹当春升夏令，里虚藏聚未固，升泄主令，必加烦倦……是当以益气为主，通摄下焦兼之……非治病也，乃论体耳（方略）。”

受叶氏启发，金氏在下面两种情况下，经常考虑治体不治病。

一种是“百脉一宗悉致其病”之病，即所谓百合病。其表现千奇百怪，并不完全像《金匮要略》所描述的那样。这种患者全身查不出什么病，即所谓身形如和；但又确属全身是病，患者诉述繁多，用药很难下手，有时用药下去，正像张石顽医案所描述的百合病那样，“每用一药，辄增一病”。其实，这种病是阴阳俱不足，只可治其体，不能治其病，治其病是治不胜治的。这种病不但不可攻，而且很难补，因为“阴阳俱不足，补阳则阴竭，泻明则阳脱”“如是者可将以甘药，不可饮以至剂”。所谓“至剂”，大补药也是至剂，也不宜用，只可用甘平之药调理其阴阳。所以《金匮要略》在百合病中提出“见于阴者，以阳法救之；见于阳者，以期法救之”的治疗原则。金氏的经验，见于明者的具体用方，属甘麦大枣所主；见于阳者，则属百合地黄汤所主。小麦、甘草、大枣、百合、地黄性味都属甘平，即《黄帝内经》所谓“甘药”，只是甘草、小麦、大寒略偏于温，百合、地黄略偏于凉而已。在临床上这两方还可以合用。金氏曾治一妇女，年五十余，患思想不能集中，凡事随过即忘，夜多恶梦，耳鸣不已，嗅觉丧失，视不辨形，食不知味，而有关神经科各种检查都正常。病已年许，中西诸药不应，舌色偏红，脉象弦细，血压正常。初用甘草、大枣加滋阴养血之药。7剂后头面诸窍偶有清明之时。其后改用益气、疏肝之法，不应。遂用百合、生地黄、代赭石、益元散，怀小麦，炙甘草、阿胶、川黄连、白芍、鸡子黄等药。这张处方不但把百合地黄汤与甘麦大枣汤合并使用，而且把百合滑石代赭石汤、百合鸡子汤也用上，还掺入黄连阿胶汤。服后开始见效，诸症减轻。以后续用原方加减，先锤眠得安，感觉改善，精神较能集中，到能写信、能出外活动、能回忆往事。但一度从感觉迟钝转为兴奋，语言滔滔不绝，以致声音嘶哑。坚守原法不变，调治数月，诸症全部消失，停药而愈。

另一种情况是久病痼疾，百孔千疮，用药难以面面顾到。叶天士所谓“缕治非宜”，只可治其体，正足而邪自去。金氏曾在某医院会诊一肾病综合征患者。患者全身水肿，用西药后水肿已稍减退，但极度疲乏，纳食不馨，小便清长，大便自利，日二行，时有畏寒，舌色面色俱淡白无华，脉沉细弦，24小时尿蛋白为7.26g。论其当前症状，并不十分严重，但脾虚体质很突出。医皖会诊目的是为了解决蛋白尿的问题，而用中药降低尿蛋白，书上无此记载，金氏云，其也没有这个经验。乃治其体，不治其病。患者饮食减少，大便自利，全身水肿，脾虚可证。脾虚则既不能散精，又不能敛精，水谷精微不能敷布全身，随小便而去，故全身疲乏无力。尿多蛋白，所谓脾虚不能敛精是也。遂试用健脾益气升阳之法，以参苓白术散为基础，加入黄芪、升麻；柴胡、葛根。处方用意是健脾以充化源。升阳以助散精为主，使谷气不致下流，精能散则自能敛。服后果得满意效果，水肿日渐消退，尿蛋白日渐下降。两月后痊愈出院时，24小时尿蛋白降至0.84g。出院后几经复查，尿蛋白保持在芷常范围。

金氏认为，治体是治整体，但并不是对局部的疾病可一点不加以注意。实际是虽云治体，而治病亦在其中。也不是所有的病，都要以治体为主。例如有些慢性病患者，尽管久病身体必虚，假如新得了感冒，当然要治其新感，以治病为主。

章真如：“风火同气”与“痰瘀同源”

风、火、痰、瘀是临床常见的四种病因，临床可以涉及多神疾病。如《素问·风论》说：“夫风者，百病之长也。”刘河间谓：“火之为病，其害甚大，其病速，其势甚强。”还有“怪病多痰”“怪病多瘀”等说法。章氏认为，风、火、痰、瘀危害甚烈，它既可以单独致病，也可联合致病，临证可采用同病异治或异病同治的法则治疗。

1. 风火同气　风与火，其性属阳，同为一气。风是春令主气，而火则为夏暑秋燥转化之气，风与火二者之关系非常密切。在相互转化上，风属木，木能生火，火性阳，火能生风，故有“风能化火”“火能生风”之说；在相互作用上，风借火势，火助风威，犹如燃烧之火借风力可使火势迅速蔓延，而燃烧之焰必然火起风生，因而在人体病因病机上，确有“高热动风”“热极生风”“风火相煽”“热去风息”的现象。刘河间强调“风火同气”的关系，他认为风属木，木能生火。故有“火本不燔，遇风冽乃焰”之说。反之，病理上的风，又每因热甚而生，所谓“风木生于热，以热为本，以风为标，凡言风者热也”“热则风动”。

刘河间在解释“诸风掉眩”的病机时又说所谓风气甚，而头眩晕者，由风木旺，必是金衰不能制木，而木复生火，风火皆属阳，阳主乎动，两动相搏，则为旋转。”至于风火辨证，历代医书均有记载。如《类证治裁·肝气》中说：“且相火附木，木郁则化火，为吞酸胁痛，为狂，为痿，为厥，为痞，为呃噎，为失血，皆肝火冲激也；风依于木，木郁则化风，为眩，为晕，为舌麻，为耳鸣，为痉，为痹，为类中，皆肝风震动也；故诸病多自肝来，以其犯中宫之主，刚性难驯，夹风火之威，顶巅易到。”又如《医学心悟》“中风寒热辨”说：“其人脏腑素有郁热，则风乘火势，火借风威，热气怫郁，不得宣通，而风为热风矣。”

有如上述，章氏结合临床所见，其“风火同病”是屡见不鲜的。例如肾水不足，水不涵木，肝火上犯，必然导致肝风内动，此为火能生风。另如风邪迫肺，必然导致肺热内蕴，此为风能化火。诸如肿痈疮疡，均是风火结合，危害机体所致。风火论治原则是疏风泻火，但在辨证过程中也有灵活的论治方法。如《类证治裁》中说：“五志过极，阳亢阴衰，风从火出，宜柔润熄风……其火风上郁，热重脘痹，宜清金肃降……其年高水亏，风火易升，头晕便秘，宜壮水滋燥……其阳明络虚，风火易展，食少知饥，宜填实空际。”临床所见与“风火同气”有关的阴虚阳亢，肝风内扰，此为虚象，治疗原则是育阴清阳、平息肝风，常用方剂有资生清阳汤、天麻钩藤饮之属；另如常见的风火头痛、风火眼、风火牙痛、风火喉以及其他一些风火肿痛，此为实象，治疗原则是疏风泻火，常用方有芎芷石膏汤、银翘散、普济消毒饮、仙方活命饮等。这些方药，都是清中寓疏，如果单纯泻火是无济于事的。

病例：钱某，女，45岁。1978年12月26日来诊。患头痛10余年，反复发作，发时畏风，遇风头痛更甚，外出常裹头，医者断为头风痛。近年来头痛发作更剧，痛甚则两目红赤。口苦咽干，大便燥结，口鼻如有火上冒，舌黯红，苔薄黄，脉弦。风为阳邪，性喜升发，故易上犯巅顶，久则损阴化火，风火相煽。治以疏风清火。方用芎芷石膏汤合菊花茶调散。连服10余剂，风散火退，而头痛亦逐步消失。

2. *痰瘀同源*　痰与瘀是两种不同的病理产物和致病因素，其来源各异，致病亦各自不同。痰是津液不化的病理产物，一般以稠者为痰，稀者为饮，又有“积水为饮，饮凝成痰”之说。脾为生痰之源，如果脾失健运，则水湿停聚，而成饮成痰，故水湿痰饮，同出一源。周学海说：“阳虚血必滞，阴虚血必凝。”《血证论》说：“气结则血凝，气虚则血脱，气迫则走。”说明瘀是人体血运不畅，或离经之血着而不去的病理产物。痰与瘀的病理变化似乎各有所源，然而追溯其本，痰来自津，瘀本乎血，津血同源。阴精阳气失其常度，则津熬为痰，血滞为瘀，说明痰与瘀实为同源。痰瘀同源的理论，首见于《丹溪心法》。其云：“肺胀而咳，或左或右，不得眠，此痰夹瘀血，碍气而病”“痰挟瘀血，遂成窠囊”。《血证论》也说：“血积既久，亦能化为痰水”“吐血、咯血，必见痰饮”。以上说明肺部疾病痰瘀为患者居多。又如曹仁伯《继志堂医案》载有：“胸痛彻背，是胸痹……此病不惟痰浊，且有瘀血交阻膈间……”《临证指南》亦有“痰瘀自下”的记载。说明痰瘀同病可见于很多方面。痰瘀既同出一源，病理上又息息相关，故临床辨证必有共同之点。例如咳唾、痰血、痢疾、带下、疼痛、积聚、神志不清等症，都具有痰瘀特征。就以痰血、痢疾、带下而言，凡红、紫、黑色的多为血化，应从瘀辨证；黄、白色多为津液所化，应从痰辨证。然而这些病往往赤白杂下，痰血相兼，如痰瘀阻滞经络，气血运行受阻，“不通则痛”，神识昏糊，多为“痰迷心窍”“瘀血冲心”，因此均应痰瘀同时辨证。

历代医书均有痰瘀论治记载，并创有许多痰瘀同治的方药。如《金匮要略》说：“胸痹之病，喘息咳唾，胸背痛，短气，寸口脉沉而迟，关上小紧数，瓜蒌薤白白酒汤主之”“胸痹不得卧，心痛彻背者，瓜蒌薤白半夏汤主之”。两方合用，具有通阳宣痹、化痰行瘀之功能。又如“千金苇茎汤治咳有微热，烦满，胸中甲错，是为肺痈”，此方清热润肺、祛痰破瘀，是治肺痈良方。胸痹证的临床表现有胸网、气短、胸前刺痛，此为虚中夹实，有瘀有痰。胸中痹闷为痰扰心阳，胸前刺痛为瘀阻心脉，痰扰心阳宜宽胸豁痰，用瓜蒌薤白半夏汤合温胆汤；瘀阻心脉宜化瘀通络，用血府逐瘀汤合失笑散。如果两种证候皆具，则用两方化裁。

病例：龙某，男，58岁。1986年7月18日来诊。患者胸前陶痛有4年，反复发作，素嗜肥甘，身体肥胖，行动不便，每次发作则胸前有刺痛，并见心烦征忡，四肢厥冷，睡不安寐，有时头昏，舌质黯红，苔黄腻，脉沉弦。心电面检查：心动过缓，频发早搏，心率每分钟48次，早搏每分钟5～10次。诊断为冠心病，高脂血症。肥人多痰，痰扰心阳，病久必瘀，瘀阻心脉，痰瘀同病，胸闷心痛，病属胸痹。治以温中化痰，宽胸通瘀。用温胆汤合失笑散、瓜蒌薤白半夏汤化裁进行治疗。服3剂后胸闷消失，胸痛减轻，再服5剂，痰祛瘀通，其余证象逐步好转。继续调治约2个月，心电图复查，心率每分钟68次，心律齐，T波恢复正常，未发现传导阻滞现象。嘱患者配合作保健运动，半年后病情未见反复。

章真如："乙癸同源"与"肾肝同治"

"乙癸同源"与"肾肝同治"，语出《医宗必读》。乙癸即指肝肾。乙癸同源指肝肾的生理、病理，肝肾同治指对肝肾的辨证论治。如李中梓所说："古称乙癸同源，肾肝同治……相火有二，乃肾与肝。肾应北方壬癸，肝应东方甲乙……故曰乙癸同源。东方之木，无虚不可补，补肾之所以补肝；北方之水，无实不可泻，泻肝之所以泻肾……故曰肾肝同治。"章氏多年来探究肝肾论治，验之临床，获得较好的效果。

1. 乙癸同源　乙癸系以甲乙属木、壬癸属水，而肝属木、肾属水，故"乙癸"二字分别作为肝肾代名词。乙癸同源即肝肾同源。从而揭示了肝肾在生理、病理上存在着相互资生、相互影响的密切关系。

(1) 肾水肝木相生：《类证治裁》说："夫肝主木，肾主水，凡肝阴不足，必得肾水以滋之。"在生理上，为水生木，木乃水之子，母实则子壮，水涵则木荣；在病理情况下，水亏则木旺，肝火偏亢，肝阳化风，肝风上扰，临床上可出现头痛、眼花、眩晕等症。同时，肝的疏泄与肾的封藏又存在着协调与相互制约的关系。若肝木疏泄太过，子盗母气，使肾水封藏失职而出现梦遗失精等病。肾水肝木，母子相生，本为一源，故生则俱生，病则同病。

(2) 肾精肝血同源：肾藏精，肝藏血，精血关系是乙癸同源的物质基础。《类经·藏象类》言："天癸者……人之既生，则此气化于吾身，是为后天之元气。第气之初生，真阴甚微，乃其既盛，精血乃旺，故男必二八，女必二七，而后天癸至。天癸既至，在女子则月事以下，在男子则精气溢泻。盖必阴气足，而后精血化耳。”提出天癸为男精女血，其源实出一处。《张氏医通》谓：“气不耗，归精于肾而为精；精不泄，归精于肝而化清血。”认为肾司五内之精，精在肝的作用下化生为精血，而封藏于肾的精气也依赖肝血的濡养和补充。肾精肝血，一荣俱荣，一损俱损，盛衰与共。临床上肝肾两亏之证颇为多见，故失精与亡血亦互为因果。

(3) 肾肝各为先天：肾为先天之本，主生殖，故阳痿、遗精、早泄、闭经、不孕等皆责之于肾。女子以肝为先天，妇女以血为本，经水乳汁为血所化，胎产孕育赖血妊养。而肝为藏血之脏，司血海，主疏泄。肝职无失，气行血畅，血海充盈，月事按时以下，胎孕安然无恙，故肝在女性方面又有着特殊意义，所以先哲视肝为女子之先天。《灵枢·五音五味》云：“任脉冲脉，皆起于胞中。”李时珍《奇经八脉考》补充指出督脉起于肾下胞中。”三经出于一源，而胞中在男子为精室，在女子为胞宫，均为肝肾所在。故叶天士说：“八脉而于下，隶属于肝肾。足厥阴肝经，足少阴肾经，都循行于身体内侧，并在三阴交等腧穴处交会。肝肾内伤，则真阴衰，五液涸，亦必累及足经及奇经而致病。

(4) 肝肾同司相火：相火为肝肾两脏共同专司。朱丹溪说，相火“具于人者，寄于肝肾两部”。肝有此火，则血不寒，足以司气机之升，尽疏泄之职，任將军之官；肾有此火，输布一身之火，使水火俱济，以奉生身之本。相火宜“潜”，肾精肝血充沛，则相火得以制约，静而守位。若水不制火，则亢而为害。朱丹溪称妄动之相火为“邪火”“元气之贼”。张景岳说：“夫相火者……炽而无制，则为龙雷之火，而涸泽燎原，无所不至。”古代医家认为龙火起于肾，雷火起于肝。龙雷之火，其名虽异，实为一气。若肾之龙火得潜，则雷火不至于妄动；肝之雷火得伏，则龙火亦不会升腾。

(5) 肝肾同居下焦：肝肾位处下焦，凡下焦发生之病变均与肝肾有关。如少腹痛、疝气、淋浊、崩漏、带下等，病发于下焦，起源于肝肾。在温病演变中，按吴鞠通三焦辨证，下焦病位最深，病程亦长，病情较重。温邪最易伤阴，邪羁下焦，可致肾水劫烁，肝肾亏耗，必将虚风内动，以致循衣摸床、四肢拘挛等症出现。《温病条辨》云：“热邪深入，或在少倜，或在厥阴，均宜复脉，盖少阴藏精，厥明必待少阴精足而后能生，二经均可主以复脉者，乙癸同源也。”

肝肾在人体生理功能上，是二位一体的关系，因此在病理变化上，也是相互影响不可分割的整体。所以前贤确立的“乙癸同源”，对后世是具有指导意义的。

2. 肾肝同治 肝肾本为同源，其病理变化，按五行生克学说，必然是母病及子，子病累母，或母子同病。因此在临证论治时，前贤已确立肝肾同治这一原则，其规律是虚则补其母，实则泻其子。《医宗必读·乙癸同源论》谓："东方之木，无虚不可补，补肾即所以补肝；北方之水，无实不可泻，泻肝即所以泻肾。"高度概括了治疗肝肾之大法。必须指出，一般认为肝肾同治，均着眼于肝肾阴虚（包括阴虚阳旺）。实际肝肾阳虚（指肝肾共同阳虚，包括肝气虚，而肾阳虚除外）临证并不少见，因此补肾暖肝亦包括肝肾同治。为了更确切地说明肝肾同治的作用，现举常见病如眩晕、胁痛、卒中、耳鸣、耳聋、目疾、筋痹、淋证、疝病、温病、妇女月经病等与肝肾有关的疾病，用肝肾同治法辨证论治，简述如下。

(1) 眩晕证治：眩晕多来源于肝肾不足，其症多见头目眩晕，身摇如坐舟车，时欲恶心。治宜滋水涵木。章氏自拟滋背养肝汤（女贞子、墨旱莲、熟地黄、当归、白芍、决明子、玄参、沙苑子、蒺藜、生龙牡、何首乌），对肝肾阴虚导致之眩晕有一定疗效。

(2) 胁痛证治：本证病位在胁，病变在肝，主要病因为肝气郁结、瘀血停滞和肝阴不足。病机为情志失调，肝郁气滞，日久气阻血瘀，阻塞脉络，或久病伤血，肝阴不足。临证以肝肾阴虚为多。因此治疗胁痛多以滋养肝肾为主。一贯煎为养阴疏肝主方，章氏在原方基础上加郁金、白芍，其养阴疏肝作用尤佳。如挟瘀则酌加丹参。

(3) 卒中证治：卒中以突然昏仆，不省人事，口眼㖞斜，言语不利，半身不遂为主证。其病因历代医家议论不一，叶天士总结前人经验，确立本病为"精血衰耗，水不涵木，木少滋荣，故肝阳偏亢"。因而本病论治应滋水涵木，潜肝阳以息肝风。天麻钩藤饮为治疗本病的代表方剂。

(4) 耳鸣、耳聋、目疾证治：肾开窍于耳，肝开窍于目，故耳病、目疾皆与肝肾有关。肾精亏损，水不涵木，肝经火盛均可导致耳鸣、耳聋、视力不清、目赤等症。故治疗耳疾、目病多以滋养肝肾为主。章氏常用方首选杞菊地黄丸。

(5) 筋痹证治：《素问·痹论》曰："筋痹不已，复感于邪，内舍于肝。"筋痹即筋脉痹阻之意，症见四肢厥冷，脉细欲绝，或四肢末端遇冷疼痛，指（趾）端青紫，疼痛难忍。盖因平素肾阳虚寒，不能温养肝脉，肝血亏虚，复感外寒，以致气血运行不利不能温养四末，治应温肾散寒，养肝通脉。方以当归四逆汤为主。

(6) 热淋证治：本证以小便灼热，频数短涩，淋漓刺痛，小腹拘急，尿赤为主证。五淋均可并发本证。《类证治裁》云："肾有两窍……淋出溺窍，病在肝……"肝肾同居下焦，而本证病位亦居下焦，故热淋为肝肾蓄热所致。治应泻肝火而利肾水。龙胆泻肝汤为治疗本病的首选方剂。

(7) 疝病证治：本证是以少腹痛引睾丸或睾丸肿痛偏坠为主证的疾病。本病病位乃肝经经络循行所过，而睾丸又属肾，房劳过度伤肾、忿怒不节伤肝是其主因，劳倦客邪为诱因。治宜温肾暖肝。天台乌药散、暖肝煎可以选用。

(8) 温病证治：温病后期，病移下焦，致肝肾受累。《温病条辨》谓："热邪深入，或在少阴，或在厥阴……""热邪久羁，吸烁真阴，或因误表，或因妄攻，神倦瘈疭，脉气虚弱，舌绛苔少，时时欲脱者，大定风珠主之"。温病最易伤阴耗液，邪羁下焦，可致肾水劫烁，肝肾亏耗，虚风内动。其治疗大法，吴鞠通有"治下焦如权"（非重不沉）之说，临证多选用咸寒增液、重镇潜阳及血肉有情之药，以填补肝肾真阴。如大定风珠、小定风珠、加减复脉汤等。

(9) 妇女月经病证治：冲为血海，任主胞胎，冲任二脉皆为奇经而隶属于肝肾，故月经病多责之肝肾。其病机有因情志失调、肝气郁结而经不行者，有因肝血不足而月经稀少者，有因肾精亏虚、冲任受损而形成崩漏者。因此，治疗月经病必须首先调补肝肾。如肝郁经闭宜疏肝调经，用逍遥散；如肝血不足宜补血调经，用归脾汤；如冲任亏损宜补血固冲，用胶艾四物汤。

章氏肝肾同治的临床辨治思路，归纳了历代乙癸同源、肝肾两图的治疗经验，对于慢性病、老年病、妇科病、精神和神经系统疾病的临床治疗，有不可忽视的作用，足资借鉴和发掘、研究。

中国科学技术出版社医学分社图书书目

ISBN	书 名	作 者
名家名作		
978-7-5046-7359-6	朱良春精方治验实录	朱建平
978-7-5046-8287-1	柴松岩妇科思辨经验录：精华典藏版	滕秀香
978-7-5046-8136-2	印会河脏腑辨证带教录	徐远
978-7-5046-8137-9	印会河理法方药带教录	徐远
978-7-5046-7209-4	王光宇精准脉诊带教录	王光宇
978-7-5046-8064-8	王光宇诊治癌症带教录	王光宇
978-7-5046-7569-9	李济仁痹证通论	李济仁，仝小林
978-7-5046-8168-3	张秀勤全息经络刮痧美容（典藏版）	张秀勤
978-7-5046-9267-2	承淡安针灸师承录（典藏版）	承淡安
978-7-5046-9266-5	承淡安子午流注针法（典藏版）	承淡安
经典解读		
978-7-5046-9473-7	《内经》理论体系研究	雷顺群
978-7-5046-8124-9	新编《黄帝内经》通释	张湖德
978-7-5046-8691-6	灵枢经讲解——针法探秘	胥荣东
978-7-5046-7360-2	中医脉诊秘诀：脉诊一学就通的奥秘	张湖德，王仰宗
978-7-5046-9119-4	《医林改错》诸方医案集	甘文平
978-7-5046-8146-1	《醉花窗》医案白话讲记	孙洪彪，杨伦
978-7-5046-8265-9	重读《金匮》：三十年临证经方学验录	余泽运
978-7-5046-9163-7	《药性歌括四百味》白话讲记①	曾培杰
978-7-5046-9205-4	《药性歌括四百味》白话讲记②	曾培杰
978-7-5046-9277-1	《药性歌括四百味》白话讲记③	曾培杰
978-7-5046-9278-8	《药性歌括四百味》白话讲记④	曾培杰
978-7-5046-9526-0	《药性歌括四百味》白话讲记⑤	曾培杰
978-7-5046-9527-7	《药性歌括四百味》白话讲记⑥	曾培杰
978-7-5046-9528-4	《药性歌括四百味》白话讲记⑦	曾培杰

ISBN	书　名	作　者
978-7-5046-9529-1	《药性歌括四百味》白话讲记⑧	曾培杰
978-7-5046-9487-4	《药性歌括四百味》白话讲记⑨	曾培杰
978-7-5046-7515-6	病因赋白话讲记	曾培杰，陈创涛
978-7-5236-0013-9	《运气要诀》白话讲记	孙志文
978-7-5236-0189-1	《脾胃论》白话讲解	孙志文
临证经验（方药）		
978-7-5236-0051-1	中成药实战速成	邓文斌
978-7-5236-0049-8	用中医思维破局	陈腾飞
978-7-5046-9072-2	误治挽救录	刘正江
978-7-5046-8652-7	经方讲习录	张庆军
978-7-5046-8365-6	扶阳显义录	王献民，张宇轩
978-7-5236-0133-4	扶阳临证备要	刘立安
978-7-5046-7763-1	百治百验效方集	卢祥之
978-7-5046-8384-7	百治百验效方集・贰	张勋，张湖德
978-7-5046-8383-0	百治百验效方集・叁	张勋，张湖德
978-7-5046-7537-8	国医大师验方秘方精选	张勋，马烈光
978-7-5046-7611-5	悬壶杂记：民间中医屡试屡效方	唐伟华
978-7-5236-0093-1	悬壶杂记（二）：乡村中医 30 年经方临证实录	张健民
978-7-5046-8278-9	男科疾病中西医诊断与治疗策略	邹如政
978-7-5046-8593-3	百病从肝治	王国玮，周滔主
978-7-5046-9051-7	基层中医之路：学习切实可行的诊疗技术	田礼发
978-7-5046-8972-6	广义经方群贤仁智录（第一辑）	邓文斌，李黎，张志伟
978-7-5236-0010-8	杏林寻云	曹云松
978-7-5236-0223-2	打开经方这扇门	张庆军
临证经验（针灸推拿）		
978-7-5046-9477-5	针刀治疗颈椎病	陈永亮，杨以平，李翔，陈润林

ISBN	书　名	作　者
978-7-5046-9378-5	岐黄针疗法精选医案集	陈振虎
978-7-5046-7608-5	振腹推拿	付国兵，戴晓晖
978-7-5046-8812-5	陈氏气道手针	陈元伦
978-7-5046-9077-7	管氏针灸门墙拾贝	管遵惠，管傲然，王祖红，李绍荣
978-7-5046-9610-6	针灸治疗与解惑（典藏版）	王启才，张燕，郑崇勇，钱娟，曹雪梅
临证传奇丛书		
978-7-5046-7540-8	临证传奇：中医消化病实战巡讲录	王幸福
978-7-5046-8150-8	临证传奇·贰：留香阁医案集	王幸福
978-7-5046-8151-5	临证传奇·叁：留香阁医话集	王幸福
978-7-5046-8324-3	临证传奇·肆：中医求实	周忠海
王幸福临证心悟丛书		
978-7-5046-7207-0	用药传奇：中医不传之秘在于量（典藏版）	王幸福
978-7-5046-7305-3	杏林薪传：一位中医师的不传之秘	王幸福
978-7-5046-7306-0	医灯续传：一位中医世家的临证真经	王幸福
978-7-5046-7307-7	杏林求真：跟诊王幸福老师嫡传手记实录	王幸福
幸福中医文库丛书		
978-7-5236-0015-3	用药秘传：专病专药的独家秘要	王幸福
978-7-5236-0016-0	医方悬解：成方加减用药的诀窍	王幸福
978-7-5236-0014-6	医境探秘：成为名中医的秘诀	张博
978-7-5236-0012-2	医案春秋：老中医临证一招鲜	张博
978-7-5236-0091-7	医海一舟：必不可少的主药与主方	巩和平
978-7-5236-0158-7	临证实录：侍诊三年，胜读万卷书	张光
978-7-5236-0615-5	青囊奇术：经典方药举一反三	张博
978-7-5236-0614-8	诊籍传秘：临证各科得心应手	张博
周易医学、运气学说		
978-7-5046-8255-0	《黄帝内经》七论新编	阎钧天